ARNOLD NETTER — ROBERT DEBRÉ

LA MÉNINGITE CÉRÉBRO-SPINALE

avec 54 figures et 3 planches hors texte

MASSON ET CIE, ÉDITEURS
LIBRAIRES DE L'ACADÉMIE DE MÉDECINE
120, BOULEVARD SAINT-GERMAIN, PARIS

1911

LA MÉNINGITE CÉRÉBRO-SPINALE

LA MÉNINGITE CÉRÉBRO-SPINALE

PAR MM.

ARNOLD NETTER
Professeur agrégé à la Faculté de Paris,
Médecin de l'Hôpital Trousseau,
Membre de l'Académie de Médecine.

ROBERT DEBRÉ
Ancien interne-lauréat
des
Hôpitaux de Paris.

54 FIGURES ET 3 PLANCHES HORS TEXTE

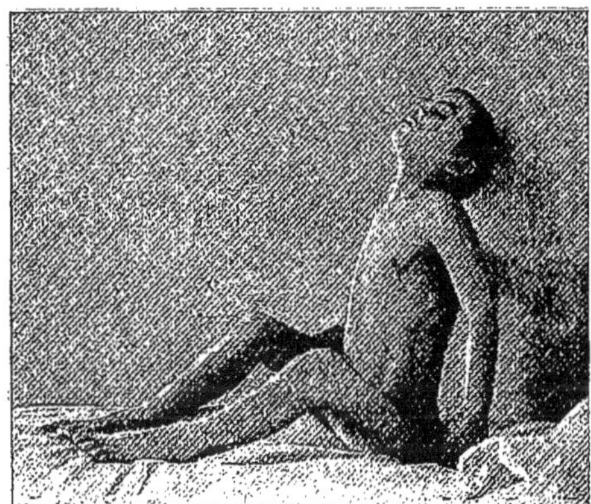

MASSON ET CIE, ÉDITEURS
LIBRAIRES DE L'ACADÉMIE DE MÉDECINE
20, BOULEVARD SAINT-GERMAIN, PARIS
1911

DES MÊMES AUTEURS

Netter. — **Péricardite fibrineuse, méningite cérébro-spinale déterminées par le pneumococcus sans pneumonie lobaire coïncidente.** Intervention probable du pneumococcus dans la production d'autres maladies : pleurésie, broncho-pneumonie, broncho-alvéolite fibrineuse hémorragique, endocardite infectieuse. *Société anatomique*, 19 mars 1886.

— **De la méningite due au pneumocoque avec ou sans pneumonie.** *Archives générales de médecine*, mars, avril, juillet 1887.

— **Note sur un cas de méningite suppurée à pneumocoques compliquant une tumeur cérébrale. Infection par les fosses nasales. Présence** normale de pneumocoques dans le mucus nasal de sujets sains. *Société anatomique*, 10 février 1888.

— **Transmission intra-utérine de la pneumonie et de l'infection pneumococcique chez l'homme et dans l'espèce animale.** *Société de biologie*, 9 mars 1889.

— **Recherches sur les méningites suppurées.** *France médicale*, 1er Juin 1889.

— **Le pneumocoque.** *Archives de médecine expérimentale*, 1890.

— **Méningite suppurée consécutive à un coup de revolver. Coexistence** du pneumocoque et du staphylococcus pyogenes aureus. Pénétration directe dans la cavité cranienne de microbes pathogènes préexistants dans la bouche. *Société de biologie*, 8 mars 1890.

— **Péritonites à pneumocoques. Méningites à pneumocoques.** *Société médicale des hôpitaux*, 16 mars 1890.

— **Fréquence relative des affections dues aux pneumocoques. Points au** niveau desquels débute le plus habituellement l'infection pneumococcique aux divers âges de la vie. *Société de biologie*, 20 juillet 1890.

— **Présence du bacille encapsulé de Friedlaender dans l'exsudat de deux pleurésies purulentes. Considérations générales sur le rôle pathogène de ce microorganisme.** *Société médicale des hôpitaux*, 30 mai 1890.

— **Première communication sur une petite épidémie de méningite cérébro-spinale à Paris en 1898.** *Société médicale des hôpitaux*, 13 mai 1898.

— **Un cas de méningite cérébro-spinale épidémique,** en collaboration avec M. Troisier. *Société médicale des hôpitaux*, 20 mai 1898.

— **Nouveaux cas de méningite cérébro-spinale épidémique.** *Société médicale des hôpitaux*, 20 mai 1898.

— **Diagnostic de la méningite cérébro-spinale.** (Signe de Kernig, ponction lombaire). *Semaine médicale*, 29 juin 1898.

— **Importance du signe de Kernig pour le diagnostic des méningites Des méningites cérébro-spinales frustes.** *Société médicale des hôpitaux*, 22 juillet 189x.

— **Méningite et poliomyélite.** en collaboration avec M. Dalché. *Société médicale des hôpitaux*, 14 octobre 1898.

— **Méningite cérébro-spinale suppurée épidémique. Microbe ayant tous** les caractères du pneumocoque encapsulé typique. Raisons qui permettent de considérer le méningocoque recueilli le plus habituellement comme une variété du pneumocoque. *Société médicale des hôpitaux*, 6 janvier 1899.

Netter. — **Bains chauds dans la méningite cérébro-spinale.** *Société médicale des hôpitaux*, 7 avril 1899.

— **Méningite cérébro-spinale suppurée due au staphylococcus pyogenes aureus. Hémiplégie droite. Herpès labial en rapport avec une altération du ganglion de Gasser correspondant.** (En collaboration avec M. Josias). *Société médicale des hôpitaux*, 5 mai 1899.

— **Intervention du diplococcus intracellularis meningitidis dans l'épidémie parisienne de méningite cérébro-spinale de 1898-1899.** *Société de biologie*, 17 juin 1899.

— **Un nouveau cas de méningite cérébro-spinale épidémique à diplocoque intracellulaire de Weichselbaum.** (En collaboration avec M. Troisier). *Société médicale des hôpitaux*, 20 janvier 1899.

— **Cerebro-spinal meningitis.** *Twentieth Century* de Stedman, xvii, 1899.

— **Un cas de méningite cérébro-spinale prolongée. Bons effets des ponctions lombaires pratiquées à onze reprises. Modifications du liquide.** *Société médicale des hôpitaux*, 22 juillet 1899.

— **Curabilité de la méningite cérébro-spinale suppurée. Utilité des bains chauds et de la ponction lombaire.** *Société médicale des hôpitaux*, 11 mai 1900.

— **Deux cas de méningite cérébro-spinale guéris.** (En collaboration avec M. Josias). *Société médicale des hôpitaux*, 11 mai 1900.

— **Progrès de l'épidémie de méningite cérébro-spinale en France.** *Société médicale des hôpitaux*, 25 mai 1900.

— **Méningites aiguës non tuberculeuses.** Rapport au *Congrès international de médecine* de 1900. (Section de pédiatrie).

— **Accidents méningitiques dans la fièvre typhoïde.** *Congrès international de médecine* de 1900. (Section de médecine).

— **Pronostic éloigné de la méningite cérébro-spinale.** *Société médicale des hôpitaux*, 29 mars 1901.

— **Cerebro-spinal meningitis.** *Twentieth Century*, supplément xxi, 1903.

— **Formes méningitiques de la fièvre typhoïde. Leur fréquence et leur importance pronostique. Utilité de la recherche du signe de Kernig. Caractères du liquide retiré par la ponction.** *Société médicale des hôpitaux*, 25 avril 1904.

— **Réaction méningée dans un cas d'oreillons.** *Société médicale des hôpitaux*, 17 février 1905.

— **Injections intrarachidiennes de collargol dans la méningite cérébro-spinale.** *Société de pédiatrie*, 1906.

— **Du collargol dans les méningites suppurées.** *Société médicale des hôpitaux*, 22 novembre 1907.

— **Traitement de la méningite cérébro-spinale suppurée. Bains chauds prolongés. Ponctions lombaires répétées. Collargol. Efficacité du sérum antiméningococcique.** *Société médicale des hôpitaux*, 11 décembre 1908.

Debré. — **Méningite très riche en pneumocoques et sans réaction leucocytaire du liquide céphalo-rachidien** (en collaboration avec M. Castaigne). *Société médicale des hôpitaux*, 20 novembre 1908.

— **Méningite cérébro-spinale. Absence de réaction cellulaire du liquide céphalo-rachidien.** *Société anatomique*, 25 novembre 1908.

— **Méningite cérébro-spinale ayant duré 11 mois avec rechutes. Guérison.** *Société de pédiatrie*, 18 décembre 1908.

Debré. — Envahissement massif du liquide céphalo-rachidien par des
micro-organismes et absence de réactions cellulaires au cours
de méningites cérébro-spinales (en collaboration avec M. Ridadeau-Dumas).
La Presse médicale, 16 janvier 1909.

Netter et Debré. — Développement de l'épidémie de méningite cérébro-spinale à Paris et dans la banlieue (sept nouveaux cas traités par les injections intra-rachidiennes de sérum antiméningococcique). *Société médicale des
hôpitaux*, 26 février 1909.

— Nouvelles observations de méningites cérébro-spinales épidémiques.
Efficacité du sérum antiméningococcique. Importance du mode d'emploi. Injections répétées plusieurs jours consécutifs. *Société médicale des hôpitaux*,
5 mars 1909.

Netter. — Existence d'une épidémie de méningite cérébro-spinale à Paris
et dans la banlieue. Efficacité du sérum antiméningococcique. *Académie de
médecine*, 9 mars 1909.

— Sur la méningite cérébro-spinale. Etiologie, prophylaxie, sérothérapie de
la méningite cérébro-spinale. *Académie de médecine*, 6 mai 1909.

— Des accidents consécutifs à l'emploi du sérum antiméningococcique.
Anaphylaxie. Les élévations de température ne sauraient à elles
seules suffire pour faire poursuivre les injections. *Société médicale
des hôpitaux*, 28 mai 1909.

Netter et Debré. — Liquide céphalo-rachidien limpide au cours des méningites cérébro-spinales. Première note : liquide clair pendant les 24 premières heures de la maladie. *Société de biologie*, 29 mai 1909.

— Deuxième note : les liquides clairs à une période avancée de la maladie. *Société de
biologie*, 19 juin 1909.

— Troisième note : liquides normaux, dépourvus de microbes dans les formes atténuées et abortives. Pouvoir agglutinant du sang vis-à-vis du méningocoque.
Société de biologie, 24 juillet 1909.

Debré. — Les principaux caractères cliniques de la méningite cérébro-spinale. *La Presse médicale*, 29 mai 1909.

Netter et Debré. — Les éruptions sériques après les injections intra-rachidiennes de sérum antiméningococcique. *Société de biologie*, 12 juin 1909.

Netter. — Inefficacité du sérum antidiphtérique dans le traitement de la
méningite cérébro-spinale. *Société médicale des hôpitaux*, 9 juillet 1909.

Netter et Debré. — Soixante-sept cas de méningites cérébro-spinales traitées par la sérothérapie antiméningococcique, dont cinquante par
le sérum de Flexner. *Société médicale des hôpitaux*, 9 juillet 1909.

— Constatation du sérum de cheval dans le sang après les injections
dans le canal rachidien. *Société de biologie*, 10 juillet 1909.

Netter. — I. Septicémie méningococcique sans méningite. Efficacité du
sérum antiméningococcique.

II. Résultats du traitement sérothérapique dans soixante-huit cas
de méningite cérébro-spinale. Un cas de méningite ayant nécessité vingt-
deux injections de sérum *Académie de médecine*, 27 juillet 1909.

— Rareté des séquelles chez les sujets guéris de méningite cérébro-
spinale à la suite des injections intrarachidiennes de sérum antiméningococcique. *Société médicale des hôpitaux de Paris*, 22 juillet 1910.

Debré. — La méningite cérébro-spinale prolongée à forme cachectisante.
La Presse médicale, 9 septembre 1910.

Debré. — Quelques aspects chirurgicaux de la méningite cérébro-spinale (en collaboration avec M. A. Broca). *Association française de pédiatrie*, juillet 1910, C. R. p. 278.

Netter. — Traitement de la méningite cérébro-spinale. *Rapport à l'Association française de pédiatrie*, juillet 1910.

— Des modes de début de la poliomyélite aiguë et en particulier de ses formes méningitiques (en collaboration avec M. Tinel). *Association française de pédiatrie*, juillet 1910.

— Méningites bénignes d'allure épidémique. *Société médicale des hôpitaux*, 21 octobre 1910.

— Paralysie infantile à début méningitique. Formes méningées de la maladie de Heine-Medin. *Société médicale des hôpitaux*, 18 novembre 1910.

Debré. — Recherches épidémiologiques, cliniques et thérapeutiques sur la méningite cérébro-spinale. *Thèse de Paris*, 1911.

— Étude sur le passage dans le liquide céphalo-rachidien des sérums antitoxiques (en collaboration avec M. Henri Lemaire). *Journal de physiologie et de pathologie générales*, Mars 1911.

— Épidémiologie de la méningite cérébro-spinale. *La Clinique*, 1911.

— Inoculation aux animaux de laboratoire des méningocoques contenus dans le liquide céphalo-rachidien de méningitiques. *Revue de médecine*, 1911.

— Diagnostic et traitement de la méningite cérébro-spinale. *La Presse médicale*, 1911.

AVANT-PROPOS

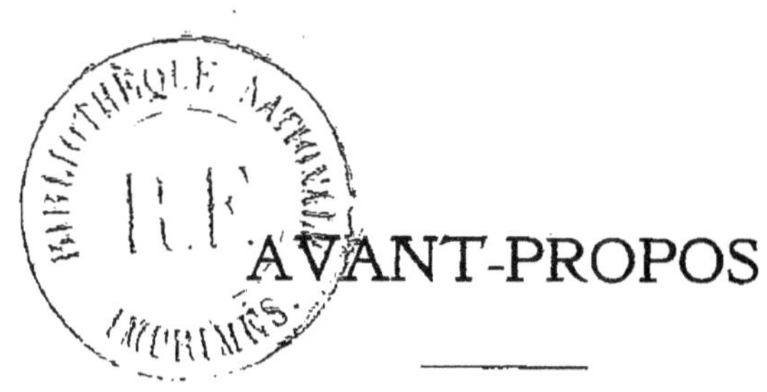

La Méningite cérébro-spinale, qui vers la fin du siècle dernier, paraissait ne présenter qu'un intérêt rétrospectif, s'impose aujourd'hui à l'attention des médecins, en raison de ses manifestations multiples dans les diverses parties du globe.

D'autres motifs encore en font un sujet d'actualité. La clinique, la bactériologie, l'épidémiologie, la thérapeutique ont enregistré des progrès signalés, auxquels nous n'avons pas été étrangers. Il nous a paru que le moment était particulièrement propice pour les exposer dans une monographie.

Les travaux consacrés à cette maladie dans ces dernières années ont été nombreux et importants, mais ils n'envisagent que des points plus ou moins limités de ce grand sujet et les études d'ensemble sont déjà assez anciennes, pour qu'il paraisse nécessaire d'exposer l'état actuel de nos connaissances sur la méningite cérébro-spinale.

La façon dont nous avons conçu et rédigé ce travail demande à être exposée.

Nous avons essayé de présenter une étude aussi impartiale et aussi objective que possible, énonçant les faits et négligeant, au contraire, les hypothèses et les théories. Nous n'avons cherché à mettre en évidence que les données scientifiques et pratiques, et au contraire, nous avons médiocrement tenu compte des noms d'auteurs et des titres d'ouvrages. Nous nous sommes efforcés de nous dégager de nos opinions personnelles, et nous n'avons pas voulu mettre en avant nos propres travaux ou ceux d'une école. Nous avons voulu vérifier par nous-mêmes la plupart des notions que nous énonçons sur l'épidémiologie, la clinique, l'anatomie pathologique, les épreuves de laboratoire, la thérapeutique.

Mais ce travail de critique, de synthèse, d'expérience et de recherche ne doit pas être apparent lorsque les auteurs veulent faire œuvre personnelle, en effaçant leur personnalité.

Guidés par ces pensées, nous devions supprimer, dans le texte de notre ouvrage, toute citation d'auteur : c'est ce que nous avons fait dans la mesure du possible.

Il importe cependant de rendre justice aux chercheurs, grâce auxquels la vérité est découverte et aussi de permettre aux travailleurs de recourir aux sources. Aussi, après chaque chapitre, avons-nous, en *petit texte*, cité les ouvrages les plus importants, concernant l'étude qu'on venait de lire.

Nous avons joint à cet appendice historique et bibliographique l'exposé de la technique de certaines épreuves de laboratoire, dont la connaissance est indispensable à l'heure actuelle, et aussi quelques documents, le plus souvent personnels, qui illustrent le texte et en appuient les conclusions.

Il était également nécessaire de séparer, dans le corps même de notre ouvrage, l'énoncé des faits de l'étude des hypothèses physiologiques, pathogéniques ; aussi est-ce dans un chapitre spécial que nous avons exposé les conceptions générales.

Mais cet ouvrage a été rédigé, avant tout, pour des médecins. Nous pourrions dire que notre préoccupation dominante, en l'écrivant, fut d'aider au diagnostic précoce de la méningite cérébro-spinale et de montrer la façon de conduire correctement le traitement de cette affection. Notre espoir ne sera pas déçu, si les médecins puisent dans notre étude des renseignements qui leur soient utiles pour soigner les méningitiques.

LA
MÉNINGITE CÉRÉBRO-SPINALE

INTRODUCTION

DÉFINITION ET HISTORIQUE

I. *Définition.* — La méningite cérébro-spinale, entité bactériologique, clinique, anatomique, thérapeutique.

II. *Historique.* — Éclosion simultanée des épidémies de méningite cérébro-spinale dans les différents points du globe. — *Première période* de l'histoire authentique de la méningite cérébro-spinale : apparition de la méningite à Genève au commencement du xix⁰ siècle. — Foyers en Amérique et en différents points d'Europe. — *Deuxième période*, de 1837 à 1850. — La méningite cérébro-spinale en France. — Foyer dans les Landes. — Odyssée du 18⁰ Léger. — Nombreuses localités atteintes, non seulement en France, mais en Italie. — Descriptions anatomo-cliniques remarquables. — *Troisième période*, de 1850 à 1860. Épidémie grave dans les pays scandinaves. — *Quatrième période*, de 1860 à 1865. Apparition en Allemagne (Prusse rhénane, Allemagne du centre et du Sud). — Épidémie grave en Irlande et en Amérique. — *Cinquième période*, de 1865 à 1904. Longue atténuation de la maladie. Quelques épidémies peu importantes en différents pays. Une épidémie portugaise en 1901-03. — Recherches bactériologiques. — *Période contemporaine.* Reprise des plus sérieuses. En Amérique (1904), en Silésie (1905), en France (1908). Diffusion sur tout le globe. — Recherches nombreuses et importantes, sérothérapie de la méningite cérébro-spinale.

DOCUMENTS ET BIBLIOGRAPHIE.

I. **Définition.** — Il n'est pas douteux que la méningite cérébro-spinale due au diplocoque, décrit en 1887 par Weichselbaum, constitue une entité morbide nettement isolée.

Le diplococcus intracellularis meningitidis de Weichselbaum a été retrouvé ces dernières années par tous les médecins. Ceux-ci ont confirmé le rôle de cet agent pathogène à l'occasion des épidémies qui ont été observées dans les différents pays.

D'autres microorganismes, notamment le pneumocoque et un

coccus en chaînette (le streptocoque de Bonome) sont capables, il est vrai, de déterminer des méningites cérébro-spinales primitives pouvant même exceptionnellement et dans une très faible mesure affecter le caractère épidémique. Nous nous expliquerons plus loin sur ce point.

Nous ne voulons envisager ici que l'affection causée par le diplocoque de Weichselbaum ou *méningocoque*. Celle-ci est bien différenciée par ses caractères cliniques et ses particularités anatomiques.

Mais ce qui permet d'isoler mieux encore la méningite cérébro-spinale due au diplocoque de Weichselbaum des autres méningites, ce sont les résultats si heureux que fournit, pour le traitement de cette affection, l'emploi de sérums spécifiques, préparés en inoculant aux animaux le germe pathogène.

Nous avons adopté, pour désigner cette affection, le terme de *méningite cérébro-spinale* sans aucune addition. Il est fâcheux en effet de caractériser par l'adjectif « épidémique » une affection si souvent sporadique. D'autre part la désignation : *méningite cérébro-spinale à diplocoques de Weichselbaum* a l'inconvénient d'être trop longue. S'il est utile de donner le nom du microbe toutes les fois qu'on veut parler des méningites cérébro-spinales, dues aux germes les plus divers, il nous paraît légitime d'appeler simplement *méningite cérébro-spinale*, l'entité bactériologique, clinique, anatomique et thérapeutique que nous venons de définir.

II. **Historique.** — Nous ne saurions étudier ici, dans tous ses détails, l'histoire des apparitions diverses de cette singulière maladie. Nous relèverons seulement les dates les plus importantes.

Nous ne rechercherons pas si dans la *phrenitis* d'Hippocrate et de Celse, si dans l'épidémie d'Abdère de Lucien, si dans certaines épidémies du Moyen Age il ne pourrait s'être agi de méningite cérébro-spinale.

Au cours du xviie et du xviiie siècle, la méningite cérébro-spinale a sans doute été plus d'une fois confondue avec « les maladies typhiques » ou les « fièvres pétéchiales ».

L'histoire officielle de la méningite cérébro-spinale, affirmée à la fois par la symptomatologie et par l'anatomie pathologique, commence avec le début du siècle dernier. Alors, point sur lequel on ne saurait trop insister et que nous retrouverons à toutes les pages de cette histoire, la maladie éclate au même moment dans l'Ancien et dans le Nouveau Monde.

En Europe, c'est dans un faubourg de Genève, le quartier des

Eaux-Vives que la méningite cérébro-spinale se déclare, en mars 1805; en Amérique c'est à Medfield, dans le Massachusetts, en mars 1806.

Nous retrouverons cette coïncidence aux poussées suivantes : la méningite cérébro-spinale étend ses ravages à différents pays d'Europe de 1837 à 1850, et aux différents États de l'Amérique de 1842 à 1850.

L'épidémie américaine de 1861 à 1866 est contemporaine de l'épidémie allemande et irlandaise de 1863-1868.

Nouveau synchronisme pour les poussées de 1885-1886, de 1896 à 1899 et surtout pour la poussée présente dont le début peut être placé en 1904 et dont nous n'avons pas encore vu le terme.

Première période. — Une maladie particulière, singulièrement effrayante par son invasion subite et sa terminaison prompte et mortelle a paru pour la première fois vers la fin de pluviôse an XIII. Mathey et Vieusseux nous apprennent qu'elle reste limitée à Genève et dans la campagne avoisinante, qu'elle se manifeste d'abord dans le quartier des Eaux-Vives, sur la rive gauche du lac Léman, où trois enfants d'une même famille meurent en moins de 24 heures et qu'elle apparaît ensuite sur la rive droite, aux Pâquis. L'épidémie dure plusieurs mois après avoir causé la mort de 33 personnes. La commission, nommée par le gouvernement jugea qu'il n'y avait pas assez de cas « pour mériter le nom d'épidémie » et montra qu'il n'y avait pas eu un seul fait de contagion à l'hôpital.

Dans les quelques lignes qui suivent, Vieusseux donne une excellente description des principaux caractères de la maladie qu'il observa alors.

« Elle commençait tout à coup par une prostration des forces souvent extrême, le visage était décomposé, le pouls faible, petit et fréquent, quelquefois presque nul, dur et élevé dans un petit nombre de cas. Il se manifestait une violente douleur de tête surtout au front. Ensuite venaient des maux de cœur ou des vomissements de matières vertes, de la raideur de l'épine du dos et chez les enfants des convulsions.... Le corps présente des taches livides surtout après la mort, quelquefois même pendant la vie. »

Voici maintenant la description anatomo-pathologique de Mathey.

« Les vaisseaux des méninges étaient fortement congestionnés. Une humeur gélatineuse répandue sur toute la surface du cerveau était très colorée par le sang. Il y avait de l'eau dans les ventricules. Le plexus choroïde était d'un rouge foncé. A la partie postérieure du lobe du cerveau et dans l'intérieur, on voyait une matière jaunâtre puriforme, sans altération manifeste du tissu cérébral. La même matière fut trouvée sur la couche des nerfs optiques et s'étendait le long de ces nerfs, à la base du cervelet et un pouce environ dans le canal vertébral. »

Les auteurs américains décrivent, non moins nettement, l'épidémie qui fit sa première apparition en mars 1806 à Medfield (Massachusetts) et qui sévit cette année et les années suivantes dans cet État ainsi que ceux de Kentucky et de Connecticut.

Cette épidémie persista dans les diverses parties des États-Unis et du Canada jusqu'en 1819. De cette époque datent des mémoires très précieux, que nous trouvons bien résumés dans le travail de Webber. Toutes les descriptions de cette époque accordent une mention particulière aux phénomènes éruptifs (spotted fever), non moins qu'aux désordres pulmonaires.

En Europe, l'année 1805 marque également le début d'une période, au cours de laquelle la méningite cérébro-spinale a fait de nombreuses apparitions en divers points, et, particularité bien remarquable, ces manifestations furent également accompagnées souvent d'éruptions pétéchiales et d'inflammations pleuro-pulmonaires. Il en fut ainsi dans l'armée prussienne en 1806-1807, parmi les prisonniers espagnols à Briançon en 1807, à Dantzig en 1811, à Brest en 1813, à Mayence en 1813-1814, à Grenoble en 1814, à Paris en 1814, à Metz, Sarreguemines, Pont-à-Mousson.

Cette importante recrudescence de la méningite cérébro-spinale ne laissa cependant pas une trace aussi marquée qu'elle n'eût fait, si elle n'avait coïncidé avec de graves épidémies de typhus exanthématique, avec lequel elle a été souvent confondue.

On prêta une attention moindre encore aux quelques apparitions plus discrètes des quinze années suivantes.

C'est l'année 1837 et celles qui suivirent, qui marquent la période la plus féconde dans l'histoire de la méningite cérébro-spinale.

Deuxième période. — De 1837 à 1849, la méningite cérébro-spinale a fait en France des apparitions nombreuses. Frappant avec une prédilection singulière les corps de troupe, respectant presque toujours la population civile, elle visita toutes les parties du pays; mais, détail bien spécial que nous ne retrouvons nulle part ailleurs et à aucune autre époque, ces apparitions semblent manifestement liées les unes aux autres par une chaîne, dont il est possible de retrouver la trace.

L'épidémie commence en 1836 dans la population civile des départements des Landes et des Basses-Pyrénées. Elle frappe bientôt après les militaires des garnisons de Bayonne et de Dax. Le

18e Léger qui a séjourné dans la région envahie a des malades à Bordeaux qu'il traverse d'abord, le régiment se rend à Rochefort : nouveaux cas de méningite cérébro-spinale du 15 janvier au 8 février 1838. Le bagne de Rochefort est envahi par l'épidémie à la fin de 1838. Le 18e quitte Rochefort vers la fin de 1838 pour se rendre à Versailles. Dès le mois de février 1839, six hommes du régiment, habitant tous la même chambre, sont frappés à peu de jours d'intervalle. L'épidémie s'étend dans la garnison, le 18e Léger fournit les plus nombreux malades. De Versailles le 18e transporte la maladie à Chartres. Sans que la filiation ait pu être aussi nettement établie, la méningite a été sans doute, par le même corps de troupe, importée à Metz, à Nancy, à Strasbourg. De ces localités la maladie a gagné Schlestadt et Colmar.

En même temps que la maladie était transportée du sud-ouest vers le nord-est par la voie que nous avons indiquée, elle irradiait dans une autre direction se portant vers la Méditerranée et remontant la vallée du Rhône. Foix, Pamiers, Avignon, Pont-Saint-Esprit, Marseille, Aigues-Mortes, Lyon, marquent les principales étapes parcourues dans cette direction.

Puis dans la période qui va de 1841 à 1849, un grand nombre d'autres villes de garnison sont atteintes : Orléans, Cambrai, Lille, Nantes, Lyon, Saint-Etienne, Bourges, Toulon.

Les corps militaires casernés en Algérie ne tardent pas à fournir de nombreux malades dans diverses garnisons.

De 1839 à 1847, il semble établi enfin que, pour une large part tout au moins, les cas de méningite cérébro-spinale observés à la même époque en Italie sont sous la dépendance directe de l'épidémie française. Ancône en effet, où l'on relève les premiers cas en 1839, était occupée depuis 1832 par une garnison française, (66e de ligne et 9e d'artillerie) qui recevait des recrues de France. De 1839 à 1845, la méningite cérébro-spinale frappe un grand nombre de localités italiennes, surtout dans le royaume de Naples, mais ne respecte pas les provinces centrales, ni même le Piémont. De même que la méningite avait traversé la Méditerranée pour arriver en Algérie, elle ne se laissa pas arrêter par l'Adriatique, et l'épidémie de Corfou en 1840 est sans doute imputable à une importation italienne venue de Sinigaglia, port voisin d'Ancône.

Pendant cette même période nous relèverons encore l'existence d'épidémies de méningite à Gibraltar, où elle frappe presque exclusivement la population civile (1844), dans le Danemark (1844 à 1847), en Irlande (1846 à 1850).

L'Amérique ne fut pas respectée pendant cette période. On y relève des épidémies circonscrites de 1842 à 1850.

C'est véritablement au cours de la période qui s'écoule entre 1835 et 1850 que la méningite cérébro-spinale a été étudiée et admirablement décrite. Ce sont surtout les cliniciens français et en particulier les médecins militaires, qui ont réalisé cette œuvre remarquable. La lecture de leurs mémoires est encore aujourd'hui du plus haut intérêt : de cette époque datent les mémoires de Lespès, Lalanne, Tourdes, Gasté, Faure-Villars, Forget, Rollet, Michel-Lévy, Chauffard, Schillizi, Maillot, Magail, Corbin, Boudin, auxquels nous ferons maintes fois allusion dans le cours de cet ouvrage.

Troisième période de 1850 à 1861. — Dans la période qui s'écoule de 1849 à 1861, la méningite cérébro-spinale, sans avoir complètement disparu, ne paraît jouer de rôle important que dans une région, où jusque-là, elle a été à peu près inconnue, c'est la péninsule Scandinave.

La Suède de 1854 à 1861 est parcourue par le fléau à peu près dans toute son étendue. La Norvège a été prise en 1854 mais dans une moindre proportion. Dans la presqu'île scandinave la méningite progresse d'une façon particulière, qui s'éloigne des deux types relevés jusqu'ici dans la première et la deuxième épidémie.

Le mal s'étend progressivement et presque systématiquement du Sud-Ouest au Nord, envahissant chaque année de nouvelles provinces, tandis qu'elle respecte celles qui ont été prises l'année précédente. En général, chacune de ces poussées, commencée en janvier, finit en mai ou juin.

Cette épidémie suédoise est donc remarquable par sa diffusion dans les 24 provinces. Deux seules, les plus septentrionales, restent complètement indemnes. En sept ans, la méningite cause 4158 décès. Nous reviendrons sur l'allure de cette épidémie dans le chapitre suivant (p. 12, 14, 25, 27).

Quatrième période. — L'année 1861-1862 marque le début d'une nouvelle période épidémique, qui envahit à son tour des régions, dans lesquelles la méningite avait jusqu'alors été inconnue ou assez rare.

L'Allemagne a été généralement respectée jusqu'à cette époque, quoique en 1822, Silbergundi, ait décrit une épidémie à Dorsten dans la Prusse Rhénane, épidémie suivie de nouvelles apparitions en 1827, 1833, 1835, 1843 et 1851 (Leipzig et Wurtzbourg).

En 1863, le mal fait son apparition d'abord dans la Silésie prussienne à Liegnitz, puis en 1864-1865, dans les provinces voisines.

L'Allemagne du centre et l'Allemagne du sud sont atteintes pendant la même période, et l'épidémie y dure jusqu'en 1866. L'Autriche, la Hongrie sont relativement peu envahies (épidémies de Trieste et de Pola). En Russie, la méningite cérébro-spinale sévit à la même époque qu'en Prusse, sans qu'il soit possible d'établir une relation précise entre l'apparition du mal dans les deux pays.

En même temps que cette épidémie importante en Allemagne, nous notons des épidémies non moins considérables en Irlande (1865-1868) et dans les États-Unis. Dans ce dernier pays, l'apparition de la méningite cérébro-spinale est plus précoce encore. On la voit se manifester d'abord pendant l'hiver 1861-1862, dans l'armée de Potomac; la méningite cérébro-spinale persiste en s'accentuant les années suivantes, apparaît à New-York en 1863 où elle conservait encore le caractère nettement épidémique en 1866.

Cinquième période. — Après cette quatrième « poussée » épidémique, la maladie, pendant un certain nombre d'années, semble singulièrement atténuée. Sans disparaître complètement, elle est incontestablement assez rare en France où la statistique militaire ne la signale chaque année que dans un petit nombre de garnisons, sous forme de cas isolés ou de groupements limités. Les autres pays, sauf peut-être les États-Unis où on l'observa sous forme épidémique à New-York en 1872 et à Boston en 1874, sont également peu touchés.

Les années 1885-1886 marquent une reprise relative. En France (Paris), en Italie (Milan, Turin, Florence), en Allemagne (Cologne, Berlin), en Autriche (Vienne), dans les pays scandinaves (Suède, Norvège, Finlande), cette fréquence plus grande des méningites accompagne ou suit de près une prédominance sensible des pneumonies. Une épidémie très curieuse relevée en 1885 dans les îles Fidji montre que l'Océanie est visitée par la méningite au moment même où le mal sévit dans l'Ancien et le Nouveau Continent.

Cette recrudescence de la méningite a provoqué des travaux bactériologiques très importants dus non seulement à Weichselbaum, mais aussi à Foa et Uffredozzi, à Bonome, à Leichtenstern et à d'autres auteurs.

Une poussée plus importante, mais qui, comme la précédente, ne dure pas longtemps, peut encore être notée de 1896 à 1903. Elle se manifeste tout à la fois en France (1898), en Allemagne, en Autriche, en Norvège, en Écosse, en Irlande, en Bosnie, en Italie, en Algérie, aux États-Unis. Elle est le point de départ de travaux cliniques et bactériologiques intéressants parmi lesquels nous citerons surtout le rapport de Councilmann, Mallory et Wright (de Boston), mais elle ne provoque pas grand émoi. Seule l'épidémie du Portugal aurait, de 1901 à 1905, compté plus de 5000 cas, chiffre très considérable, eu égard à la population.

Période contemporaine. — Depuis cinq ans environ, nous assistons à une recrudescence beaucoup plus importante, dont le terme ne semble pas très proche et dont la diffusion est certainement très grande.

Elle semble avoir commencé en 1904 dans les États-Unis, où New-York ne compte pas moins de 2755 cas en 1905. La mortalité par 10000 habitants a été de 4,6 en 1904, de 6,5 en 1905, de 2,5 en 1906, de 1,8 en 1907. Un grand nombre d'États sont atteints. Le Canada n'est pas respecté.

En Prusse, la méningite cérébro-spinale a pris l'allure épidémique en 1905, atteignant d'emblée pour cette année le chiffre le plus élevé, 5782 cas dont 5517 dans la province de Silésie. Le nombre des cas est encore de 2329 en 1906, de 2503 en 1907, de 1284 en 1908. Les autres États allemands sont sensiblement moins atteints (v. p. 25).

L'apparition a été plus tardive en France, où la méningite revêt l'allure épidémique à la fin de l'année 1908 et pendant l'hiver et le printemps 1909 pour reparaître en 1910 à Paris et dans la banlieue parisienne.

Dans le département du Pas-de-Calais, l'épidémie frappe surtout la population civile, tandis qu'à Verdun, à Saint-Mihiel, à Evreux, etc., elle est plus répandue dans la population militaire; mais, comme l'indique la carte ci-jointe (Pl. I), il n'est guère de département où la méningite ne se soit manifestée en 1909 et 1910.

La Belgique, la Hollande, la Suisse fournissent un certain contingent aussi bien que les divers états Balkaniques et l'Autriche. Glasgow et Édimbourg en Écosse, Belfast en Irlande sont les localités surtout affectées en Grande-Bretagne. La maladie sévit d'ailleurs avec une intensité assez grande à Jérusalem, en Algérie. Elle est relativement assez fréquente dans l'Amérique du Sud, où on l'avait rarement notée jusqu'à présent.

Au cours de cette dernière épidémie, on voit, en Amérique (Bolduan et Goodwin) aussi bien qu'en Allemagne (Ostermann, Lingelsheim, Bruns et Hohn, Trautmann, etc.) et en France (Dopter, Netter et Debré), s'affirmer le rôle des porteurs de germes. Les caractères différentiels du méningocoque et des organismes voisins se précisent. Wassermann et Kolle, Jochmann, Flexner préparent un sérum antiméningococcique, dont l'efficacité est surtout établie en Allemagne par Schoene et par Lévy, en Amérique par Flexner et Jobling, en France par Netter et Debré, Dopter.

DOCUMENTS ET BIBLIOGRAPHIE

Le nom généralement adopté depuis ces dernières années pour désigner la méningite cérébro-spinale due au diplocoque de Weichselbaum est celui de *Méningite cérébro-spinale épidémique.*

Autrefois, on disait aussi volontiers, en France, *fièvre cérébro-spinale, fièvre cérébro-rachidienne, méningite cérébro-ra hidienne.* Dans les pays anglo-saxons l'affection a reçu les mêmes dénominations. Cependant, la fréquence des éruptions a provoqué certaines appellations particulières : *fièvre tachetée (spotted fever), fièvre noire (febris nigra).*

En langue allemande, le terme de méningite cérébro-spinale épidémique est volontiers remplacé par celui de « *Crampe de la nuque épidémique* » (Epidemische Genickstarre).

Certains caractères particuliers ont justifié des dénominations aujourd'hui abandonnées (*Frénésie aiguë*, en France; *Tifo apoplettico*, en Italie; *Congestive fever*, en Amérique).

L'apparition de la méningite cérébro-spinale à Genève, en 1805, marque le début de l'histoire authentique de la méningite cérébro-spinale. De cette époque datent les descriptions de Vieusseux (*Jour. gén. de méd.*, XI, p. 163); de Mathey (*Journ. gen. de méd.*, janvier 1806). A la même époque l'épidémie apparaît en Amérique (North, a treatise on a malignant epidemy commonly called spotted fever N. Y. 1811) et y persiste assez longtemps (Webber, *Boston med. surgical Journ.*, 16 août, 22 novembre 1866). On trouvera également des documents sur cette première phase de l'histoire de la méningite cérébro-spinale dans le mémoire de Comte (*Journal gén. de médecine*, 1816, p. 221) et la *Thèse* de Biett (de la frénésie aiguë idiopathique, *Thèse*, Paris, 1814).

L'épidémie des Landes de 1837 a été surtout signalée et étudiée par Lalanne (séance publ. de la *Soc. méd. de Toulouse*, 1842, p. 105). Lespès (*Rec. des Trav. de la soc. de médecine de Bordeaux*, mai 1858). Lamothe (*ibid.*).

Dans un travail intéressant basé sur des documents inédits de l'époque, Ferron (*Bulletin médical*, 1910) croit pouvoir affirmer que l'épidémie a été introduite à Sengresse (Landes) par une famille espagnole fuyant son pays où sévissait une épidémie. La première personne malade aurait été une femme de chambre de 30 ans, qui mourut le 15 février 1832. En raison de la guerre carliste il y avait une accumulation de troupes françaises dans la région et le 18ᵉ Léger faisait partie de ces troupes.

Parmi les importants ouvrages auxquels a donné lieu l'épidémie française de 1840 à 1850 nous citerons les suivants : Tourdes, remarquable monographie (Histoire de l'épidémie de méningite cérébro-spinale observée à Strasbourg, en 1840 et 1841. Strasbourg, 1842); Faure-Villars (Histoire de l'épidémie de méningite cérébro-spinale observée à l'hôpital militaire de Versailles, en 1839. Lons-le-Saunier, 1894); Gasté (Mélanges de médecine, Metz, 1841,

p. 91); Forget (*Gaz. méd. de Paris*, 1842, n°ˢ 15 à 20); Rollet (De la méningite cérébro-rachidienne, Paris, 1846); Chauffard (*Revue médicale*, mai 1842, p. 190); Schilizzi (Relation historique de la méningite cérébro-spinale qui a régné à Aigues-Mortes, Montpellier, 1842); Boudin (Du typhus cérébro-spinal, Paris, 1854); Corbin (*Gaz. méd. de Paris*, 1848); Michel-Lévy (*Gaz. méd. de Paris*, 1849, p. 830); Maillot (*Gaz. méd. de Paris*, 1848, p. 845); Magail (*Rec. et mém. de méd. milit.*, LIX, p. 115).

A la même époque, la méningite cérébro-spinale frappe l'Italie. Cette épidémie italienne est décrite par De Renzi (Sul tifo apoplett. tetanico. Naples, 1840), Mercurio, Santorelli, Marinosci, Telepi, Coppola. L'épidémie contemporaine qui frappa l'Amérique du Nord inspira de nombreux mémoires : Ames (Paper on epid. mening. Montgomery, 1848); Bell, Gray.

L'épidémie si grave des pays scandinaves de 1854 à 1861 a été étudiée par Wistrand (*Hygiea*, 1863); Altin (*ibid.* XIX, p. 718); Acharius et surtout Lindström (Om meningitis cerebrosp. epidem. Lund, 1857).

L'apparition de la méningite dans les pays allemands fut signalée par de nombreux médecins bavarois : Ziemssen (*Deutsche Arch. f. Klin. med.*, I, p. 72, p. 545); Merkel et Reuter (*Bayr. artzl. Intelligenzble*, 1865, n° 13); Dotzauer (*ibid.*, n°ˢ 12, 17), etc., et d'autres médecins. badois, silésiens, etc. Niemeyer (Die epid. cerebrospin. mening., Berlin, 1865, etc.). De cette époque date la remarquable monographie de A. Hirsch (Die mening. cerebrosp. epidem.. Berlin, 1866).

L'épidémie américaine de la même époque a été étudiée par Frotingham (*Am. med. Times*, avril 1864, n° 18). Woodward (*ibid.*, avril 1864, n° 20). Upham (Hopital notes and memoranda in illustration of the congestive fever so called or epidemic cerebrospinal meningitis, Boston, 1863).

L'épidémie irlandaise a donné naissance aux travaux de Mayne (*Dubl. quart. Journ. of med. sc.*, août 1846, p. 95), Whittle, etc.

Il est inutile de continuer plus loin la bibliographie de cette étude historique car les auteurs récents sont cités fréquemment dans le cours même de l'ouvrage.

PREMIÈRE PARTIE

ÉPIDÉMIOLOGIE

CHAPITRE PREMIER

NOTIONS ÉPIDÉMIOLOGIQUES

I. *Caractères des épidémies de méningite cérébro-spinale.* — Rareté des grandes pandémies. — Les épidémies de méningite cérébro-spinale procèdent par foyers limités, peu denses, peu durables. — Extinction spontanée des foyers. — Persistance de cas sporadiques.

II. *Répartition saisonnière.* — Importance de cette notion. — La méningite cérébro-spinale est une maladie d'hiver et de printemps.

III. *État des locaux, du sol.* — Influence médiocre. — Rôle de l'encombrement.

IV. *État du sujet.* — Rôle de l'âge, de la profession. — La méningite cérébro-spinale frappe surtout les enfants et les soldats : foyers d'écoles et de casernes. — L'état antérieur du sujet est peu important, la méningite cérébro-spinale frappe volontiers les sujets robustes. — Rôle du traumatisme : la fracture du crâne. — L'« état lymphatique » et la question des voies lymphatiques ethmoïdo-nasales.

V. *Coïncidence des épidémies de méningite cérébro-spinale avec les recrudescences d'autres maladies infectieuses.* — Grippe, pneumonie, scarlatine, oreillons.

VI. *La question de la contagion de la méningite cérébro-spinale.* — La méningite cérébro-spinale est contagieuse. Preuves de la contagiosité de la méningite cérébro-spinale : 1° Contagion hospitalière; 2° Succession de plusieurs cas dans la même famille; 3° importation dans un pays, une localité, un quartier; 4° progrès dans la localité; 5° immunité des agglomérations vivant dans les mêmes conditions que les personnes atteintes par l'épidémie, mais ne pouvant avoir aucun rapport avec ces dernières. — La contagion directe est rare cependant. — La contagion indirecte ne se fait pas par l'intermédiaire des objets ou de l'air atmosphérique. — Les porteurs de germes sains intermédiaires entre les malades.

VII. *Les influences cosmiques.* — La transmission du microbe d'homme à homme n'explique pas toute l'épidémiologie de la méningite cérébro-spinale. — Il faut faire intervenir des influences cosmiques, qui augmentent la virulence et la diffusibilité du germe. — Comparaison avec la pneumonie.

Documents et Bibliographie.

I. *Caractères des épidémies de méningite cérébro-spinale.* — Les opinions les plus diverses ont été soutenues au sujet de la nature et des conditions de propagation de la méningite cérébro-spinale. Ces divergences s'expliquent si l'on songe aux modalités diverses des épidémies.

En Amérique et en Suède certaines incursions de la méningite ont réalisé le type classique des grandes épidémies du moyen âge, envahissant dans un court espace de temps de grands territoires, et frappant une grande quantité d'individus. Ces épidémies ont embrassé plusieurs années. Mais, nulle part la méningite cérébro-spinale n'a fait autant de ravages que les grandes maladies infectieuses indigènes ou exotiques.

Le plus ordinairement les épidémies ne relèvent que de peu la mortalité totale et la proportion des sujets atteints reste assez faible.

On cite cependant des villages, dans lesquels la proportion des malades fut de 12,5 pour 100, comme Lippisch (cercle de Dantzig). Aigues-Mortes en 1841 eut 160 malades sur 3000 habitants. En général, les chiffres de morbidité sont bien inférieurs, surtout dans les villes. A Strasbourg en 1841, il y eut 3 malades pour 1000 habitants; à Cologne en 1885, 1 pour 1000. A Copenhague, à Boston la proportion fut moindre encore. Dans les grandes villes, Berlin, Vienne, Paris elle paraît encore plus insignifiante. A New-York en 1872, la morbidité est de 8,07 pour 10000, en 1905 de 6,50. A Glasgow, en 1907 le chiffre pour 10000 s'élève à 8,47.

A Paris en 1909, le nombre de cas déclarés ne fut que de 259, ce qui ne ferait pas 1 cas pour 10000 habitants.

Si au lieu d'envisager la morbidité dans un pays ou dans une ville, on examine ce qui se passe dans une caserne, une maison, une chambre, on constate des résultats très contradictoires et qui trouveront mieux leur place un peu plus loin.

Pour le présent nous retenons seulement cette notion que la méningite cérébro-spinale présente une extension, une diffusion médiocres.

La propagation se fait par foyers limités et peu denses.

Le plus ordinairement la méningite dure peu dans une localité.

On peut reconnaître à l'épidémie une période de progrès d'acmé puis de déclin. L'évolution totale embrasse *quelques semaines seulement dans les petites localités, plusieurs mois dans les villes.*

Spontanément l'épidémie s'arrête et on observe une trêve complète, mais après une accalmie de plusieurs mois, on assiste bien souvent à une reprise soudaine. Ces reprises peuvent se présenter sous forme de cas isolés, ou sous forme de nouvelles épidémies, généralement d'importance moindre.

Ainsi à Strasbourg, l'épidémie a complètement disparu en juillet et en août 1841, lorsqu'on observe en septembre, octobre, novembre et décembre, une recrudescence qui donne un total de 16 décès.

Dans certaines villes comme à Cologne (après 1885), le nombre des cas de méningite cérébro-spinale sporadique se montre assez élevé pendant les années qui font suite à une épidémie. Alors *la méningite a élu droit de cité. Elle perd le caractère épidémique.* On ne saurait en effet parler d'épidémie puisqu'il n'y eut pour toute la ville de Cologne en 1887, 1889, 1890, 1891 et 1892 que 4 à 6 cas dans une année (v. p. 26). Mais dans ces circonstances, la méningite peut reprendre d'un moment à l'autre le caractère épidémique, témoin la petite épidémie de 1888 où il y eut 26 cas dont 7 pendant le mois de mars.

Nous trouvons des faits du même ordre dans d'autres localités. Nous citerons surtout les grandes villes américaines. Ainsi, à Boston, il y eut une épidémie relativement importante de méningite en 1873. La méningite y existait cependant avant et n'a pas disparu depuis lors. A New-York nous constatons des faits analogues.

Nous observons à l'heure actuelle à Paris et en différents points de la France le même phénomène. La statistique médicale de l'armée française, que nous publions plus loin (p. 26), nous apprend que, dans l'intervalle des recrudescences, la méningite cérébro-spinale a continué à sévir sur les corps de troupe, se manifestant par des cas sporadiques plus ou moins nombreux suivant les années.

Ainsi *la méningite cérébro-spinale peut devenir endémique. Et la méningite endémique se révèle par des faits isolés sporadiques.*

Nous arrivons donc de par *l'épidémiologie* à cette notion fort importante que la méningite épidémique et la méningite sporadique sont de même nature. Comme nous l'avons indiqué, la clinique et l'anatomie pathologique ne nous font voir entre elles aucune différence appréciable, et la bactériologie nous révèle dans les deux cas, le même agent pathogène.

II. *Répartition saisonnière. La méningite cérébro-spinale est une maladie d'hiver et de printemps.* — Les exemples suivants le montrent bien : à Versailles en 1859 l'épidémie de méningite a paru en février et pris fin en juin ; à Strasbourg elle a paru en octobre et a duré jusqu'en mai. A Cologne en 1883, elle a commencé en janvier et a eu son maximum d'avril à juin. Enfin à Copenhague elle a débuté en décembre 1885 et présenté son maximum de mars à mai.

Cette distribution saisonnière est la règle dans la méningite cérébro-spinale en tous temps. C'est en hiver encore que la ménin-gite fait son apparition à Genève en 1885, en Danemark en 1845, en Suède en 1855, en Silésie en 1885, à Gibraltar, en Italie, dans le Portugal en 1861 et 1862, etc....

Dans les grandes épidémies, comme celles qui durèrent plusieurs années en Suède, de 1855 à 1861, ou celles qui frappèrent l'Allemagne, de 1863 à 1867, on avait déjà pu noter ce fait que chaque année la maladie avait subi un arrêt au moment de l'été pour reprendre avec l'hiver (v. p. 27).

Les épidémies plus récentes ont absolument confirmé les données anciennes ; l'épidémie allemande pendant les quatre années de 1905 à 1908 présenta nettement ce caractère saisonnier ; les chiffres suivants en font foi.

	1905	1906	1907	1908	Moyenne pour 100
Mars, avril, mai	2545	1031	1254	609	61
Juin, juillet, août	535	258	577	199	14,8
Septembre, octobre, novembre	151	160	286	123	6
Décembre, janvier, février	551	580	466	555	18,2

Les 4/5ᵉ de ces cas ressortissent donc aux mois d'hiver et de printemps.

A Paris, en 1909, l'épidémie a surtout été marquée en mars, avril et mai pour s'atténuer en juin-juillet et plus encore au mois d'août et pour reprendre l'hiver suivant.

Nos chiffres personnels mettent bien en évidence ces particularités, nous les publions plus loin.

En présence d'une prédominance si nettement accusée, doit-on croire que la rigueur de la température joue le rôle primordial dans l'étiologie de la méningite, qu'il s'agit d'une maladie *a frigore?*

Chez plusieurs malades la maladie aurait éclaté à la suite d'un refroidissement. Sans refuser au refroidissement la valeur d'une cause occasionnelle, on peut affirmer que ce n'est pas de cette façon que s'explique la prédominance des méningites au printemps et en hiver. Ce ne sont nullement les hivers les plus froids qui ramènent le plus souvent les épidémies, et celles-ci ont souvent coïncidé avec des hivers exceptionnellement doux.

Comme nous le montrerons, cette répartition saisonnière de la méningite cérébro-spinale correspond à une augmentation de la virulence et de la diffusibilité du méningocoque pendant les mois d'hiver et de printemps.

III. **État des locaux, du sol.** — Plusieurs auteurs ont vu la méningite apparaître dans des localités humides assez semblables à celles où sévit l'infection paludéenne.

On cite volontiers, à ce point de vue, la ville d'Aigues-Mortes où la méningite parut après des inondations.

On cite encore l'opinion de De Renzi, qui a vu la méningite sévir dans les rizières du Piémont et de la Lombardie en 1839, et l'observation d'Upham, qui vit la méningite survenir dans les troupes fédérales campées en 1862-1863 sur un terrain marécageux.

Mais une étude plus complète des épidémies montre que celles-ci surviennent dans toutes les régions, aussi bien dans les montagnes que dans les plaines, dans les terrains sablonneux que sur le sol d'alluvion.

L'état des locaux d'habitation ne paraît pas jouer un grand rôle : on a vu éclater souvent une épidémie dans des casernements en bon état, alors que les sujets vivant dans des bâtiments délabrés et peu salubres n'étaient pas atteints.

L'encombrement, par contre, semble jouer un certain rôle, ce facteur a surtout pu être mis en évidence dans les milieux militaires. Nous verrons plus loin combien les porteurs de germes sont fréquents dans les familles pauvres et nombreuses, dont les différents membres vivent dans une promiscuité étroite (p. 34).

IV. **État du sujet.** — L'âge constitue un des éléments étiologiques des plus importants.

Sans doute la méningite cérébro-spinale peut se rencontrer à tous les âges de la vie, et nous décrirons plus loin l'allure clinique de la méningite cérébro-spinale chez le grand enfant, l'adulte, le nourrisson et le vieillard, mais il est deux catégories de sujets que la méningite cérébro-spinale frappe avant tout : ce sont les enfants et les soldats. Ce fait n'est point particulier à la méningite cérébro-spinale, et mainte autre maladie infectieuse sévit surtout chez les enfants et les soldats : ils sont les uns et les autres des sujets jeunes réunis en collectivité importante, dans les mêmes locaux (école, caserne).

Toute l'histoire de la méningite cérébro-spinale montre avec quelle prédilection cette maladie frappe l'élément militaire des populations, et il est inutile d'insister davantage sur ce point.

De nombreuses statistiques indiquent que parmi la population civile, ce sont les enfants qui sont le plus frappés ; dans certains cas 80 à 90 pour 100 des malades ont moins de quinze ans ; nous publions plus loin quelques chiffres caractéristiques à cet égard (p. 28). Les nourrissons sont tout particulièrement prédisposés à la méningite cérébro-spinale, et si dans les épidémies un peu anciennes cette notion n'a pas été bien mise en évidence, c'est sans doute que l'affection avait été méconnue lorsqu'elle frappait des nourrissons. Dans toutes les épidémies récentes la fréquence de la méningite cérébro-spinale au-dessous de l'âge de deux ans a été notée. On a observé des méningites cérébro-spinales chez des nouveau-nés de quelques semaines.

L'influence du sexe est nulle. Le surmenage physique ou intellectuel, l'état nerveux, les infections ou intoxications antérieures ne paraissent pas favoriser l'éclosion de la maladie. La méningite cérébro-spinale est en effet une maladie qui frappe surtout les sujets robustes, tout comme la pneumonie fibrineuse.

Si la méningite cérébro-spinale est surtout observée dans les classes pauvres et misérables, elle se voit également dans les autres catégories de la population. Nous reviendrons plus loin sur ce point particulier.

Il convient d'accorder une place particulière au traumatisme portant sur les os du crâne : on a vu des méningites cérébro-spinales éclater après une chute ou un choc sur la tête : on observe surtout dans ces circonstances des méningites suraiguës ou foudroyantes. Il est probable qu'une fracture de la base du crâne, connue ou latente, a provoqué le passage direct du germe microbien dans les espaces méningés péri-encéphaliques, le méningocoque vivant habituellement, comme on le lira plus loin, dans le rhinopharynx.

Certains auteurs ont voulu faire jouer un rôle à « l'état lymphatique » qui prédisposerait à la méningite cérébro-spinale. Aucun fait précis ne permet d'accepter cette hypothèse à l'heure actuelle ; cependant l'état de l'appareil lymphatique n'est pas indifférent, si l'on songe à certaines explications que l'on a fournies de la fréquence de la méningite cérébro-spinale chez le nourrisson. On a supposé, pour expliquer cette fréquence de la méningite cérébro-spinale chez le nourrisson que les communications lymphatiques entre la muqueuse pituitaire et les espaces sous-archnoïdiens de la base de l'encéphale étaient normalement plus fréquentes et plus importantes chez le nourrisson, qu'à un âge plus avancé; ou bien que le développement du tissu adénoïdien du pharynx, son inflammation chronique si fréquente aboutissaient chez le grand enfant et l'adulte à l'oblitération de ces voies lymphatiques toujours perméables dans le bas-âge. Nous reviendrons sur cette question dans un chapitre ultérieur (p. 235 et p. 236).

V. *Coïncidence des épidémies de méningite cérébro-spinale avec les recrudescences d'autres maladies infectieuses*. — Il faut insister sur la coïncidence des épidémies de méningite cérébro-spinale et le développement de certaines maladies infectieuses : grippe, oreillons, scarlatine, pneumonie.

A l'époque où la méningite cérébro-spinale n'était pas conçue comme une entité morbide définie, ces coïncidences avaient été interprétées d'une façon erronée par certains auteurs. On a considéré successivement la méningite cérébro-spinale comme une forme particulière de la grippe, de la pneumonie, voire même de la scarlatine.

Il est vraisemblable que les mêmes conditions générales influent sur le développement de ces différentes affections.

VI. *La question de la contagion de la méningite cérébro-spinale*. — La question de la contagion de la méningite cérébro-spinale a soulevé de longues et de nombreuses discussions, non seulement avant la découverte du méningocoque, mais encore durant ces dernières années.

On peut dire, à l'heure actuelle, que la méningite cérébro-spinale, tout en étant incontestablement contagieuse l'est beaucoup moins que les fièvres éruptives, la diphtérie, le typhus et même la fièvre typhoïde.

Mais nous croyons que la contagiosité de la méningite est indiscutable, qu'elle est un facteur étiologique essentiel, et nous allons tâcher d'en fournir les preuves.

Les arguments que nous appellerons à notre aide sont basés sur les faits suivants : 1° transmission de la maladie aux personnes qui font profession de donner leurs soins aux malades; 2° succession de cas multiples dans une famille, dans une maison; 3° importation dans un pays, dans une localité, dans un quartier; 4° progrès dans la localité; 5° immunité des agglomérations vivant dans les mêmes conditions que les personnes atteintes par l'épidémie et ne pouvant avoir aucun rapport avec ces dernières.

1° *Au cours de plusieurs épidémies, les personnes qui ont donné des soins aux malades ont été touchées.* Les cas de contagion nosocomiale ne sont sans doute pas aussi nombreux que dans le typhus exanthématique par exemple. Ils n'en sont pas moins démonstratifs. A Grenoble en 1814, à Rochefort en 1839, à Avignon en 1840, à Strasbourg et Schlestadt en 1841, il y eut des cas de méningite parmi les médecins, les infirmiers, les religieuses. On en trouvera les exemples dans les mémoires de Boudin.

D'autres cas de contagion hospitalière ont été vus par Leichtenstern à l'hôpital de Cologne. Dans cet hôpital, une religieuse et trois infirmiers donnant leurs soins aux méningitiques furent atteints. Trois d'entre eux n'étaient pas sortis depuis longtemps de l'hôpital et n'avaient pu contracter leur maladie au dehors. Les faits de Leichtenstern sont d'autant plus démonstratifs que le personnel des salles où l'on ne soignait pas de méningites n'a fourni pendant ce temps aucun malade.

Montanari nous apprend d'autre part que, dans l'hôpital de Foggia où l'on soignait des militaires atteints de méningite, une infirmière fut atteinte de méningite ainsi que ses deux filles.

2° Nous possédons des exemples très nombreux établissant la *multiplicité des cas de méningite dans une famille ou dans une maison.*

L'exemple le plus saisissant, qui paraît avoir échappé aux épidémiologistes européens, est celui de la famille Brown, rapporté par Sewall et recueilli en 1872, tout au début de l'épidémie de New-York. Dans cette famille, six frères et sœurs sont pris dans l'ordre suivant :

Albert, 7 ans, début le 30 janvier 1872 . . . . mort le 31
Maximilien, 4 ans, début le 4 février 1872 . . . mort le 5
Thérésa, 13 ans, début le 6 février 1872. . . . guérit
Berthold, 11 ans, début le 7 février 1872. . . . mort le 7
Bébé, 15 mois, début le 10 février 1872 . . . . mort
Henri, 5 ans, début le 16 mars 1872. . . . . . mort le 8 avril.

On ne saurait trouver dans aucune maladie contagieuse une plus grande accumulation de cas dans une même famille.

Mercieca, cité par Thorne-Thorne, a vu en février 1887, dans l'île de Gozzo (Malte), sept cas de méningite dans une famille de neuf personnes.

Kohlman, en 1889, cite l'histoire d'une famille dans laquelle le père est pris le 19 décembre, un fils le 9 janvier, une fille quelques jours après.

Müller à Gotha en 1867 a soigné deux frères pris à quelques jours d'intervalle.

Montanari, dans l'épidémie de Foggia, a vu que, sur les neuf militaires malades, huit provenaient de la même chambrée.

Nous voudrions citer enfin *in extenso* une observation récente due à MM. Mérand (de Nozay) et Denéchau (1).

Cette observation concerne une famille extrêmement misérable, vivant à Nozay (Loire-Inférieure). Cette famille était composée de 12 personnes : le père, la mère et 10 enfants vivant dans un logis étroit, qui ne comprenait que 4 lits.

« Brusquement, le 22 janvier 1909, un enfant de 2 ans est pris de convulsions, ces convulsions se répètent ; elles ressemblent à une crise d'éclampsie banale, le pouls est à 150, la température à 40°. Le lendemain il existe une raideur « de bois » de tout le corps, la température est à 41°, le pouls incomptable. Puis tout à coup le malade tombe dans le coma ; il meurt au début du troisième jour.

Une fillette de 15 ans, sœur du précédent, se plaint, le 24 janvier, alors que son frère était au second jour de sa maladie, d'une céphalée intense, avec rachialgie et douleurs dans les jambes. Elle vomit à deux ou trois reprises, puis a des convulsions généralisées ; elle tombe dans le coma, et meurt. Elle n'a été malade que 4 heures.

Le même jour, à 7 heures du soir, troisième enfant de 7 ans qui se plaint de céphalée et de douleur dans le bras gauche. Sa température est à 38°, le pouls à 80, il ne présente qu'une légère éruption d'herpès, et un signe de Kernig atténué. Le diagnostic de méningite cérébro-spinale porté par le Dr Mérand se vérifie presque aussitôt; le petit malade, deux heures après en effet, est pris de convulsions, il tombe dans le coma et meurt; l'affection a évolué en 8 heures.

Le lendemain, 25 janvier, quatrième enfant de 4 ans pris comme le précédent de céphalée et de douleurs dans les membres. Il a un signe de Kernig net, sans exagération des réflexes patellaires, la température est à 38°,5, le pouls à 84. La ponction lombaire est refusée par les parents, comme pour les précédents d'ailleurs; ils se décident à donner des bains chauds; pendant 4 jours même état, avec quelques convulsions ébauchées, puis le cinquième jour atténuation des troubles; l'enfant guérit en huit jours.

A ce moment la mère, qui les a soignés, est prise de fièvre, de frissons et une angine pultacée, à type herpétique, semble-t-il, se déclare ; elle évolue normalement d'ailleurs et sans gravité.

Enfin, le 1er février, cinquième enfant de 11 ans, qui se plaint de mal de tête, douleurs dans les membres. La température est à 38°,5, le pouls à 90. L'examen montre une raideur de la nuque intense, des réflexes patellaires très exagérés, enfin le signe de Kernig est très net.

Le lendemain les signes deviennent plus évidents : la raideur est intense, les jambes résistent quand on veut les allonger, elles se détendent comme un ressort dès que l'extension active cesse. L'enfant se plaint sans cesse, mais sa connaissance est complète. Il a 40°, et un

1. *Arch. méd. d'Angers,* 20 sept. 1909.

pouls irrégulier à 140. La ponction lombaire, enfin autorisée par les parents, permet l'issue de 15 c. c. de liquide très trouble, sortant en jet. On recommence la ponction chaque jour et le malade semble à chaque fois s'améliorer, les bains chauds aidant. L'examen du liquide pratiqué deux fois montre une réaction polynucléaire intense et quelques rares diplocoques intra-cellulaires. Au huitième jour le liquide devient clair, au quinzième jour l'enfant semble guéri; il présente cependant encore un signe de Kernig très net. »

3° Les faits permettant de saisir l'*importation de la méningite dans un pays, dans une localité, dans un quartier*, sont des plus décisifs en matière de contagiosité, et nous y insisterons davantage.

Nous avons montré plus haut qu'il était très légitime d'admettre que l'armée française avait introduit la méningite non seulement en Algérie en 1840, mais encore en Italie, où la méningite apparut d'abord à Ancône, ville occupée alors par une garnison française.

Nous avons également montré que le même régiment, le 18e Léger avait introduit la méningite à Rochefort, à Versailles, et qu'à Strasbourg, la méningite cérébro-spinale avait été introduite en octobre 1840 par le 7e de ligne qui avait perdu, en route, quatre hommes de cette maladie.

A Berlin, en 1864, le premier cas de méningite fut observé le 9 février chez un réserviste du régiment Alexander arrivé à la fin de janvier de Liegnitz, où l'épidémie régnait en 1863. Puis cinq cas se succédèrent dans la même compagnie.

Niemeyer attribue l'apparition de la méningite à Rastadt à l'arrivée dans cette forteresse fédérale de recrues de l'Allemagne du Nord.

A Foggia, la méningite fut introduite, en 1893, par des recrues venues de Viesto, où la maladie existait en 1892.

A Rochefort en 1859, la méningite cérébro-spinale avait pour siège le bagne; la maladie fit ensuite des victimes parmi les ouvriers travaillant dans les ateliers voisins de l'arsenal et parmi les habitants des maisons les plus rapprochées.

A Strasbourg, à Schlestadt, à Metz, les premiers cas dans la population civile furent observés dans les rues avoisinant les casernes.

Voici enfin des exemples typiques plus récents. Le premier concerne l'importation de la méningite cérébro-spinale dans le Calvados par un réserviste venu d'Evreux (Vigot, Vaillard).

S..., âgé de 27 ans, part le 5 février pour faire ses 28 jours, comme réserviste au 6e dragons à Évreux.

En raison de l'épidémie de méningite, il est licencié le 15 février et rentre dans ses foyers, à Courvandon. Le 16 et le 17 il présente une angine légère qu'il attribue à ses voyages en chemin de fer accomplis par un temps rigoureux.

Sa bonne, âgée de 14 ans, est prise de méningite cérébro-spinale le 22 février et meurt le 24. La femme du réserviste, âgée de 20 ans, est prise dans la nuit du 3 au 4 mars, d'une méningite subaiguë avec pétéchies et meurt en 24 heures.

Un valet de ferme de 15 ans qui travaillait chez S..., mais couchait dans sa famille, est pris le 3 mars d'une méningite atténuée qui guérit. Une domestique, employée dans la famille de S...., qui était venue 5 fois à la ferme est prise le 2 mars d'une méningite légère.

Voici un autre exemple :

R. A..., âgé de 27 ans, réserviste au 6e dragons, est licencié le 15 février et arrive le 16 à Sainte-Marie-Laumont. Il ne quitte pas la ferme, où il est employé comme valet, du 16 au 20 février. Il a de la fièvre et de la céphalalgie du 21 au 26 février.

Dans la ferme où il était, une fille de ferme est prise le 5 mars de méningite et meurt le 14 mars. La fermière est prise le 10 mars et meurt également le 14.

Le réserviste a été le 26 février chez sa belle-sœur. Celle-ci et un de ses fils, âgé de 9, ans sont pris le 28 février. Ils guérissent.

Un autre parent qui avait été auprès des malades le 28 février seulement, est pris le 20 mars d'une méningite grave, qui guérit grâce au sérum.

4° *La diffusion en apparence irrégulière de la méningite dans une localité a pu, bien des fois, être rapportée à la contagion.*

A Schlestadt, Mistler a vu les premiers cas dans la population civile, frapper l'enfant du tenancier d'un cabaret fréquenté par les militaires, et les deux enfants d'un boucher qui fournissait la viande à la caserne.

Dans la petite épidémie observée par Frew à Galton, à cinq milles de Kilmanork en Écosse, il y eut six cas du 12 janvier au 27 mars 1884. Ces six malades habitaient cinq maisons différentes, mais l'auteur a pu établir qu'ils avaient des relations entre eux. La famille du premier malade prenait du lait dans la famille des deuxième et troisième (frère et sœur atteints les 14 et 19 février). Le quatrième malade avait séjourné dans la maison du précédent. Les familles du cinquième et du sixième étaient en relation avec celle du quatrième malade.

Richter, en 1886, a rapporté le fait suivant :

Regina B... vient en visite le 17 octobre dans une famille où deux enfants ont la méningite. Elle y passe la journée. Elle vient ensuite habiter chez son oncle et elle présente le 21 octobre les premiers signes de la maladie.

Le 8 novembre, en pleine convalescence, elle reçoit la visite d'un jeune homme. Le 10 novembre, ce jeune homme présente les premiers signes d'une méningite atténuée. Il peut retourner à son bureau le 15. Le 19 novembre, son voisin de bureau a la méningite.

Au cours de la récente épidémie parisienne, nous avons pu, à la Plaine-Saint-Denis, montrer les relations qu'avaient eues entre eux un certain nombre d'enfants atteints de méningite cérébro-spinale, qui fréquentaient une même école. Nous reviendrons plus loin sur cet exemple (p. 28 et 29).

5° *La méningite cérébro-spinale épargne des agglomérations placées dans le voisinage des foyers de la maladie mais n'ayant aucun rapport possible avec les malades.*

Pendant l'épidémie française de 1837-42, la méningite resta ordinairement confinée dans les casernes. Dans une même garnison, elle se localise longtemps et parfois même indéfiniment dans une caserne ou dans une chambrée. A Metz, où l'armée compte 76 malades sur 7841 hommes (soit 1 homme sur 76 et même 1 sur 68 en ne prenant que les six corps les plus éprouvés), les détenus de la prison et du pénitencier militaire au nombre de 387 n'ont aucun malade.

Pendant qu'en 1840 et 1841, Strasbourg et de nombreuses garnisons d'Alsace sont en proie à la méningite, on n'en observe aucun cas dans l'armée, et la population du grand-duché de Bade est épargnée; réciproquement, la méningite cérébro-spinale commence à sévir en décembre 1864 à Rastadt et envahit, au début de 1865, le grand-duché de Bade presque dans toute son étendue, sans qu'on en observe d'exemple en Alsace.

Nous pouvons donc conclure que *la méningite cérébro-spinale est, à n'en pas douter, contagieuse. Mais cette contagion est beaucoup moins marquée que dans la plupart des autres maladies épidémiques.*

Nous allons voir, en effet maintenant que *les cas de transmission sont relativement très rares.*

Ainsi dans les salles d'hôpital, Leichtenstern n'a pas vu un seul cas de contagion, ce qui pouvait tenir aux précautions prises; mais, à Strasbourg, en 1841, ces précautions étaient nulles, et cependant Tourdes n'a vu que deux cas se développer parmi les malades couchés dans les salles communes, où furent traités 80 méningitiques.

Il en a été de même, tous ces derniers temps, dans les hôpitaux de Paris, où la plupart des méningitiques ont séjourné dans les salles communes.

Dans l'épidémie de Silésie en 1909, il n'y eut qu'un cas de

méningite parmi les personnes appelées par leur profession à soigner les malades, et cependant il s'agit d'une épidémie ayant compté plusieurs milliers de cas.

Dans les *familles, dans les maisons, les cas demeurant isolés sont la très grande majorité.* A Cologne, sur 160 maisons où l'on observa la méningite, 10 fois seulement il y eut un second cas et 5 fois seulement plus de 2 cas dans la même maison.

A Copenhague, six maisons seulement comptèrent plus d'un malade.

Nous n'avons vu nous-même qu'une seule fois deux sœurs prises simultanément; une fois un frère et une sœur, dont la maladie a été séparée par un intervalle de cinq semaines; deux fois, deux méningitiques habitaient des appartements différents dans la même maison.

La méningite cérébro-spinale peut donc se transmettre d'un individu malade à un autre, surtout, semble-t-il, lorsque la maladie est particulièrement virulente. Nous reviendrons sur ce point en étudiant la méningite cérébro-spinale foudroyante (p. 112).

Mais le plus souvent, *la contagion n'est pas immédiate.* Doit-on admettre qu'elle peut se faire par l'intermédiaire des locaux, des objets inertes, de l'air atmosphérique?

Aucun fait clinique probant ne plaide en faveur de cette manière de voir; la bactériologie permet de la repousser d'une façon absolue. Le méningocoque est un germe extrêmement délicat. Les différents agents physiques (air, lumière, froid) et les agents chimiques ont sur lui une action promptement destructive. Sur un milieu de cultures, s'il n'est pas ensemencé en pureté, il est vite étouffé par la croissance envahissante d'autres germes plus robustes; si le milieu nutritif lui est peu favorable, il ne pousse pas ou meurt promptement. Dès qu'on a éprouvé, par soi-même, à quel point ce germe est fragile, combien dans les meilleures conditions, il est difficile d'en conserver les cultures, on est aussitôt persuadé que ce germe ne saurait suffisamment persister sur les objets usuels, les vêtements, les murs des maisons, les meubles des chambres, suffisamment vivre dans l'air atmosphérique pour s'en servir comme intermédiaire d'un malade à un autre.

VII. *Les influences cosmiques.* — En réalité, tout cadre avec l'intervention de *porteurs de germes sains, intermédiaires entre les malades.* L'exposé de cette question est tellement importante qu'elle fera l'objet du Chapitre suivant, mais il ne faut pas croire que la notion des porteurs de méningocoques suffise à expliquer toute l'épidémiologie de la maladie.

On n'a pas le droit de supposer actuellement que, s'il éclate une épidémie de méningite cérébro-spinale dans un pays ou dans une région, cette épidémie provienne d'un foyer voisin par l'intermédiaire des porteurs de germes.

Nous avons en effet pu obtenir des renseignements assez précis sur la date d'apparition de la méningite cérébro-spinale dans les garnisons françaises en 1909 et en 1910. Nous avons reporté sur une carte (Pl. I) les garnisons où la méningite cérébro-spinale a sévi, et l'on voit qu'au début de l'épidémie il y a une véritable *poussée simultanée* de la maladie sur les points les plus divers du territoire.

Dans l'histoire de nombreuses épidémies, cette simultanéité d'apparition peut être relevée sur un espace bien plus considérable, et en réalité elle existe sur toute la terre comme nous l'avons démontré plus haut.

On est ainsi amené à admettre qu'au même moment, la méningite cérébro-spinale présente un pouvoir d'expansion sur les points les plus divers, et que cette expansion est sous la dépendance de facteurs généraux, s'exerçant simultanément sur un territoire plus ou moins grand : un département, un pays, un continent, le globe.

Cette intervention des agents cosmiques n'implique nullement qu'il faille abandonner, même diminuer le rôle des agents pathogènes, dans l'espèce, le méningocoque. Elle l'éclaire seulement et la précise.

La virulence du méningocoque est sujette à des différences très grandes de même que sa diffusibilité. Parmi les conditions telluriques qui influent sur le germe microbien, une au moins nous est connue, c'est l'*influence des saisons* déjà mise en évidence au cours de cette étude.

Cette influence des saisons et des conditions cosmiques générales s'exerce non seulement sur la méningite cérébro-spinale, mais encore sur d'autres infections, notamment la pneumonie ; or, l'un d'entre nous a démontré que la virulence du pneumocoque salivaire, si fréquemment trouvé chez les sujets sains et les anciens pneumoniques, variait suivant les saisons :

Dans la salive, le pneumocoque est dépourvu de virulence pendant les semaines, au cours desquelles la mortalité par pneumonie est faible.

Les influences saisonnières ou autres qui augmentent la fréquence et la diffusion des pneumonies agissent donc, en augmentant la virulence des pneumocoques contenus dans la cavité buccopharyngée.

La virulence des méningocoques est difficile à apprécier, mais on peut mesurer sa diffusibilité, puisque, comme il sera établi plus loin, il est l'hôte du rhinopharynx d'un nombre plus ou moins grand de sujets sains. Ainsi se dégage un facteur étiologique

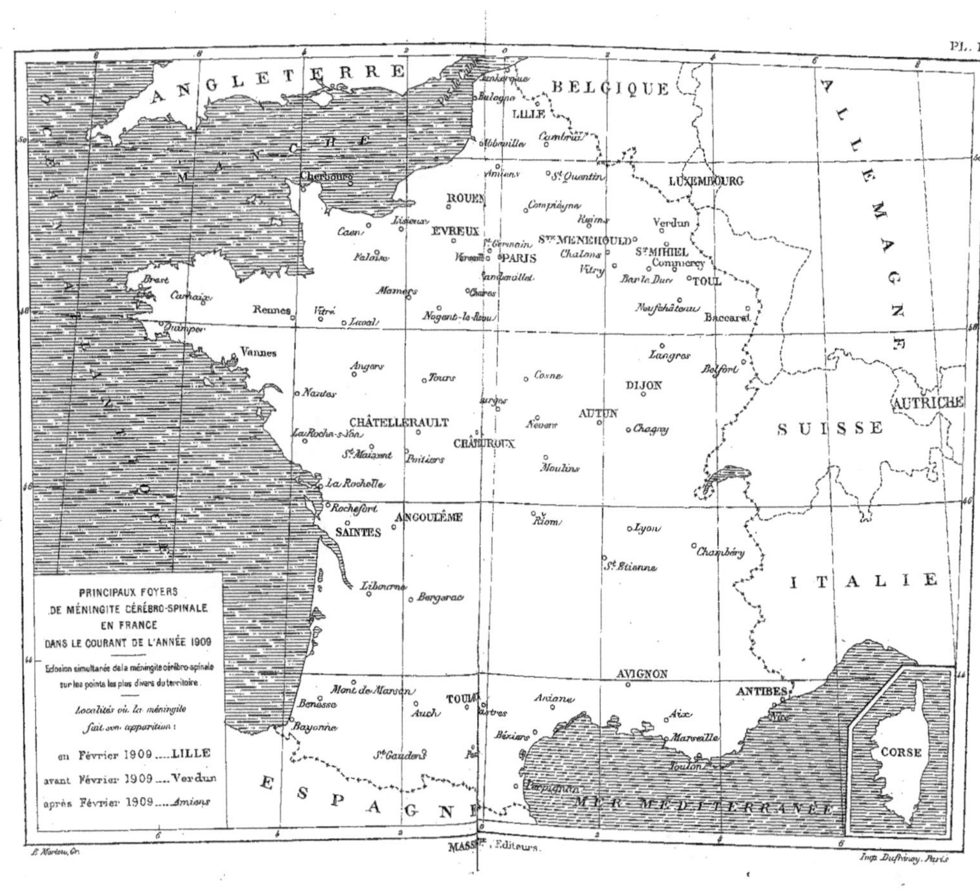
ANGLETERRE
BELGIQUE
ALLEMAGNE
Dunkerque
Boulogne
LILLE
Cambrai
Abbeville
St Quentin
LUXEMBOURG
Amiens
Cherbourg
MANCHE
ROUEN
Compiègne
Reims
Verdun
Lisieux
EVREUX
St Germain
Ste MENEHOULD
St MIHIEL
Caen
Versailles
PARIS
Chalons
Commercy
Falaise
Vitry
Bar le Duc
TOUL
Mamers
Vandœuvre
Chartres
Brest
Carhaix
Neufchâteau
Baccarat
Rennes
Vitré
Laval
Nogent-le-Rotrou
Champex
Langres
Vannes
Angers
Tours
Cosne
DIJON
Belfort
Nantes
Bourges
AUTUN
AUTRICHE
SUISSE
CHÂTELLERAULT
Nevers
Chagny
La Roche-s-Yon
CHÂTEAUROUX
St Maixent
Poitiers
Moulins
La Rochelle
Rochefort
ANGOULÊME
Riom
Lyon
SAINTES
Chambéry
St Étienne
ITALIE
Libourne
Bergerac
PRINCIPAUX FOYERS
DE MÉNINGITE CÉRÉBRO-SPINALE
EN FRANCE
DANS LE COURANT DE L'ANNÉE 1909
Éclosion simultanée de la méningite cérébro-spinale
sur les points les plus divers du territoire.
Localités où la méningite
fait son apparition :
en Février 1909.....LILLE
avant Février 1909....Verdun
après Février 1909....Amiens
AVIGNON
ANTIBES
Mont-de-Marsan
Benesse
TOULON
Avignon
Aix
Nice
Auch
Nîmes
Marseille
Bayonne
Béziers
Toulon
CORSE
St Gaudens
Pau
Perpignan
ESPAGNE
MER MÉDITERRANÉE

E. Morieu, Gr.
MASSON, Éditeurs.
Imp. Dufrénoy, Paris

nouveau, essentiel qui va nous expliquer non seulement la *multiplication des méningites sous les influences saisonnières, mais encore nous permettre de comprendre comment après tant d'années où la méningite est sporadique, elle prend le caractère épidémique, toujours causée par le même germe, mais par un germe dont la virulence, le pouvoir d'expansion ont été exaltés sous l'influence de conditions cosmiques particulières.*

DOCUMENTS ET BIBLIOGRAPHIE

Nous avons signalé la rareté des grandes pandémies. Quelques *épidémies durables, étendues et meurtrières* méritent d'être citées.

En Suède, par exemple, la méningite

en 1855 frappe	6 prov.,	35 communes,	cause 3000 maladies,	886 décès.
1856 —	9 —	44 —	— 2000	— 428 —
1857 —	16 —	157 —	— 3051	— 1587 —
1858 —	19 —	115 —	— 1909	— 779 —
1859 —	18 —	77 —	— 1415	— 582 —
1860 —	12 —	32 —	— 347	— 148 —
1861 —	9 —	11 —	— 91	— 27 —

Si l'on envisage ces chiffres sans entrer dans les détails, il semble que l'épidémie de méningite, dans cet exemple, ait eu une continuité très longue. En réalité, au contraire, en Suède la méningite a subi chaque année au moment de l'été un arrêt presque complet pour reprendre avec l'hiver. De plus, la maladie a été en progressant du Sud au Nord s'arrêtant chaque année à 1°,5 ou 2° de latitude au-dessus de l'année précédente, et la même localité a été frappée tout au plus deux années consécutives.

Dans les premières épidémies américaines et même en Allemagne de 1863 à 1867 la marche a été analogue. Il en fut de même au cours de la récente épidémie de Silésie qui de 1905 à 1908 atteignit près de 10000 personnes.

En Prusse, l'épidémie présente son maximum en Silésie, en 1905 et 1906. La province de Westphalie prend le premier rang en 1907 et le cède à la province du Rhin en 1908.

	1904	1905	1906	1907	1908	1909	1910
Prusse orientale . .	6	28	18	20	21	48	
Prusse occidentale .	12	26	7	5	6	5	
Brandebourg	14	84	65	93	66	59	
Poméranie	6	14	60	22	76	25	
Posen	2	37	174	119	74	83	367
Silésie	26	3347	1011	403	177	95	pour
Saxe	3	47	22	17	10	14	toute la
Schleswig-Holstein .	8	21	15	74	28	14	Prusse.
Hanovre	11	28	33	63	18	28	
Westphalie.	8	70	263	1059	323	245	
Hesse-Nassau. . . .	10	26	25	26	16	23	
Rhin	12	61	340	692	459	382	

La *persistance de la méningite cérébro-spinale, sous forme de cas sporadiques* après une recrudescence épidémique est nettement mise en évidence par les chiffres personnels que nous publions plus loin (cas personnels de 1909 et 1910).

Les chiffres de Leichtenstern, à Cologne, s'étagent sur plusieurs années : la méningite fit son apparition en 1885 et frappa 111 individus, les années suivantes on observa un nombre de cas anormal comme le montre le tableau suivant :

1885 . . . . . 111 cas		1889 . . . . . 5 cas
1886 . . . . . 34 —		1890 . . . . . 4 —
1887 . . . . . 3 —		1891 . . . . . 4 —
1888 . . . . . 26 —		1892 . . . . . 6 —

Statistique de l'armée française.

Les statistiques médicales de l'armée française montrent bien la persistance dans les corps de troupes de la méningite cérébro-spinale sporadique, surtout si l'on tient compte des cas classés comme « méningite simple » et dont une part se rapporte sans doute à la méningite cérébro-spinale.

Nombre absolu des cas et des décès de la méningite cérébrospinale, des méningites simples et de la méningite tuberculeuse dans l'armée française à l'intérieur, de 1882 à 1908.

ANNÉES	Méningites cérébro-spinales épidémiques.		Méningites primitives simples.		Méningites tuberculeuses.	
	Cas	Décès	Cas	Décès	Cas	Décès
1882-1887	?	9	?	116	?	?
1888-1892	30	21	?	54		64
1893-1897	30	21	?	44		94
1898.	25	14	?	52		109
1899.	28	20	?	40		87
1900.	48	28	?	55		103
1901.	42	28	66	41		109
1902.	48	33	62	40		87
1903.	46	24	46	32		76
1904.	33	20	58	33		69
1905.	77	47	39	37		84
1906.	111	57	40	39		77
1907.	108	59	51	26		108
1908.	111	59	72	46		112

Voici quelques documents concernant la *répartition saisonnière* de la méningite cérébro-spinale.

En Suède, de 1855 à 1884, la répartition mensuelle des cas de méningite a été la suivante (Sievers) :

Janvier	468	Juillet	218
Février	576	Août	155
Mars	767	Septembre	132
Avril	779	Octobre	146
Mai	474	Novembre	176
Juin	328	Décembre	164

En Norvège, de 1866 à 1882 :

Janvier	67	Juillet	61
Février	113	Août	40
Mars	154	Septembre	28
Avril	142	Octobre	33
Mai	160	Novembre	21
Juin	112	Décembre	36

A Boston, en 1873, les mois de mars et d'avril et mai ont fourni le plus grand nombre de décès. En 1897, le nombre de cas traités à l'hôpital fut :

Janvier	1	Juin	14
Février	10	Juillet	7
Mars	23	Août	0
Avril	29	Septembre	3
Mai	21		

Comme nous l'avons dit et indiqué par des chiffres, les épidémies récentes confirment absolument ces données.

Statistique personnelle

Voici nos chiffres personnels. Ils sont tout à fait concordants avec ceux que nous avons cités.

Ce tableau a cette supériorité de tenir compte de la date réelle du début de la maladie et non de l'entrée à l'hôpital ou de la déclaration officielle. Il a pour base nos malades de 1909 et 1910.

Nos 81 cas de 1909 se répartissent ainsi :

Janvier	3
Février	10
Mars	19
Avril	16
Mai	14
Juin	6
Juillet	5
Août	2
Septembre	0
Octobre	0
Novembre	2
Décembre	4

Nos 33 cas de 1910 se répartissent ainsi :

Janvier	1
Février	6
Mars	1
Avril	6
Mai	6
Juin	0
Juillet	1
Août	1
Septembre	2
Octobre	1
Novembre	4
Décembre	5

Pendant la période antérieure à 1909 (de 1899 à 1908) les cas de méningite ont montré la même répartition. Il s'agit donc de la répartition saisonnière de cas sporadiques :

Janvier	5		Juillet	2
Février	5		Août	1
Mars	7		Septembre	2
Avril	5		Octobre	1
Mai	4		Novembre	1
Juin	2		Décembre	3

Le *rôle de l'âge* est nettement indiqué par les chiffres suivants pris comme exemples.

La statistique de Leichtenstern a donné :

De 0 à 5 ans	17 cas		De 50 à 55 ans	6 cas
De 5 à 10 —	14 —		De 55 à 40 —	6 —
De 10 à 15 —	10 —		De 40 à 50 —	5 —
De 15 à 20 —	49 —		De 50 à 60 —	5 —
De 20 à 25 —	18 —		De 60 à 70 —	1 —
De 25 à 50 —	10 —			

La plupart des malades de Leichtenstern avaient donc de 15 à 25 ans.

Dans l'état de Massachusets de 1887 à 1895, les décès par méningite ont été répartis ainsi :

De 0 à 1 ans	316 cas		De 10 à 15 ans	81 cas
De 1 à 2 —	146 —		De 15 à 20 —	61 —
De 2 à 3 —	99 —		De 20 à 60 —	186 —
De 3 à 4 —	77 —		Plus de 60 —	45 —
De 4 à 5 —	58 —		Total	1179 cas
De 5 à 10 —	132 —			

La fréquence de la méningite chez le *nourrisson* est indiquée par les chiffres suivants :

Sachs, sur 160 malades soignés récemment à New-York, compte 57 nourrissons. Au cours de la dernière épidémie en Allemagne, les auteurs insistent sur la fréquence de la méningite cérébro-spinale du nourrisson, aussi bien en Silésie qu'en Westphalie ou dans les foyers de moindre importance, comme Hambourg. En Amérique et en Angleterre, Flexner a traité 41 enfants de moins de deux ans par son sérum, sur 570 malades. Nous avons personnellement pu constater cette même fréquence, et sur 46 enfants que nous avons soignés à l'hôpital en 1909, 15 avaient moins de deux ans.

Comme exemple de *foyer d'école*, nous citerons celui que nous avons étudié à La Plaine-Saint-Denis, dans la banlieue de Paris (v. p. 45).

A La Plaine-Saint-Denis, nous avons observé du 4 février au 4 mars, 10 cas de méningite cérébro-spinale, dont 6 se terminèrent par la mort. Cette petite épidémie de méningite cérébro-spinale était absolument cantonnée aux environs du Pont de Soissons.

Six des enfants malades fréquentaient une école communale située avenue de Paris, près du Pont de Soissons, (cas figurés, I, III, IV, VII, VIII, X).

L'enfant II avait une sœur qui s'y rendait également.

Les enfants V et VI jouaient ensemble et se rencontraient dans une famille, où en dehors d'un bébé de leur âge, ils voyaient trois enfants

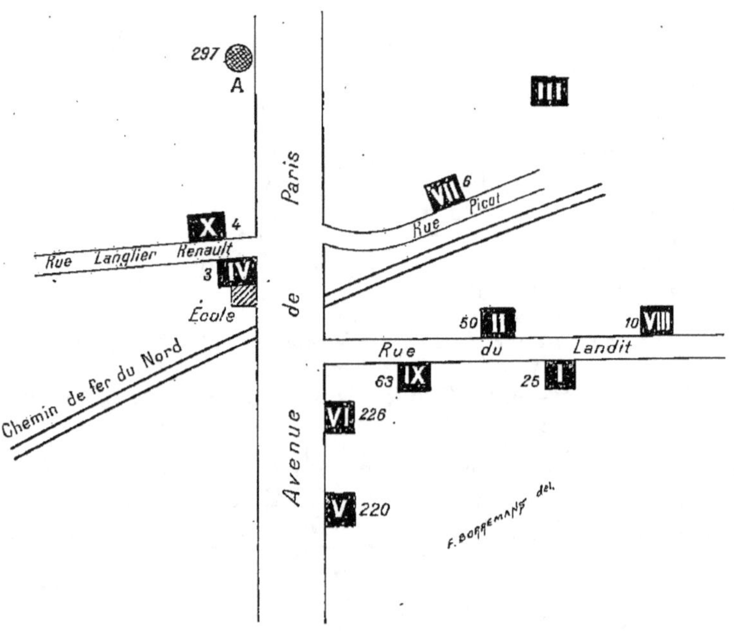

Fig. 1. — Quartier du Pont de Soissons à la Plaine-Saint-Denis : Répartition des cas de méningite cérébro-spinale en 1909, relevés le 2 mars, avec leur ordre chronologique. — A la partie supérieure, au nº 297 de l'avenue de Paris, situation de la maison où habitait un enfant de seize mois, entré à l'hôpital Trousseau en septembre 1908.

fréquentant cette même école du Pont de Soissons, qui comme l'on voit, a joué directement et indirectement un rôle important dans la diffusion du mal (Voir sur le rôle de cette école : Netter, *Comm. à l'Acad. de Médecine*, 9 mars, 4 mai 1909 et Debré, *Thèse de Paris*, 1911).

Des opinions diverses sur la *contagiosité de la méningite cérébro-spinale* ont été émises par de nombreux auteurs.

Au moment de ses principaux ravages en France, en 1848-52, époque où les doctrines contagionistes n'avaient que peu de partisans, la plupart des auteurs refusaient à la maladie tout caractère contagieux.

Tourdes pense qu'il s'agit d'une « infection miasmatique favorisée par l'encombrement ». Il considère même que l'on possède les présomptions les plus fortes contre la contagion. Forget qui a observé la même épidémie à Strasbourg, nie absolument la contagion. Seul, Boudin, dès ses premières communications, a défendu avec une grande conviction et par des arguments décisifs la contagiosité de la méningite cérébro-spinale.

Depuis cette époque, les travaux bactériologiques ont bouleversé cette question. Nous indiquerons plus loin (p. 40) les auteurs dont le nom s'attache à ces recherches.

Le rôle des *prédispositions individuelles* a été souligné par quelques médecins. Westenhöffer (*Klin. Jahrb.*, t. XV) a soutenu que « l'état lymphatique » était un facteur important. Raczynski (*Jahrb. f. Kinderheilk.*, 1908, p. 106) a insisté sur le rôle des lymphatiques chez les nouveau-nés. Trautmann a insisté sur les « familles à porteurs de germes ».

Les recherches sur les variations de *virulence du pneumocoque,* auxquelles nous avons fait allusion plus haut, ont été faites par Netter (*Bull. méd.*, 1er mai 1887, *Soc. de biol.*, 29 octobre 1887) et récemment confirmées par Longcope et Fox et Léo Buerger (*Journ. of. exp. medicine,* 1905).

CHAPITRE II

LE RHINOPHARYNX, HABITAT DU MÉNINGOCOQUE

I, *Présence du méningocoque dans le rhinopharynx des méningitiques.* — Fréquence avec laquelle on peut déceler le méningocoque dans le rhinopharynx des méningitiques. — Rapidité avec laquelle le méningocoque disparaît du rhinopharynx des malades. — Persistance prolongée exceptionnelle.

II, *La diffusion du méningocoque dans l'entourage des méningitiques. Les porteurs de germes.* — Les porteurs de germes dans l'entourage immédiat des malades. — Profusion familiale, domestique. — Le nombre des porteurs de germes est très variable, suivant les auteurs. — Causes de ces divergences : influence de la date de l'examen (disparition du méningocoque au bout de trois semaines). — Conditions personnelles : âge. — Milieu social (importance des mauvaises conditions hygiéniques). — Rôle de la saison. (Rapport entre l'intensité de l'épidémie et le nombre des porteurs de germes dans l'entourage de chaque malade). — Rareté des porteurs chroniques de méningocoques. — Présence du méningocoque dans le rhinopharynx de sujets quelconques.

III. *Le méningocoque et l'organisme des porteurs de germes.* — *Phénomènes locaux et généraux.* — *Répartition exacte des germes dans les différentes parties des premières voies.* — *Le rhinopharynx du méningitique.* — Le porteur de germes sain. — Infection méningococcique locale : coryza. — Localisation exacte des germes : rhinopharynx et partie postérieure des fosses nasales. — Infections générales légères chez les porteurs de germes. Leur nature. — L'avenir lointain des porteurs de germes. — Le rhinopharynx du méningitique : le coryza préméningitique. — Le coryza secondaire tardif, postméningitique.

IV. *Le mode de contagion.* — Contagion médiate. — La contamination par les gouttelettes de Flugge. — Les *porteurs de germes* sains, intermédiaires entre les malades. — Les notions anciennes sur l'épidémiologie de la méningite cérébro-spinale. — Il existe des *porteurs de germes* sains répandus de par le monde. — Le méningocoque diffuse sous l'influence de conditions saisonnières et cosmiques.

DOCUMENTS ET BIBLIOGRAPHIE. — Technique de la recherche du méningocoque dans le rhinopharynx.

Les recherches bactériologiques récentes ont montré combien étaient exactes les notions étiologiques générales, qui avaient été établies par les études des différentes épidémies. Ces travaux ont eu pour objet de déceler la présence du diplocoque de Weichselbaum dans le rhinopharynx.

I. *Présence du méningocoque dans le rhinopharynx des méningitiques.* — C'est tout d'abord dans le rhinopharynx des méningitiques eux-mêmes que l'on a montré la présence du germe pathogène.

Lorsqu'on pratique cette recherche dans de bonnes conditions, à la phase initiale de la méningite cérébro-spinale, on trouve le méningocoque dans le rhinopharynx avec une fréquence extrême. Suivant certaines statistiques, on décèle le méningocoque chez les deux tiers des malades et même davantage (jusqu'à 93 fois pour 100). Étant donné les causes d'erreurs « en moins » qui sont signalées plus loin (p. 42), il paraît légitime de dire que le *méningocoque doit se trouver d'une façon constante dans le rhinopharynx des méningitiques pendant les premiers jours de leur maladie.*

Le germe disparaît d'ailleurs rapidement du rhinopharynx. A une période avancée de la maladie (si celle-ci évolue vers la chronicité) et, pendant la convalescence (si la méningite guérit), très peu de sujets gardent des méningocoques dans leur rhinopharynx. On peut dire que, *trois semaines après le début de la méningite, le méningocoque a disparu du rhinopharynx des méningitiques.*

Quelques sujets gardent cependant des méningocoques dans leur rhinopharynx un temps assez long après leur méningite cérébrospinale (deux, trois, quatre mois). Mais, au bout de ce temps, les méningocoques disparaissent définitivement. S'il sont des *porteurs provisoires de germes*, les méningitiques deviennent bien rarement des *porteurs permanents de méningocoques.*

II. *La diffusion du méningocoque dans l'entourage des méningitiques : les porteurs de germes.* — Les malades atteints de méningite cérébro-spinale ne sont pas les seuls à héberger dans leur rhinopharynx le diplocoque de la méningite. Cet agent pathogène se rencontre dans le pharynx de sujets sains.

On a cherché à se rendre compte du nombre de ces *porteurs de germes* sains dans l'entourage immédiat, familial et domestique des méningitiques, ou bien dans le milieu où ils vivaient : ainsi parmi les enfants fréquentant la même école que les malades, ou bien parmi les hommes vivant dans le même casernement que les soldats atteints. Les recherches ont également porté sur les personnes vivant dans les hôpitaux, où étaient soignés les méningitiques. Enfin, on a pratiqué une série de recherches de contrôle, sur un grand nombre de sujets, pris au hasard en dehors de tout milieu contaminé et de toute période d'épidémie.

Poursuivis dans plusieurs pays par des bactériologistes nombreux, ces travaux ont fourni des renseignements assez concordants dans leur ensemble, que l'on peut résumer de la façon suivante. *Dans l'entourage des malades, les porteurs de germes sont nombreux.* Cette notion est actuellement admise par tous les auteurs, mais les divergences sont grandes, dès qu'il s'agit de préciser le nombre de ces porteurs de germes : ainsi, pour certains auteurs, 5 pour 100 seulement des personnes ayant été en contact avec les méningitiques sont des porteurs de germes; d'autres auteurs ont décelé sur 100 personnes vivant auprès des malades, jusqu'à 60 ou 70 porteurs de germes.

On peut expliquer ces différences considérables en montrant combien de facteurs font varier la dissémination des méningocoques autour du méningitique. Nous allons étudier les principales de ces causes, à savoir : la période à laquelle est pratiquée l'ensemencement par rapport au début de la méningite, l'âge du sujet, son milieu social, la saison, l'intensité de l'épidémie. Comme ces causes ont varié pour les différents auteurs, il n'est pas étonnant que les résultats de leurs recherches ne soient pas concordants.

Une condition importante est *la date* à laquelle on pratique l'examen de l'entourage d'un méningitique par rapport au début de la maladie.

Si, dès qu'un diagnostic de méningite cérébro-spinale est porté, en grande hâte on ensemence le rhinopharynx des personnes de l'entourage du malade, le pourcentage sera très élevé (oscillant autour de 70 pour 100); si l'on est moins rapide dans ses examens, le chiffre des porteurs de germes sera encore assez fort (30 pour 100, 8 à 10 jours après le début de la méningite); mais, trois semaines après le début de la maladie, les porteurs de germes seront extrêmement rares (que le malade ait été isolé, envoyé à l'hôpital ou qu'il soit resté dans sa famille). Ainsi, la présence du méningocoque dans le rhinopharynx des porteurs de germes sains paraît aussi éphémère que chez le malade lui-même.

Certains *facteurs personnels* jouent-ils un rôle intéressant? On a prétendu que, dans quelques familles, la « propension à être porteur de germes » serait assez forte, tous les individus faisant partie de ces familles, enfants et adultes étant pris au même titre et restant longtemps des porteurs de germes. Dans d'autres familles au contraire, il n'y aurait que peu de porteurs de germes, et ce seraient seulement les enfants qui hébergeraient le méningocoque dans leur rhinopharynx.

L'existence de « familles à porteurs de germes » n'est pas admise par la plupart des auteurs, et l'âge ne paraît pas jouer le rôle qui lui a été accordé. Au contraire, il semble bien que les adultes et les enfants soient également prédisposés à devenir des porteurs de germes. Or, il a été établi plus haut que la méningite cérébro-spinale frappe essentiellement les sujets ayant moins de quinze ans. On peut donc conclure que, lorsque le méningocoque a pénétré dans le rhinopharynx des enfants, ceux-ci ont beaucoup plus de chance d'être atteints de méningite cérébro-spinale que les adultes porteurs de germes. Les conditions qui prédisposent à la méningite cérébro-spinale ne sont donc pas les mêmes que celles qui prédisposent à être un porteur de germes.

Les *relations* plus ou moins étroites *entre les personnes vivant dans l'entourage du malade et le malade lui-même* paraissent jouer également un rôle : ainsi, les mères allaitant un nourrisson atteint de méningite cérébro-spinale hébergent d'une façon constante dans leur rhinopharynx des diplocoques de Weichselbaum. On sait du reste que la mère et son nourrisson ont dans leur rhinopharynx toujours la même flore microbienne.

Si l'on étudie non plus les parents du malade, mais le *milieu* dans lequel il vit : école ou régiment, on observe alors des résultats au premier abord surprenants; ainsi ce ne sont pas les camarades immédiats du malade qui fournissent toujours le plus fort contingent de porteurs de germes : telle chambrée de caserne, où il n'y eut point de méningitique, compte plus de porteurs de germes que les chambrées, où vécurent les malades. La diffusion rapide et étendue des méningocoques dans les milieux où les porteurs de germes vivent en contact constant avec de nombreux sujets, explique ces faits, en partie, tout au moins.

Le milieu social, le genre de vie, les conditions hygiéniques de l'existence jouent incontestablement un rôle capital dans la propagation du méningocoque de Weichselbaum : les familles pauvres, nombreuses, vivant dans une promiscuité étroite, comptent deux fois plus de porteurs de germes que les familles aisées, vivant dans de bonnes conditions hygiéniques.

Dans les districts miniers, où les hommes au fond des galeries, travaillent très près les uns des autres, les porteurs de germes sont nombreux.

Au contraire, dans les milieux hospitaliers, les médecins, les infirmiers et les infirmières vivent en contact constant avec les malades mais dans des conditions peu favorables au contage, aussi, le nombre des porteurs de germes est-il à peu près nul.

La *saison* où les recherches sont pratiquées est un facteur important. On a vu que les cas de méningite cérébro-spinale sporadique sont plus nombreux en hiver et au printemps qu'en toute autre saison, et que les recrudescences de la méningite cérébro-spinale éclatent en hiver et s'accentuent au printemps : précisément le nombre des sujets porteurs de germes, parmi les personnes vivant dans l'entourage des méningitiques, augmente aux mois de mars et d'avril pour diminuer les mois suivants. Il est inutile d'insister sur l'intérêt de cette notion.

L'importance même de l'épidémie est en relation avec le nombre des porteurs de germes. On vient de voir que simultanément l'épidémie diminue d'intensité et le nombre des porteurs de germes baisse ; on peut aller plus loin : là où la méningite fait de terribles ravages, comme en Silésie en 1904 et 1905 (il y eut plusieurs milliers de malades), dans l'entourage de chaque méningitique on trouve le chiffre important de 32 porteurs pour 100 personnes. A Hambourg, en 1907, le pourcentage des porteurs de germes dans l'entourage des méningitiques est faible (9,6 pour 100); or les cas de méningite sont peu nombreux (on compte 93 cas pour toute la ville et les environs). A Paris enfin, en 1908-1909, la méningite fut plus intense qu'à Hambourg et moins terrible qu'en Westphalie, on trouva une proportion moyenne de porteurs de germes dans l'entourage des malades (22,7 pour 100).

On voit donc que la profusion du méningocoque dans l'entourage immédiat des méningitiques est extrêmement variable, que de nombreuses conditions influent sur l'importance de cette dissémination et que l'intensité de l'épidémie et le pourcentage des porteurs de germes sont assez exactement proportionnels.

Il est extrêmement difficile de préciser combien de temps le porteur de germes garde le méningocoque dans son rhinopharynx, car, sauf les cas très rares où le moment du contage peut être précisé, nous n'avons comme repère initial que la date du premier examen. Nous avons déjà vu, en étudiant la diffusion du méningocoque dans l'entourage du malade, que, trois semaines après le début de la méningite, les sujets vivant autour du méningitique n'ont, en règle presque générale, plus de méningocoques dans leur pharynx. On est donc conduit à admettre que *ces sujets ne gardent pas plus longtemps le méningocoque dans leurs fosses nasales que ne fait le méningitique lui-même.*

L'existence de *porteurs durables de méningocoques* n'en est pas moins absolument prouvée, et on a pu observer des sujets ayant encore des méningocoques dans leur pharynx trois mois, quatre et même sept mois après un premier examen.

On est ainsi amené à considérer que ces rares porteurs chroniques de germes, hébergeant le méningocoque pendant de longues périodes, fournissent en quelque sorte au germe pathogène un asile pendant les saisons où il ne peut diffuser. Ils conservent ainsi la semence de l'infection, jusqu'à ce qu'elle ait trouvé un terrain et des conditions générales favorables à son développement.

Si le méningocoque est trouvé aussi fréquemment dans le rhinopharynx des méningitiques et de leur entourage, ne peut-on se demander s'il n'est pas répandu, en plus ou moins grande profusion, dans le rhinopharynx de sujets quelconques? N'en est-il pas du méningocoque dans le pharynx, comme de certains streptocoques, du pneumocoque dans la salive, du colibacille dans l'intestin?

Les expériences de contrôle faites en nombre suffisant montrent que dans les régions indemnes de méningite cérébro-spinale ou bien en dehors des périodes d'épidémies, il existe quelques sujets porteurs de germes mais le nombre de ceux-ci est restreint. Il existe environ deux personnes sur cent qui, en dehors de tout foyer épidémique actuel, sont des porteurs de méningocoques. Ce fait ne doit pas nous étonner. Nous connaissons l'existence des cas sporadiques de méningite cérébro-spinale, il n'y a pas lieu d'être surpris qu'il y ait une véritable catégorie de *porteurs de germes sporadiques*. Toutefois leur existence ne permet pas de dire que le méningocoque est un hôte banal du rhinopharynx humain [1].

III. ***Le méningocoque et l'organisme du porteur de germes. Phénomènes locaux et généraux. Répartition exacte des germes dans les différentes parties des premières voies. Le rhinopharynx du méningitique.*** — Le méningocoque se trouve donc au niveau du pharynx chez les sujets atteints de méningite cérébro-spinale et aussi chez un certain nombre de personnes n'ayant aucun phénomène méningé.

Il importe de préciser le siège exact du germe, il faut savoir s'il détermine des désordres locaux et — toute méningite cérébro-spinale mise à part — des modifications de l'état général.

Le porteur de germes non méningitique mérite souvent d'être nommé *porteur sain* de méningocoques. Il ne présente, en effet, au moment où l'on pratique l'examen, aucun trouble de l'état général, aucune modification locale.

Plus fréquemment le tampon de coton qu'on a fait pénétrer

1. Des expériences prouvent que le méningocoque du rhinopharynx peut fort bien conserver sa virulence pour l'animal de laboratoire. On ne peut donc dire que le diplocoque parasite a une activité pathogène diminuée.

dans le rhinopharynx pour pratiquer l'ensemencement revient chargé d'une sécrétion visqueuse muco-purulente, et en regardant avec un miroir l'amygdale pharyngée et le rhinopharynx, on constate que le cavum pharyngé est rouge et enflammé.

On voit plus rarement se manifester chez les porteurs de germes un *coryza dû au méningocoque de Weichselbaum* (que les ensemencements décèlent par des cultures florissantes, parfois même en cultures pures). Le coryza méningococcique est remarquable par son intensité particulière (souvent signalée par le sujet même qui en est atteint), ainsi que par la viscosité du muco-pus méningococcique. La durée de ce coryza est variable, elle peut être très courte (2 à 3 jours) ou plus rarement prolongée (plusieurs semaines).

Il est exceptionnel que les porteurs de germes se plaignent de picotements au niveau de la gorge, de douleurs dans la région des amygdales, de gêne dans la déglutition (on constate

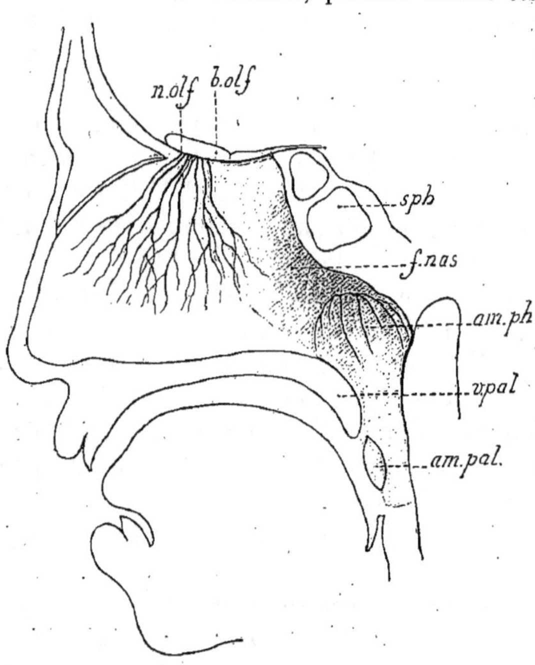

Fig. 2. — Schéma du rhinopharynx. La partie de la figure qui est ombrée représente les zones où végète le méningocoque. Il est particulièrement abondant au niveau de l'amygdale pharyngée et de la partie postérieure des fosses nasales. On voit nettement les rapports de cette zone avec l'épanouissement du nerf olfactif (v. p. 45).

alors que les amygdales palatines sont rouges et tuméfiées); la rareté de ces faits s'explique par la localisation élective du méningocoque.

On décèle en effet très rarement la présence du méningocoque au niveau du pharynx buccal, notamment au niveau des amygdales palatines et de la partie antérieure des fosses nasales. *Le méningocoque se localise électivement au niveau du rhinopharynx et de la partie toute postérieure des fosses nasales* (fig. 2). Quant à la constatation du méningocoque dans la salive, elle n'a été faite qu'exceptionnellement. Ce dernier fait n'en présente pas moins un grand intérêt au point de vue de la contagion de la méningite, nous y insisterons plus loin (p. 59).

Dans quelques cas, les porteurs de germes, sans avoir de coryza, présentent quelques troubles de l'état général : une poussée fébrile transitoire, un malaise passager, un peu de céphalée. Ces phénomènes morbides cessent promptement et les sujets n'ont aucun phénomène méningé. Il est intéressant de rapprocher ces troubles vagues des méningites frustes et abortives d'une part, et des méningococcémies sans méningite d'autre part, dont on lira plus loin la description (v. p. 115 et p. 178).

On peut se demander, en outre, dans quelle mesure un sujet reconnu porteur de germes a chance de contracter par la suite une méningite cérébro-spinale, autrement dit le méningocoque vivant dans le rhinopharynx, n'ayant pas gagné aussitôt les méninges, peut-il le faire ultérieurement? ou bien une pharyngite légère à méningocoques est-elle capable d'immuniser contre une méningite cérébro-spinale?

A cette question, on peut répondre en disant que des centaines de porteurs de germes ont été observés pendant des mois sans jamais présenter d'accidents méningés. Par contre, il existe des faits rares mais bien probants, de porteurs de germes, quittant même les régions contaminées pour vivre dans une contrée saine et atteints de méningite cérébro-spinale, plusieurs mois après la première constatation du méningocoque dans leur pharynx.

L'état du rhinopharynx des méningitiques eux-mêmes demande à être étudié dans ce chapitre. Le plus souvent au cours de la méningite cérébro-spinale, il n'existe qu'un peu de rougeur du pharynx et du voile, l'amygdale pharyngée, examinée à l'aide du miroir se montre souvent enflammée; mais les altérations qu'elle présente (congestion, œdème) ne sont pas très accentuées et disparaissent sur le cadavre; sur les coupes histologiques, l'amygdale pharyngée ne paraît pas bien lésée.

Dans certains cas, par contre, on observe un coryza très intense, dont le mucus glaireux est extrêmement riche en méningocoques. Dans les formes graves, la muqueuse nasale et buccopharyngée est très sèche, recouverte de croutelles plus ou moins épaisses.

Fait important : bien souvent en interrogeant les malades ou leur entourage, on apprend que le début de la méningite aiguë a été précédé par des phénomènes de coryza, ou de simple enchifrènement nasal, c'est le *coryza pré-méningitique*.

Il n'existe pas seulement un coryza pré-méningitique mais aussi un coryza consécutif à la méningite cérébro-spinale. On ne l'observe que dans des cas relativement restreints, mais il apparaît alors avec une netteté absolue. Ce *coryza post-méningitique* est durable (1, 2 mois même) et se rencontre précisément chez les malades qui restent après leur méningite des porteurs durables de méningocoques.

Il faut rapprocher des coryzas post-méningitiques de l'homme les constatations analogues faites après des méningites expérimentales chez le singe et chez le chien (v. p. 60 et p. 235).

Ainsi, le méningocoque, qui pénètre d'abord dans le rhinopharynx pour envahir les méninges, est capable de gagner secondairement le rhinopharynx en venant des espaces sous-arachnoïdiens. Nous nous expliquerons plus loin sur la voie qu'il a suivie, mais il faut insister ici sur les conséquences pratiques de ces faits cliniques intéressants : le méningitique, au cours de la phase aiguë de sa maladie, reste confiné au lit et ne peut infecter que son entourage immédiat. Au contraire, avant l'apparition des phénomènes méningés, il a pu contaminer déjà maintes personnes, s'il a présenté un coryza pré-méningitique. Après la guérison de sa méningite, s'il est atteint de coryza secondaire, éternuant et se mouchant, il diffusera autour de lui le germe pathogène et jouera véritablement le rôle d'un *semeur de méningocoques.*

IV. *Le mode de contagion.* — Nous l'avons vu, la contagion indirecte, par les objets usuels, les vêtements, les meubles ne doit pas être admise. Quant aux excrétions des méningitiques, elles ne jouent très probablement aucun rôle dans la transmission de la maladie ([1]).

Nous sommes donc en droit de penser que le rhinopharynx est le seul point de départ de la contagion de la méningite cérébro-spinale. Chez le sujet porteur de germes, malade ou non, le méningocoque du rhinopharynx tombe dans la cavité buccale, et, mélangé aux fines gouttelettes de salive, il est projeté hors de la bouche avec chaque expiration, chaque mot prononcé à haute voix, chaque mouvement de toux, ou d'éternuement ; il va pénétrer ainsi avec l'air inspiré dans le rhinopharynx des sujets qui entourent le porteur de germes. Il est bien évident que, si ce dernier est atteint

---

1. On pourrait faire jouer dans la propagation de la maladie un rôle aux sécrétions bronchiques. Les crachats peuvent en effet contenir des diplocoques de Weichselbaum. Mais la bronchite à méningocoques est bien exceptionnelle.

de coryza, les chances de contagion de son entourage sont beaucoup plus grandes.

L'infection par inhalation grâce aux *gouttelettes de Flügge* est commune à la méningite cérébro-spinale et à mainte autre affection contagieuse. Un point particulier de l'épidémiologie de la méningite est l'existence d'un plus ou moins grand nombre d'intermédiaires sains entre deux méningitiques.

Dans quelques cas rares, on peut retrouver le sujet, parfois unique, qui a joué le rôle de transmetteur de germes. Nous en donnons plus loin des exemples (v. p. 45).

Le plus souvent il n'y a pas *un seul* intermédiaire entre deux foyers morbides, mais *une véritable chaîne*, dont il est impossible de connaître chaque chaînon. Nous avons vu plus haut que si l'on voulait, dans l'entourage d'un méningitique, déceler les porteurs de germes, il les fallait chercher dans les trois premières semaines de la maladie. Au bout de ce temps en effet, ce n'est plus l'entourage immédiat du méningitique qui est infecté, ce sont les personnes en contact avec chacun des membres de la famille, si bien que le germe gagne de proche en proche, disparaissant vite là où il a passé, pour aller se répandre plus loin. On conçoit combien dans un milieu contaminé il peut y avoir d'infections du pharynx causées par le diplocoque de Weichselbaum.

A la lumière de ces notions récemment acquises, on voit comme s'éclairent les faits indiqués dans l'étude épidémiologique.

La propagation si singulière de la méningite cérébro-spinale s'explique si l'on admet la profusion des infections pharyngées à méningocoques et la rareté relative des méningites. On voit comment peuvent se créer des foyers morbides dans les casernes et les écoles. On comprend que des porteurs sains aient pu transporter la méningite dans la France entière, lui faire traverser les Alpes, la Méditerranée et l'Adriatique.

Ce n'est pas à dire, certes, lorsqu'éclate une épidémie de méningite cérébro-spinale actuellement dans un pays donné, que cette épidémie provienne d'un pays voisin. Il est évident qu'à l'heure actuelle le diplocoque de Weichselbaum est répandu dans le monde entier, et lorsque la méningite cérébro-spinale montre une recrudescence c'est que des conditions atmosphériques et cosmiques ont favorisé la diffusion et augmenté la virulence du microbe hébergé par les porteurs de germes répandus par toute la terre. Nous avons suffisamment insisté sur ce point (p. 24).

DOCUMENTS ET BIBLIOGRAPHIE

La présence du méningocoque dans le rhinopharynx des méningitiques a, depuis longtemps, été signalée par différents auteurs, notamment par Kiefer (*Berlin. Kl. Woch.*, 1906, n° 26), Mallory, Councilmann et Wright. Mais c'est Albrecht et Ghon (*Wien. Klin. Woch.*, 1901, n° 41) qui ont bien mis en évidence cette importante notion et l'ont érigée en règle générale. Les recherches ultérieures n'ont fait que confirmer l'assertion des auteurs viennois. Lord (*Centralbl. f. Bakt.*, 1904, Orig. Bd. 34), Collins (*Lancet.*, 1906, p. 76) et surtout Weichselbaum (*Handbuch der Pathog. Mikroorganismen*, Bd. III) à Vienne et Lingelsheim (*Klin. Jahrb.*, 1906) en Silésie, ont pu étendre le champ des recherches. Depuis 1905, les travaux sur cette question ont été très nombreux, notamment en Allemagne, en Autriche, en Angleterre et en Amérique. Nous citerons surtout Flugge (*Klin. Jahrb.*, 1906, Bd. 15, H. 2), Selter (*Klin. Jahrb.*, Bd. 20, 1909), Westenhöffer (*Klin. Jahrb.*, Bd. XV, H. 4), Ostermann (*Deutsch. med. Woch.*, 1906, n° 11), Dieudonné et Haslauer (*Centralbl. f. Bakt.*, 1906, Bd. 41), Bochalli (*Thèse Breslau*, 1906), Trautmann et Fromme (*Münch. med. Woch.*, 1908, n° 15), Bruns et Hohn (*Klin Jahrb.*, Bd. XVIII), Kolle et Wassermann (*Klin. Jahrb.*, 1906), Elser (*Journ. of Med. Research.*, 1903, t. XIV, n° 1), Bolduan, Mary Goodwin et Anna v. Sholly (*Journ. of inf. Diseases*, 1906, II, suppl. 2).

Nous avons contribué à cette étude au cours de la dernière épidémie parisienne : Netter (*Comm. à l'Acad. de médecine*, 27 avril, 9 mars 1909), Debré (*Thèse de Paris*, 1911). On trouvera des indications complémentaires dans ce dernier travail. En France ce sont surtout les médecins militaires qui ont pratiqué des ensemencements : Vincent (*Soc. méd. des hôp.*, 16 juillet 1909), Job, Comte et Vack, Dopter (*Com. de Vaillard à l'Acad. de méd.*, 27 avril 1909), Schneider, Sicre et Combe (*Soc. méd. des hôp.*, 20 mai 1909).

Technique de la recherche du méningocoque dans le rhinopharynx

(Méthode de Lingelsheim-Westenhöffer, vulgarisée en France par Dopter et Koch).

La langue étant abaissée par une spatule, faire pénétrer aussi profondément que possible, derrière le voile du palais, un écouvillon de coton stérile monté sur une tige coudée (fig. 3 et 4).

L'examen direct du mucus que ramène le tampon de coton ne présente pas grand intérêt étant donné la multiplicité et la variété des cocci gram-négatifs qu'on trouve sur les lames. Il faudra pratiquer l'ensemensement sur les milieux de choix. Il est bon de se servir pour chaque sujet de deux ou trois boîtes de Pétri, sur la surface

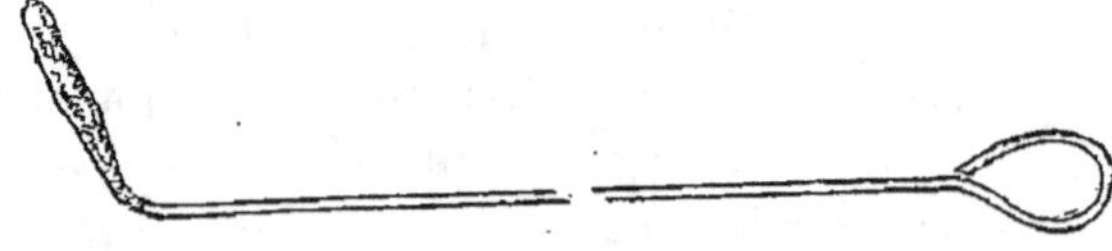

Fig. 3. — Écouvillon de coton monté sur fil de fer pour le prélèvement du mucus rhinopharyngé.

desquelles on étale doucement quelques stries délicatement faites avec le tampon de coton. Après 24, puis 48 heures d'étuve, on examine chaque boîte de Pétri. Avec un peu d'habitude, on reconnaît assez vite les colonies suspectes : elles sont nettement arrondies, légèrement surélevées, de petite taille, transparentes, d'une teinte gris bleuté assez particulière, d'une consistance visqueuse. Ces colonies sont repérées, puis on fait un frottis sur lames pour chacune d'elles.

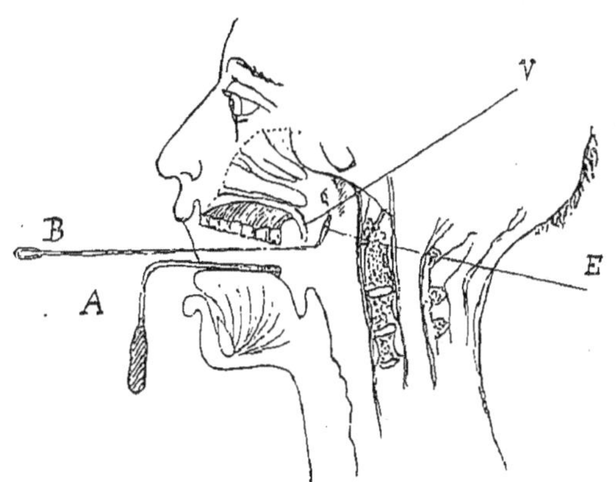

Fig. 4. — Schéma destiné à montrer la région où le prélèvement du mucus doit être pratiqué. A : abaisse-langue ; E : écouvillon en place ; V : voile du palais. (Schéma du Dr Dopler.)

Si, sur les frottis, on trouve des cocci ayant les caractères du diplocoque de Weichselbaum, on repique la colonie sur des tubes de culture et on poursuit sur les germes ainsi obtenus les épreuves principales d'identification.

Il faut bien savoir qu'un certain nombre de colonies échappent fatalement aux recherches d'un observateur, même exercé. D'autre part il arrive qu'un diplocoque reconnu sur les boîtes de Pétri comme un méningocoque très probable, pousse mal sur les tubes de repiquage et meure même avant qu'on en ait pu étudier les réactions agglutinantes et fermentatives. Enfin, les multiples conditions nécessaires à la culture du méningocoque sont quelquefois difficiles à réaliser. Il résulte de toutes ces circonstances que, dans une telle recherche, comme dans toute épreuve biologique un peu délicate, les erreurs commises sont assez fréquentes. Mais ces erreurs sont des erreurs « en moins » et les cas positifs ont une valeur très grande, alors qu'un doute peut persister pour chaque résultat négatif.

Documents personnels concernant la récente épidémie parisienne (1909-1910).

Présence du méningocoque dans le rhinopharynx des méningitiques. — Nous avons pratiqué une centaine d'examens, concernant 49 malades. 17 examens furent positifs, soit une proportion de 54,69 porteurs de germes pour 100 malades. Il s'agissait dans tous ces cas, sans exception, de méningites cérébro-spinales, vérifiées par l'examen bactériologique du liquide céphalo-rachidien.

Il faut distinguer d'une façon absolue les examens, suivant la période de la maladie où ils ont été pratiqués. A la phase aiguë de la méningite, nous avons trouvé 11 fois le méningocoque sur 15 examens, soit dans la proportion considérable de 73,33 pour 100. Dans 4 cas seulement, les ensemencements furent négatifs : un de ces cas négatifs concerne un nourrisson dans le rhinopharynx duquel nous avons pu déceler un diplocoque ayant tous les caractères du diplocoque de Weichselbaum, mais qui n'était agglutiné qu'au dixième par le sérum de Flexner. La culture du méningocoque, isolé du liquide céphalo-rachidien de cet enfant, mourut avant que nous ne pûmes pratiquer l'épreuve de l'agglutination.

Un second cas négatif concerne un nourrisson, examiné à une période tardive de sa méningite (forme prolongée); il en est de même pour le troisième cas négatif examiné seize jours après le début de la méningite. Le dernier cas négatif concerne un grand enfant examiné à une période assez précoce.

Étant données toutes les causes d'erreurs « en moins » qui ont été signalées plus haut, il nous paraît légitime de dire que le méningocoque doit se trouver d'une façon presque constante chez les méningitiques à la période d'état de leur méningite.

La disparition promptement progressive des méningocoques du pharynx est nettement mise en lumière par le tableau suivant, qui résume sur ce point nos recherches personnelles :

PRÉSENCE DES MÉNINGOCOQUES DANS LE RHINOPHARYNX
DES MÉNINGITIQUES
D'APRÈS LA DATE PAR RAPPORT AU DÉBUT DE LA MALADIE.

1re semaine.	78,33 p. 100
2e semaine.	60, p. 100
3e semaine.	50, p. 100
4e semaine.	25, p. 100
Après le 30e jour.	13,35 p. 100

On le voit donc, le rhinopharynx des sujets ayant une méningite cérébro-spinale ne reste pas après leur maladie, un habitat pour le méningocoque. Nous avons examiné à plusieurs reprises 15 sujets guéris depuis plus de trois semaines d'une méningite cérébro-spinale confirmée, et chez deux sujets seulement nous avons pu constater le méningocoque, soit dans une proportion de 13,33 p. 100.

Ces chiffres doivent être rapprochés des chiffres de Lingelsheim et de Goodwin et von Sholly qui sont les suivants.

Le méningocoque est présent dans le rhinopharynx des méningitiques, d'après Lingelsheim :

Les cinq premiers jours	66 p. 100
Du 6e au 10e jour.	24,56 p. 100
Du 16e au 20e jour	11,39 p. 100
Après la 3e semaine	4,39 p. 100

d'après Goodwin et von Sholly :

La première semaine	54,5 p. 100
La 2e semaine.	33,3 p. 100
Après le 2e mois.	6,2 p. 100

Étude de l'entourage immédiat du malade.

Nous avons pratiqué 66 examens dans l'entourage immédiat des malades. Ces 66 examens concernent 20 familles, 15 de ces examens ont été positifs, soit un pourcentage de 22,72 pour 100. On voit avec quelle fréquence le méningocoque peut vivre en saprophyte dans la cavité rhinopharyngée de sujets sains puisque, d'après nos recherches, *près d'un quart des personnes ayant vécu dans l'entourage des malades sont des porteurs de germes.*

Les différents auteurs qui se sont livrés en d'autres temps et en d'autres lieux à des recherches analogues ont obtenu des résultats tout à fait divergents : Lingelsheim sur 514 sujets, en contact avec des malades, trouve 28 porteurs de méningocoques, soit 5,4 pour 100. Ostermann au contraire examinant 24 personnes ayant été au contact avec des malades, trouve 17 porteurs de germes, soit le pourcentage très élevé de 70 pour 100. Dieudonné et Haslauer examinent les camarades de chambrée d'un méningitique dans un bataillon bavarois de soldats du train. Sur 89 soldats, 9 sont porteurs de germes, soit 10 pour 100. Bochalli examine le bataillon d'un régiment d'infanterie prussienne auquel appartient un soldat atteint de méningite cérébrospinale. Sur 485 examens, 42 sont positifs, soit 8,6 pour 100. Sur 16 hommes de la chambrée du malade, 10 sont des porteurs de germes, soit 62,5 pour 100. Trautmann, à Hambourg, trouve dans l'entourage domestique, sur 261 personnes, 24 porteurs de germes, soit 9,2 pour 100. Herford, à Altona, sur 172 personnes vivant auprès de méningitiques, trouve 43 porteurs de germes, soit 25 pour 100. Bruns et Hohn, à Gelsenkirchen, sur 1 786 examens, trouvent 401 porteurs de germes, soit 22,5 pour 100. Dopter enfin à Évreux examinant les camarades de chambrée des soldats méningitiques, trouve une proportion de 17 porteurs de germes pour 100.

Ces exemples suffisent amplement à montrer quelles différences considérables présentent les statistiques des différents auteurs.

Nous avons indiqué plus haut quelles étaient les raisons de ces divergences.

L'influence de la *date de l'examen* est bien mise en évidence par le tableau suivant (recherches personnelles) :

EXAMEN DE L'ENTOURAGE DU MALADE
DANS LES TROIS PREMIÈRES SEMAINES DE LA MÉNINGITE

Nombre de personnes examinées. 48
Nombre d'examens positifs. 15

Pourcentage : 51,25 p. 100

EXAMEN DE L'ENTOURAGE DU MALADE
TROIS SEMAINES APRÈS LE DÉBUT DE LA MÉNINGITE

Nombre de personnes examinées. 18
Nombre d'examens positifs 0

Pourcentage : 0 p. 100

Le rôle des *conditions hygiéniques* et de la *situation sociale* est bien démontré par le tableau suivant :

FAMILLES AISÉES

Sujets examinés. 13
Porteurs de germes. 2

Pourcentage : 15.38 p. 100

FAMILLES PAUVRES

Sujets examinés. 51
Porteurs de germes. 16

Pourcentage : 31.39 p. 100.

L'*influence des saisons* apparaitra dans le tableau suivant :

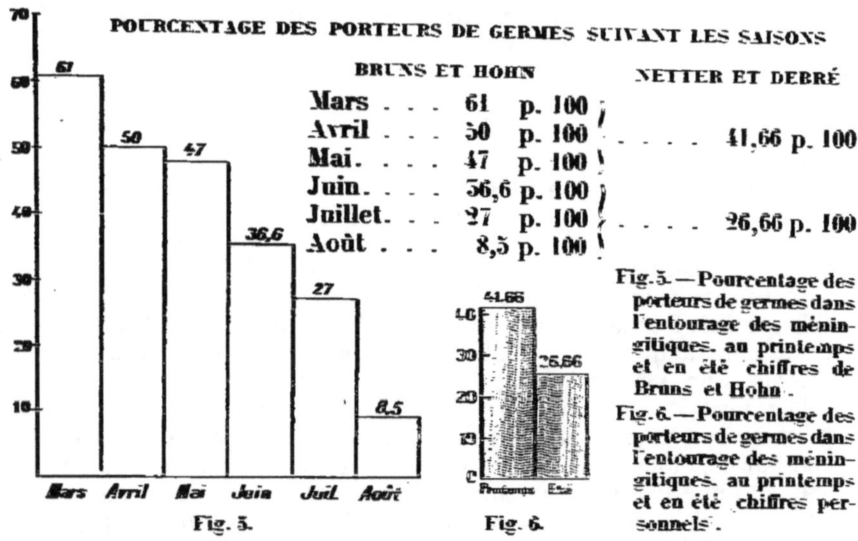

POURCENTAGE DES PORTEURS DE GERMES SUIVANT LES SAISONS

	BRUNS ET HOHN	NETTER ET DEBRÉ
Mars	61 p. 100	
Avril	50 p. 100	
Mai	47 p. 100	41,66 p. 100
Juin	36,6 p. 100	
Juillet	27 p. 100	26,66 p. 100
Août	8,5 p. 100	

Fig. 5. — Pourcentage des porteurs de germes dans l'entourage des méningitiques, au printemps et en été chiffres de Bruns et Hohn.

Fig. 6. — Pourcentage des porteurs de germes dans l'entourage des méningitiques, au printemps et en été chiffres personnels.

Fig. 5.

Fig. 6.

Nous avons indiqué au chapitre précédent, le rôle que joua dans la diffusion de la méningite cérébro-spinale à la Plaine Saint-Denis une *École communale* située avenue de Paris (v. fig. 2).

Nous avons examiné avec la collaboration du Dr Legroux 251 enfants. c'est-à-dire un peu plus du quart de l'effectif de ce groupe scolaire (École primaire et asile infantile) qui est fréquenté par 800 enfants environ. Nous trouvâmes 40 porteurs de germes sur ces 251 enfants examinés, soit 21.21 pour 100.

ENFANTS DE L'ÉCOLE DE SAINT-DENIS

Sujets examinés	251
Porteurs de germes	49
Pourcentage : 21.21 p. 100	

Voici un tableau qui met bien en évidence la localisation exacte des germes au niveau des premières voies (v. fig. 2) :

LOCALISATION EXACTE DES GERMES AU NIVEAU DES PREMIÈRES VOIES

	R. DEBRÉ			OSTERMANN		
Nº du cas	I	II	III	I	II	III
Rhinopharynx	+	+	—	+	+	—
Amygdales palatines	+	0	0	0	0	0
Fosses nasales parties antérieures	+	0	0	—	0	0
Fosses nasales parties postérieures	—	+	0	—	0	0
Salive	—	0	0			

Nous avons indiqué que dans la majorité des cas, il était impossible de déceler *le porteur de germes sain intermédiaire entre deux malades*. Nous avons cependant, à propos de la contagion de la méningite, donné plus haut des exemples de transmission par des sujets sains. Nous relaterons ici une observation personnelle qui concerne la famille de l'un de nous et qui au point de vue qui nous intéresse, a la valeur d'une expérience. Cette observation a été relatée à l'Académie de médecine (Netter, Séance du 9 mai 1909).

« Le 13 mars au matin je constate chez un de mes fils les signes indiscutables d'une méningite. L'enfant était tout à fait bien portant le 11, et le 12 au matin, se plaignait seulement d'un peu de fièvre avec rhume de cerveau et douleur au-dessus du sourcil du côté droit. La ponction lombaire pratiquée le 13 mars au matin, donne issue à un liquide clair, qui renfermait un très petit nombre d'éléments cellulaires, mais contenait un grand nombre de méningocoques.

Aucun cas de méningite cérébro-spinale n'avait été relevé auparavant et aucun ne survint depuis chez les élèves de l'école fréquentée par l'enfant. Il y avait donc lieu de penser que le contage avait pu être porté par moi, et cela d'autant plus que mon service renfermait à ce moment un nombre relativement important de méningitiques.

L'ensemencement de mon arrière-gorge décela en effet un nombre énorme de méningocoques.

L'examen des élèves du service, des infirmiers et de quelques malades non méningitiques fut au contraire absolument négatif : il n'y avait parmi eux aucun porteur de germes.

Ce n'était donc pas vraisemblablement à l'hôpital que j'avais pris le contage. Il me fut permit de déterminer avec une rigueur assez grande le lieu et le moment de l'infection. Le 7 mars j'avais été à Saint-Denis visiter une fillette de 10 ans, atteinte depuis 12 jours de méningite cérébro-spinale (que les parents voulurent bien d'ailleurs nous confier et qui guérit complètement à la suite d'injections de sérum). L'étroite pièce où se trouvait cette enfant était habitée par une famille comprenant 12 personnes.

C'est très probablement au cours de cette visite prolongée que mon rhinopharynx s'infecta. L'examen des frères de cette fillette montra en effet que leur arrière-gorge fourmillait de méningocoques, et un cas de méningite cérébro-spinale survint deux mois plus tard dans une pièce contiguë, chez un nourrisson, dont le père était le frère de cette fillette ».

Nous signalerons encore le cas d'un de nos confrères qui probablement apporta la méningite à sa femme, sans être malade lui-même. Ce confrère dont la gorge renfermait des méningocoques, avait examiné à deux reprises, quelques jours auparavant, une personne atteinte de méningite cérébro-spinale.

DEUXIÈME PARTIE

BACTÉRIOLOGIE

LE MÉNINGOCOQUE

I. *Morphologie et coloration.* — Étude du méningocoque dans le liquide céphalo-rachidien. — Le groupement des germes (diplocoques, tétrades, les amas de diplocoques, pas de chaînettes. Situation intra et extra-cellulaire). — Taille et affinités pour les colorants : les méningocoques géants, les grains microbiens. — Étude, à un fort grossissement de la forme des cocci : la forme en grain de café et en petit pain fendu. — La réaction de Gram. Sa valeur.

II. *Cultures.* — Les milieux artificiels, notions générales et précautions à prendre : fragilité du diplocoque de Weichselbaum, son parasitisme sur l'organisme humain, nécessité de mélanger aux milieux de culture des albumines animales et surtout humaines. — Mort subite des cultures. — Prompte mise à l'étuve, humidité suffisante, température constante, milieux aérobies. — Étude du méningocoque sur le milieu de choix (gélose-ascite). — Caractères macroscopiques et microscopiques des cultures. — Les formes de dégénérescence. — L'autolyse. — Les différences de races. — Notions générales sur les principaux milieux de culture employés pour le méningocoque.

III. *Toxines* du méningocoque. — Les endotoxines (autolysats).

IV. *Action des agents physiques et chimiques.* — Sensibilité extrême du méningocoque aux agents physiques : température (action des températures élevées et des températures basses). — Lumière (lumière solaire et lumière diffuse). — Dessiccation. — Agents chimiques. — Action des antiseptiques en solution liquide et en vapeurs.

V. *Pouvoir pathogène pour les animaux de laboratoire.* — Pouvoir pathogène très variable. — Inconstance des réactions chez la souris blanche. — Inoculation au lapin, à la chèvre, au pigeon, au rat. Résultats en général négatifs. — Inoculation intrapéritonéale au cobaye jeune (la péritonite visqueuse à méningocoques, les hémorragies surrénales, l'œdème pancréatico-mésentérique). — Inoculation au cobaye adulte : péritonite visqueuse subaiguë aseptique. — Injection intra-rachidienne au chien jeune. — Injection intra-rachidienne au singe. — Intérêt de cette expérience : Symptômes cliniques, constatations d'autopsie (méningite congestive et suppurée. Dominante cérébrale des lésions. Altérations histologiques analogues à celles qu'on constate chez l'homme). — Le méningocoque ne se multiplie guère dans le liquide céphalo-rachidien. — Sa présence dans le sang du cœur et au niveau de la muqueuse rhinopharyngée. — Pas de rapport entre la virulence du méningocoque pour l'homme et pour l'animal et au contraire, virulence absolument parallèle pour le cobaye jeune (inoculation intrapéritonéale) et pour le singe (inoculation intrarachidienne).

VI. *Identification du méningocoque.* — Réactions biologiques. — L'agglutination. Valeur considérable de cette épreuve. — Fermentation des sucres. — Le méningocoque fait fermenter maltose et glucose. Fixité presque absolue de cette réaction. — Déviation du complément et réaction de précipitation.

VII. *Le méningocoque et les germes voisins.* — Nombreux germes très proches du méningocoque. — Nécessité de les distinguer. — Les différents caractères et les épreuves successives qui permettent l'identification du diplocoque de Weichselbaum : coloration, morphologie, culture, fragilité, réaction sur les sucres et agglutination. — Les groupements de germes voisins : caractères généraux communs à ces différents germes, qui constituent une famille microbienne dont l'espèce la plus délicate, le méningocoque de Weichselbaum, est à peu près la seule capable de provoquer des méningites cérébro-spinales. — Les méningocoques atypiques. — Méningocoque et gonocoque. — Ressemblances. — Discussion sur l'identité des deux germes.

VIII. *Conclusions théoriques et pratiques.* — Intérêt scientifique de ces recherches, leur valeur relative au point de vue pratique.

IX. *Relations entre le méningocoque, le pneumocoque et le streptocoque* de Bonome. — Notions de technique bactériologique.

DOCUMENTS ET BIBLIOGRAPHIE.

I. **Morphologie et coloration.** — Pour exposer les caractères de morphologie et de coloration du méningocoque, nous allons tout d'abord étudier ce germe dans le liquide céphalo-rachidien des méningitiques. Ultérieurement nous décrirons l'aspect qu'il prend sur les différents milieux de culture.

Sur des préparations de liquide céphalo-rachidien purulent colorées avec un bleu d'aniline, le méningocoque présente les caractères suivants.

Ce qui frappe tout d'abord c'est que les germes, nombreux sur ces préparations, sont tous accolés deux par deux, parfois deux paires sont rapprochées l'une de l'autre formant une tétrade. Très souvent ces germes sont groupés en amas, mais il est facile de reconnaître qu'il s'agit d'amas de diplocoques. On voit de très rares cocci isolés.

La plupart des germes sont situés à l'intérieur des globules de pus ; quelques leucocytes sont absolument bourrés de cocci, dont ils contiennent plusieurs dizaines. Souvent le leucocyte, qui a phagocyté un grand nombre de méningocoques, dégénère, il est à peine visible sur les lames : on n'en distingue pas les limites ; il peut même disparaître complètement et seule la disposition de l'amas microbien indique sa trace. En d'autres points de la préparation, les méningocoques sont dispersés entre les cellules, et fort peu y sont inclus (fig. 22).

Sur d'autres préparations (obtenues avec des liquides céphalo-rachidiens différents), le groupement des méningocoques est tout autre : les diplocoques sont plus isolés, les amas sont peu nombreux, les germes phagocytés sont extrêmement rares, et à parcourir ces lames, on est étonné que Weichselbaum ait nommé le germe qu'il a décrit *diplocoque intracellulaire*.

Si l'on examine avec soin certaines préparations, on voit que les germes ne sont pas de taille égale, ni d'affinité identique pour les substances colorantes. Certains cocci sont volumineux et très fortement teintés, ils peuvent être trois ou quatre fois plus gros que les cocci voisins. On distingue mal les détails de leur forme, tant ils ont l'aspect d'une tache bleu foncé : ce sont des méningocoques géants. Plus rarement ces méningocoques volumineux prennent mal la matière colorante et sont d'une teinte tout à fait claire. D'autres cocci sont de petite taille et médiocrement colorés, ils forment deux petites taches accolées l'une à l'autre et l'on peut hésiter à prendre ces « grains », ces ombres de microbes pour des germes véritables (fig. 23).

Ces caractères de polymorphisme du méningocoque, peu accentués sur les frottis de liquides céphalo-rachidiens purulents, sont toujours plus marqués sur les frottis d'exsudats rhinopharyngés. Ils acquièrent, comme on le verra plus loin, toute leur netteté sur les frottis de méningocoques cultivés en milieux artificiels.

Ces variations de forme et d'affinité colorante sont intéressantes à considérer au cours de l'évolution de la méningite cérébro-spinale : ainsi, au moment où l'organisme triomphe de l'infection méningococcique, les formes de petite taille, médiocrement colorées, les aspects de grains microbiens deviennent plus fréquents.

On ne voit pour ainsi dire jamais deux diplocoques régulièrement alignés bout à bout, disposition si fréquente avec le pneumocoque. Lorsque le méningocoque offre cet aspect, on peut affirmer qu'il s'agit d'un artifice de préparation. Les auteurs qui ont décrit des méningocoques en chaînettes n'avaient certainement pas sous les yeux des échantillons authentiques du diplocoque de Weichselbaum. L'absence de chaînettes est un caractère négatif important du méningocoque.

Si on examine les préparations *à un fort grossissement*, on pourra étudier la forme même du diplocoque de Weichselbaum.

Autour des germes, on peut voir une sorte de halo qui donne

une apparence de capsule. Cet aspect a frappé certains auteurs qui ont pu croire, à tort, que le diplocoque de Weichselbaum était encapsulé.

Il est bien rare que les éléments qui composent le diplocoque soient régulièrement arrondis ; on n'observe guère cette forme que parmi les méningocoques géants : en règle générale, les diplocoques de la méningite cérébro-spinale ne sont pas de véritables cocci et leur forme est celle d'un grain de café dont les deux moitiés, se regardant par leur surface plane, sont séparées par une raie claire. C'est exactement l'aspect que présente le gonocoque de Neisser.

Nous avons vu, dans un de nos cas, prédominer un aspect un peu particulier, que nous avons pu retrouver sur d'assez nombreuses préparations. C'est une forme un peu allongée « coccobacillaire » qui pourrait tromper un observateur non prévenu. Cet aspect se montre avec toute sa netteté dans les tétrades. Lorsque ces germes sont accolés deux à deux, ils prennent une forme en *petit pain fendu*, différente de la forme en *grain de café*, comme on peut le voir sur la préparation que nous figurons plus loin (fig. 24).

Le méningocoque est bien coloré par toutes les couleurs basiques d'aniline. La fuchsine de Ziehl diluée, la thionine phéniquée, le bleu de méthylène, le violet de gentiane, ou mieux encore le bleu polychrome de Unna donnent d'excellentes préparations.

Jamais le diplocoque de Weichselbaum ne reste coloré après application de la méthode de Gram. La haute importance pratique de ce caractère différentiel a été méconnue par différents auteurs, qui ont décrit le méningocoque comme indifféremment Gram-négatif ou Gram-positif. Une telle interprétation doit être rejetée. En aucun cas, un échantillon authentique de diplocoques de Weichselbaum ne reste coloré après application de la méthode de Gram, si les différentes manœuvres de la technique ont été exécutées correctement.

En résumé, *diplocoques en « grains de café » ou en « petit pain fendu », de taille souvent assez variable, d'affinité inégale pour les colorants, groupés en amas, très souvent en tétrades, jamais en chaînettes, fréquemment intracellulaires, strictement Gram-négatifs,* tels sont les caractères morphologiques et les caractères de coloration principaux des méningocoques examinés sur les préparations de liquides céphalo-rachidiens purulents.

II. **Culture.** — Le diplocoque de Weichselbaum est un germe fragile qui pousse difficilement sur les milieux de culture. Il semble accoutumé à vivre en parasite de l'organisme humain et on ne peut l'acclimater aux milieux artificiels qu'en mélangeant aux substances nutritives une proportion abondante d'humeurs albumineuses animales et surtout humaines.

Pour obtenir des cultures, il faut que certaines conditions très strictes soient exactement réalisées. Même sur les milieux les plus favorables, la vie des méningocoques ensemencés est très brève et les repiquages fréquents sont indispensables. Cette courte existence du méningocoque sur les milieux artificiels peut même être abrégée d'une façon inattendue par une véritable *mort subite* des germes, qui paraissaient jusqu'alors cultiver aisément. Il n'en est pas moins vrai que l'on peut habituer le méningocoque à vivre sur des milieux artificiels et, moyennant certaines précautions, lui conserver longtemps sa vitalité.

La *température* du corps humain est la seule qui convienne au méningocoque : il faut donc le mettre en culture le plus tôt possible après sa sortie de l'organisme humain. Si l'on ne peut pratiquer cette mise en culture aussitôt, il faut mettre le matériel à l'étuve (37°) jusqu'au moment de l'ensemencement. L'expérience montre que des liquides céphalo-rachidiens assez riches en germes pathogènes, abandonnés quelques heures (de 6 heures à 10 heures) à la température du laboratoire, ne fournissent, après ensemencement sur de bons milieux de culture, que des colonies rares. Après 18 heures, les ensemencements sont fatalement stériles. On conçoit combien cette notion est importante, car on serait tenté de considérer à tort comme aseptiques des liquides céphalo-rachidiens trop tardivement ensemencés sur des milieux de culture même fort bons.

Cette considération est encore plus importante si le matériel à ensemencer est souillé par des infections surajoutées, accidentelles : le méningocoque, poussant mal sur les milieux artificiels, y sera supplanté par les autres germes et sa présence sera méconnue. En particulier, lorsqu'il s'agit de mettre en évidence le méningocoque au milieu des germes extrêmement nombreux du rhinopharynx, la date de la mise à l'étuve du matériel fait grandement varier les chances de succès.

L'action favorable de l'*humidité* doit être signalée ici, à propos des précautions à prendre au moment de la mise en culture : il faut procéder à l'encapuchonnement rigoureux de tous les tubes à milieux solides, de façon à éviter une dessiccation excessive. Si l'on emploie des boîtes de Pétri, il est bon, pour y maintenir une humidité suffisante, de placer dans le couvercle un papier stérilisé trempé dans de l'eau distillée ou dans une solution de sublimé à 1 pour 4000.

La dessiccation tue si rapidement les germes que le transport au loin de certains matériels (pièces d'autopsie, exsudats rhinopharyngés) est impraticable.

L'action nocive de *vapeurs antiseptiques* (formol), de la *lumière* même diffuse ne sont pas négligeables dans certains laboratoires d'hôpitaux, dont les étuves sont médiocrement aménagées.

Cet aperçu des conditions qui sont défavorables à la culture des méningocoques explique les échecs, souvent inattendus, que l'on essuie lorsque l'on veut isoler et étudier ce germe.

Le diplocoque de Weichselbaum est strictement *aérobie*. Il faut l'ensemencer en surface: si l'on pratique l'ensemencement en profondeur, c'est autour du point de piqûre qu'il germera. Sur les milieux liquides, il pousse d'abord en voile à la surface du liquide.

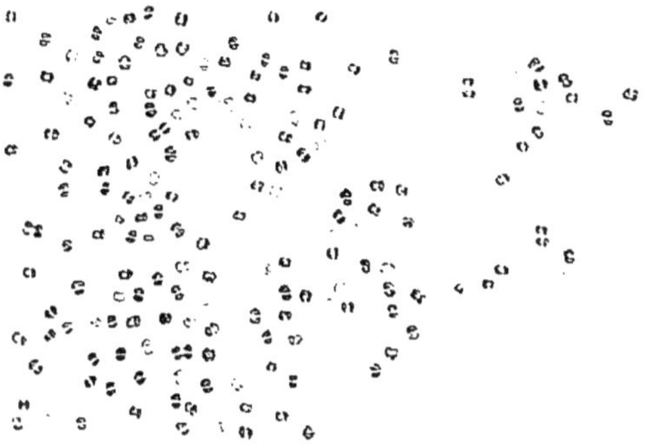

Le milieu, à coup sûr, le plus favorable pour le méningocoque de Weichselbaum est la gélose-ascite au tiers. C'est sur ce milieu que nous étudierons l'évolution du diplocoque ensemencé.

Fig. 7. — Frottis d'une culture âgée de 30 heures. Les diplocoques sont de même taille, mais ils présentent déjà une affinité variable pour les colorants.

L'ensemencement doit être fait très largement. Si le matériel à ensemencer est sec, il faudra l'humecter, en l'étalant, avec l'eau de condensation.

Le méningocoque pousse assez vite. Au bout de 24 heures, on voit nettement, à l'œil nu, des colonies bien régulièrement arrondies de 1 à 3 millimètres de diamètre, assez transparentes, nettement surélevées, d'une coloration blanc grisâtre ou blanc bleuté. On les a comparées aux colonies de vibrions cholériques. Vues à un faible grossissement, elles paraissent très homogènes, bien limitées par une bordure régulière. En pratiquant des prélèvements on constate que ces colonies sont adhérentes à la gélose, elles donnent une impression de viscosité assez caractéristique. Examinées au bout du fil de platine, on en voit nettement la coloration blanc grisâtre ou bleuâtre. L'émulsion de cette colonie en milieu liquide se fait aisément, et l'étalement sur lame de cette petite masse de consistance grasse est extrêmement facile.

Examinée sous le microscope, une préparation de méningocoques ayant cultivé 24 heures sur gélose-ascite donne une impression homogène, presque tous les diplocoques sont de même taille et d'affinité égale pour les colorants.

Au bout de 48 heures, les colonies ont un diamètre de 3 à 4 millimètres. Elles sont notablement plus surélevées, mais gardent la même transparence, la même teinte bleutée délicate, leur surface est luisante et régulière.

Si l'on fait des frottis avec une parcelle de ces cultures, on constate, à un degré accentué, le polymorphisme des diplocoques : à côté des diplocoques de taille moyenne, violemment colorés (considérés par certains auteurs comme des formes de résistance), on voit des cocci géants, quatre ou cinq fois plus gros que les précédents (considérés comme des formes de dégénérescence). Enfin des amas de diplocoques mal colorés, comme nuageux (ce sont des germes dont la dégénérescence est plus accusée encore).

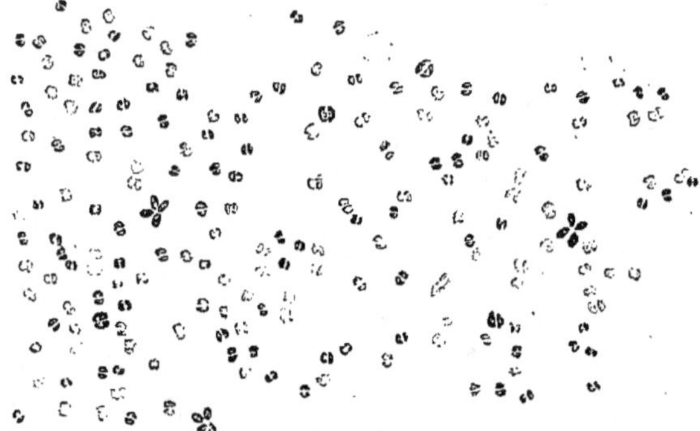

Fig. 8. — Frottis d'une culture agée de 48 heures. Polymorphisme des diplocoques : cocci géants, diplocoques mal colorés ou prenant au contraire violemment les matières colorantes.

Les cultures continuent à se modifier en vieillissant. Elles envahissent toute la surface libre de la gélose et forment une croûte épaisse, luisante, dont le centre surélevé devient moins transparent et se teinte en brun, tandis que la périphérie reste plus translucide et plus claire.

Sur tubes inclinés, les colonies isolées se fusionnent, surtout à la partie inférieure du tube, où l'eau de condensation entretient une humidité favorable. Au bout d'un certain temps l'eau de condensation se trouble, la colonie étalée au-dessus d'elle forme une nappe étendue, homogène d'un reflet plus gris et moins bleu qu'au début, mais elle reste en général transparente, elle se limite en haut par une ligne festonnée plus ou moins compliquée.

Si l'on pratique un frottis avec la partie centrale de ces colonies, l'aspect des lames est caractéristique : au milieu d'un amas de cocci, petits, très mal colorés, comme recouverts d'un nuage, on voit de ci de là un diplocoque géant très coloré. Au contraire, les frottis faits avec les parties périphériques des colonies montrent encore des formes normales parmi les cocci dégénérés.

On peut se rendre compte, par cette étude des cultures sur le milieu qui leur est le plus favorable, combien la vitalité des méningocoques diminue vite et combien il est nécessaire de multiplier les repiquages. Au début, il faut repiquer toutes les vingt-quatre heures : par la suite, on peut attendre deux ou trois jours. Les tubes droits sont favorables à une conservation relative. Au bout de quatre à cinq repiquages, on peut conserver vivante, à l'étuve, une culture en tube droit pendant une dizaine de jours, à condition de bien racler la périphérie de la colonie pour faire les repiquages.

Même en prenant les plus grands soins, il est des échantillons de méningocoques qui s'épuisent sur les milieux artificiels et finissent par ne plus pousser sur les milieux les meilleurs. D'autres races, au contraire, s'adaptent bien à ces conditions d'existence et poussent au bout d'un certain temps sur la gélose simple sans difficulté.

Il existe en effet d'assez grandes différences entre certaines races de méningocoques au point de vue de leur résistance aux agents physiques et chimiques, de leur vitalité, de leur virulence. Nous reviendrons plus loin sur ce point particulier.

La mort rapide des méningocoques sur les milieux de culture peut être rattachée à trois causes : ou bien le milieu nutritif s'épuise vite, ou bien il s'y produit des substances nocives à la culture des germes. Ces deux hypothèses doivent être écartées : la mort rapide des méningocoques n'est due qu'à la faible vitalité de ces germes et celle-ci s'explique par la sécrétion d'une diastase dont l'action lytique s'exerce non seulement sur le méningocoque, mais encore sur de nombreuses bactéries. L'autolyse du méningocoque n'est pas seulement intéressante au point de vue de la biologie de ce germe, mais est importante à connaître au point de vue pathologique. Car c'est grâce à cette destruction autolytique dans les méninges que le méningocoque met en liberté les substances toxiques qu'il contient.

Les milieux les plus divers ont été recommandés pour les cultures de méningocoques. Aucun ne donne d'aussi bons résultats que le *gélose-ascite au tiers*. On peut remplacer l'ascite par du liquide de pleurésie séro-fibrineuse, du liquide d'hydrocèle ([1]).

La *gélose au sang* est un assez bon milieu pour le méningocoque. Sur les tubes de gélose sanglante, les colonies de méningocoques présentent un aspect particulier : leur consistance est

---

1. Pour le détail de la préparation des milieux de culture, voir p. 79.

très visqueuse, leur teinte est laiteuse avec un reflet tantôt violacé, tantôt verdâtre. Ces colonies sont plus opaques et moins brillantes que celles qui ont poussé sur la gélose-ascite.

La *gélose-liquide céphalo-rachidien* est nettement moins favorable aux cultures que la gélose-ascite.

Les milieux nutritifs qui contiennent des sérums d'animaux sont presque tous inférieurs aux milieux précédents. Avec le sérum de mouton, on peut cependant fabriquer de bons milieux de culture. Nous les indiquons plus loin. Le sérum de Löffler est un milieu de culture assez bon pour le méningocoque.

La *gélose simple* est un milieu de culture très infidèle pour les ensemencements directs : le méningocoque y pousse si difficilement qu'on a voulu considérer ce caractère comme ayant une valeur pour le diagnostic différentiel de ce germe avec certaines espèces voisines. En réalité, le diplocoque de Weichselbaum peut pousser sur la gélose ordinaire ; s'il est accoutumé depuis un certain temps aux milieux artificiels, il y cultive même assez aisément.

Les *milieux liquides* sont moins bons pour le méningocoque que les milieux solides. Le bouillon additionné d'ascite, de liquide pleural, peut être employé. Sur ces milieux, les méningocoques ensemencés forment un voile très fin à la surface du liquide, à condition qu'on n'agite pas le tube de culture. Au bout de quelque temps (deux ou trois jours), la pellicule superficielle tombe au fond du tube, le bouillon-ascite se trouble, les colonies ne tardent pas à mourir.

Le bouillon ordinaire n'est guère meilleur que la gélose simple.

Le lait n'est pas coagulé par le méningocoque, qui y pousse mal.

L'addition à tous ces milieux de glycérine à 1/2 ou 1/3 p. 100 n'a pas d'action favorable. Des doses élevées sont en général nettement fâcheuses. Les *sucres* ont en général une action favorable, et il convient de sucrer les milieux employés (sucre : 2 à 3 p. 100).

Les milieux où l'on veut cultiver le méningocoque doivent être absolument *neutres*. C'est là un point d'une certaine importance, quoiqu'un germe ayant vécu depuis plusieurs repiquages sur gélose-ascite supporte une alcalinité relative.

En résumé, si l'on est outillé pour la culture du méningocoque, *on emploiera comme milieu préféré la gélose-ascite, sucrée, neutre, récemment préparée,* après en avoir vérifié la stérilité par un séjour préalable de vingt-quatre heures à l'étuve. A son défaut, on emploiera *la gélose-sucrée-sérum de mouton,* ou enfin les milieux liquides à l'ascite et au sérum de mouton.

Si l'on n'a pas à sa disposition les milieux spéciaux, on préparera extemporanément de la gélose au sang ou de la gélose-liquide céphalo-rachidien, enfin on pourra à la rigueur se servir du sérum de Löffler, employé pour la culture du bacille diphtérique.

Dans cet exposé, nous avons surtout envisagé la mise en culture de liquides céphalo-rachidiens suspects. Les mêmes recommandations s'appliquent pour les autres matériels à cultiver. Pour les cultures du sang, les ballons d'ascite-bouillon ou mieux les grandes boîtes de Petri ou les flacons d'Ehrlenmeyer préparés avec la gélose-ascite peuvent être employés. On ensemencera largement.

III. **Toxines du méningocoque.** — Il est probable que le méningocoque ne sécrète pas de toxines diffusibles et que les produits nocifs ne sont mis en liberté que par l'autolyse des germes. Il suffira donc de recueillir des cultures sur milieux liquides, vieilles d'une dizaine de jours (où tous les germes sont morts), ou bien de détruire des méningocoques cultivés sur milieux solides en les émulsionnant dans de l'eau distillée simple ou dans de l'eau salée, pour obtenir des autolysats. Ces autolysats sont nocifs pour l'animal d'expérience. Ils sont neutralisés par les sérums antiméningococciques. Il est utile d'injecter ces autolysats aux chevaux qui doivent fournir du sérum anti-endotoxique.

IV. **Action des agents physiques et chimiques.** — *Action des agents physiques.* — Le méningocoque est sensible aux agents physiques : chaleur, dessiccation, lumière; sa sensibilité est plus grande lorsqu'il vient d'être extrait de l'organisme humain (d'où la nécessité de la prompte mise en culture). Lorsque le méningocoque a été accoutumé à vivre sur les milieux artificiels, il s'est en quelque sorte aguerri et résiste davantage.

L'élévation de la température au-dessus de 37° est fâcheuse pour les cultures. A 40°, 41° la plupart meurent. Un chauffage de deux secondes à 80°, de cinq secondes à 70°, de dix secondes à 60° suffit à tuer des émulsions microbiennes mises au bain-marie.

Les températures basses sont un peu moins nuisibles. Au-dessous de 25° le méningocoque ne pousse pas. Entre 25° et 31° il pousse difficilement. Une culture bien poussée, abandonnée à la température du laboratoire meurt vite, la survie n'atteint jamais trois jours. Le séjour à la glacière n'accélère pas beaucoup cette perte prompte de la vitalité. Des méningocoques soumis à des froids de — 10°, — 20°, ont résisté deux heures environ. Le froid ne tue donc pas le méningocoque aussi brutalement que la chaleur.

Les variations brusques de température sont très nocives pour les germes.

L'exposition directe à la lumière solaire est fâcheuse pour les cultures de méningocoques. Le soleil de l'été les tue en quelques heures (souvent moins de quatre heures). Au mois de mars les germes peuvent résister huit à douze heures. La lumière diffuse est beaucoup moins nocive.

La dessiccation est un facteur pratiquement beaucoup plus important. Il est nécessaire, comme on l'a vu, de boucher soigneusement les tubes des cultures sur milieux solides, et d'user d'artifices pour maintenir une humidité suffisante dans les boîtes de Petri. En effet, de très belles cultures mal protégées contre la sécheresse meurent en deux ou trois jours.

Des expériences montrent que la dessiccation complète et rapide tue immédiatement les germes. Exposé sur des matières poreuses, comme des étoffes ou du papier-filtre, le méningocoque meurt en six heures à 37°, en dix, douze heures à la température du laboratoire. Si le méningocoque se trouve dans des exsudats inflammatoires plus ou moins épais, qui le protègent contre la dessiccation, il résiste plus longtemps. Mais là encore, sa résistance est des plus limitées.

Cette faible résistance du méningocoque aux différents agents physiques est un caractère constant de ce germe ; sans doute on observe des variations d'un échantillon à l'autre (races résistantes), mais elles sont peu considérables, et les observations qui concernent des méningocoques ayant vécu pendant des mois à la température du laboratoire dans des exsudats desséchés ne doivent pas être acceptés sans les plus expresses réserves. .

Action des agents chimiques. — L'influence des désinfectants sur le méningocoque est d'un grand intérêt pour les médecins. Les recherches entreprises à ce sujet sont extrêmement nombreuses, toutes ont montré que le méningocoque résiste fort peu aux différents agents chimiques employés.

Si on met une parcelle de culture émulsionnée en contact avec cinq gouttes des antiseptiques suivants, on obtient très rapidement la mort des méningocoques : le lysol, l'acide phénique, le chlorure de chaux à 1 pour 100 tuent la culture en une minute, le sublimé à 1 pour 1000 en une minute également, l'alcool à 70° en deux minutes, l'eau oxygénée en dix minutes, le protargol, le menthol, la créosote, l'arginine, le nitrate d'argent (désinfectants souvent employés) tuent les méningocoques après un contact très bref. La pyocyanase, dont on verra l'emploi plus loin (p. 281), paraît avoir une action antiseptique plus lente, puisqu'un contact prolongé (deux à quatre heures) ne stérilise pas les cultures.

Différentes raisons, notamment la nécessité de désinfecter les fosses nasales des porteurs de germes, ont conduit à étudier l'action des vapeurs antiseptiques sur les méningocoques. Si l'on place des cultures de méningocoques dans une pièce où on laisse s'évaporer une solution de formol (à raison de 5 centimètres cubes de formol pour un mètre cube), au bout de trois heures et demie tous les méningocoques sont morts. Les vapeurs émises par les essences d'eucalyptus, de thym, de bergamote, d'origan, de menthe, l'éther, le xylol, le goménol, l'acide phénique en solution dans l'alcool absolu, le formol empêchent le développement des cultures, que troublent peu par contre d'autres vapeurs comme par exemple celles de l'alcool absolu.

V. *Pouvoir pathogène pour les animaux de laboratoire*. — Le méningocoque a une action très inconstante sur les animaux dont on se sert habituellement au laboratoire.

Pour certains auteurs, la *souris blanche* est l'animal le plus sensible à l'inoculation expérimentale de méningocoques. On observerait dans presque tous les cas la mort de l'animal après l'injection intra-péritonéale d'une quantité suffisante de germes, et on pourrait retrouver d'une façon constante le méningocoque dans la cavité péritonéale, et presque toujours dans le sang du cœur. En réalité, l'action pathogène du méningocoque sur la souris est des plus variables, et certains de ces animaux supportent, sans en souffrir, l'injection intra-péritonéale de quantités considérables de méningocoques. L'injection sous-cutanée ne donne en général aucun résultat.

On ne détermine qu'exceptionnellement chez la souris une infection expérimentale due au méningocoque en général, si l'animal succombe, il meurt intoxiqué. Il arrive aussi que la souris succombe à une infection secondaire, ce qui a pu faire croire, à tort, à une transformation du méningocoque dans l'organisme de l'animal.

Le lapin est extrêmement résistant vis-à-vis du diplocoque de Weichselbaum. Le rat, le pigeon sont également réfractaires à l'infection méningococcique; les expériences pratiquées chez la chèvre donnent des résultats tout à fait inconstants.

L'inoculation au *cobaye* donne des résultats certainement plus intéressants. Le cobaye est, des petits animaux, le plus sensible à l'injection de méningocoques, notamment lorsqu'on a soin d'employer des cobayes jeunes, dont le poids oscille autour de 200 grammes. L'injection sous-cutanée ne constitue pas un procédé très favorable. Elle peut ne déterminer aucun trouble pathologique, elle peut dans d'autres circonstances amener en quelques jours la mort des animaux. A l'autopsie de ces derniers on ne constate aucune lésion appréciable, les méningocoques ont disparu du lieu d'injection.

La meilleure voie d'introduction est la voie intra-péritonéale, à laquelle peut être jointe la voie intra-pleurale. En introduisant dans le péritoine du cobaye jeune des liquides céphalo-rachidiens de méningitiques ou des émulsions de culture récente, on obtient presque toujours la mort de l'animal, à condition toutefois d'inoculer une quantité considérable de matériel. Quelquefois la mort survient rapidement par intoxication. Plus souvent le cobaye survit quatre, six jours; pendant ce temps, la température de l'animal baisse, il perd du poids, son poil se hérisse, l'abdomen se ballonne.

A l'autopsie on constate l'existence d'une péritonite d'un aspect spécial. Le liquide qu'on trouve dans l'abdomen est peu abondant : on peut l'évaluer à cinq, six ou sept centimètres cubes au plus. Ce liquide est visqueux, transparent, d'une coloration jaune clair, il rappelle par son aspect, sa consistance et sa couleur, l'agar en demi-fusion. De-ci de-là, quelques fausses membranes blanches, fibrineuses, tranchent par leur consistance, leur fermeté et leur couleur, sur l'exsudat d'aspect muqueux. Dans quelques cas l'exsudat gélatiniforme est strié de filaments rouges ou bruns, qui sont dus à de petites hémorragies péritonéales. Plus rarement la péritonite est plus séreuse et l'épanchement plus fluide rappelle le bouillon sale des péritonites septiques de l'homme, dont il n'a, en aucun cas, l'odeur fétide. L'épanchement n'est jamais cloisonné. Les fausses membranes sont plus abondantes autour du foie et de la rate, qu'elles entourent d'un liséré blanc. Sur les frottis faits avec l'exsudat péritonéal, on retrouve des méningocoques, qui en général fourmillent sur les préparations et présentent la même diversité d'aspect que dans les préparations de liquides céphalo-rachidiens purulents.

Chez le cobaye adulte la mort est inconstante, et si elle survient, ce n'est que plusieurs semaines (de trois à six semaines) après l'injection. L'autopsie de ces animaux montre l'existence d'un épanchement séreux, fibrineux, visqueux mais parfaitement aseptique.

Chez le *chien*, l'injection sous-cutanée ou intra-péritonéale ne donne aucun résultat; l'injection intra-rachidienne, que l'on peut réussir par rachicentèse sous-occipitale, provoque, si l'on emploie de très fortes doses, des réactions nerveuses souvent très vives. Ce sont des phénomènes convulsifs, ou paralytiques, ou bien un état subcomateux. Mais après avoir été dans un état grave pendant quelques jours, l'animal se remet et guérit. Il est rare que les accidents soient assez graves pour provoquer la mort des animaux. Dans un cas, sur lequel nous reviendrons, la méningite, éphémère, a été suivie d'un coryza méningococcique.

Mais ce sont surtout les expériences sur les *singes* qui ont fourni pour l'étude du méningocoque et de la méningite cérébro-spinale les résultats les plus intéressants. C'est en grande partie grâce à ces expériences que l'étude du sérum antiméningococcique a pu être pratiquée avec fruit.

L'injection sous-cutanée ne provoque chez le singe que l'apparition d'une induration locale insignifiante. Au contraire l'injection intra-rachidienne pratiquée par ponction lombaire donne le plus souvent des résultats positifs :

En général, quelques heures après l'inoculation, l'animal se réfugie dans un coin de sa cage, et y reste immobile; la dépression augmente pendant la journée et l'animal succombe en dix-huit à vingt heures. Dans quelques cas, des convulsions, du nystagmus, de la dypsnée précèdent la mort, qui survient le plus souvent dans l'hypothermie. Les phénomènes cliniques peuvent être moins accentués et l'animal, après ce malaise de quelques jours, se remet assez promptement. Dans quelques cas, après une amélioration très nette, l'animal meurt subitement.

L'autopsie des animaux fournit des renseignements extrêmement intéressants, sur lesquels nous reviendrons à plusieurs reprises. Bien que l'inoculation des germes ait été pratiquée par voie lombaire, les lésions dominent au niveau des méninges cérébrales; à l'œil nu on ne voit qu'une congestion extrême des méninges, accompagnée quelquefois d'extravasats hémorragiques; mais au microscope, on peut constater une infiltration puriforme des gaines vasculaires et nerveuses. Les lésions arachnoïdiennes rappellent celles qu'on observe chez l'homme dans les cas de méningite suraiguë. On retrouve assez aisément le méningocoque dans les espaces arachnoïdo-pie-mériens, où d'ailleurs il ne semble point cultiver. On peut constater sa présence dans le sang du cœur et aussi au niveau de la muqueuse rhinopharingée; nous insistons ailleurs sur ces particularités intéressantes (p. 255 et p. 235).

Il ne paraît exister aucun rapport entre la nocivité du méningocoque chez l'homme et sa virulence pour l'animal : ainsi l'injection d'une quantité appréciable de méningocoques, issus du liquide céphalo-rachidien dans un cas mortel de méningite, peut fort bien ne déterminer aucun trouble chez le cobaye, ni chez le singe. Par contre, la virulence du méningocoque est la même pour le cobaye jeune (inoculation intra-péritonéale) et pour le singe (inoculation intra-rachidienne), et avant de pratiquer l'injection au singe on peut, par le résultat de l'inoculation au cobaye, en prévoir les effets.

VI. *Identification du méningocoque.* — Pour identifier le diplocoque de Weichselbaum, on utilise une série d'épreuves biologiques dont la plus importante est l'épreuve de l'agglutination.

a) *Agglutination du méningocoque par les sérums préparés.*

On emploie en général, dans la pratique, les sérums antiméningococciques préparés pour le traitement de la maladie. Il est plus compliqué mais préférable de préparer soi même un sérum agglutinant ; nous indiquons plus loin la technique de cette préparation (p. 80).

Les sérums antiméningococciques usuels ont la qualité importante d'être polyvalents, c'est-à-dire actifs vis-à-vis d'un grand nombre de races de méningocoques, car les chevaux ont été injectés avec une très grande variété d'échantillons différents.

On observe des variations dans le pouvoir agglutinant des différents flacons de sérum ; il est donc utile d'en essayer tout d'abord la valeur agglutinante avec quelques échantillons de méningocoques authentiques et de n'employer qu'un sérum capable d'agglutiner ces germes à un taux élevé (à partir de 1 pour 500).

Pour pratiquer la recherche de l'agglutination, on peut employer la méthode microscopique, mais il est préférable de rechercher l'agglutination macroscopique. La technique de cette réaction est indiquée plus loin (p. 80).

Les méningocoques typiques sont toujours agglutinés par les sérums spécifiques. Le taux de l'agglutination est variable : le sérum frais de cheval non préparé agglutine parfois le méningocoque à 1/25 et même 1/50 [1], il en est de même pour le sérum d'homme normal. Pour qu'une agglutination positive ait une certaine valeur, il faudra qu'elle se produise au moins à 1/100. On observe parfois des agglutinations beaucoup plus fortes (1/600, 1/800, 1/1 000).

Dans les tubes témoins (eau salée) on n'observera aucun phéno-

1. Le sérum de lapin non préparé agglutine moins fortement : 1/10 à 1/20.

mène d'agglutination : le méningocoque n'agglutine pas spontanément.

L'agglutination peut, comme pour le bacille d'Eberth, être recherchée avec des méningocoques tués artificiellement.

Comme pour le bacille d'Eberth, la réaction d'agglutination peut être douteuse à un premier examen, mais après repiquage des microbes sur un nouveau tube de culture devenir tout à fait nette, ou bien au contraire faiblir à la suite de repiquages successifs.

Les cultures vieilles (ensemencées depuis plusieurs jours) perdent souvent leurs propriétés agglutinantes, si bien qu'une réaction négative pratiquée dans ces conditions n'a aucune valeur.

b) *Fermentation des sucres.* — Après les épreuves d'agglutination, la méthode la plus importante pour la différenciation du méningocoque est l'étude de son action fermentative sur les sucres. Cette épreuve est basée sur le principe suivant : certains germes font fermenter avec une plus ou moins grande facilité les différents sucres, si bien que dans les mêmes conditions d'expérience tel sucre fermente activement, tel autre point. Or si la fermentation se produit, des acides sont mis en liberté et on peut mettre ceux-ci facilement en évidence dans les milieux de culture mélangés d'une substance indicatrice, comme le tournesol. La technique de cette réaction est indiquée plus loin (p. 80).

Le méningocoque, après vingt-quatre heures d'étuve, fait fermenter maltose et glucose et reste sans action sur les autres sucres (lévulose, galactose, mannite, dulcite, saccharose, lactose, inuline).

Telle est la formule générale qui comporte quelques restrictions : ainsi la fermentation des deux sucres (maltose et glucose) n'est pas toujours nette dans les délais usuels, et très souvent il faut attendre davantage (48 heures). De plus la réaction varie d'intensité : il est de nombreux cas où le milieu indicateur vire peu (teinte violette plus ou moins prononcée). Enfin, comme on le verra plus loin, on est en droit de considérer comme des méningocoques des germes qui n'ont pas la formule fermentative typique.

c) *Réactions de fixation et de précipitation.* — La réaction de fixation pratiquée avec le sérum d'animaux préparés se montrerait toujours positive vis-à-vis des germes qui ont servi à préparer les animaux ; avec des sérums polyvalents on obtiendrait des réactions positives pour toutes les races de méningocoques.

Il en est de même pour la réaction de précipitation obtenue en mettant en présence des sérums antiméningococciques et des extraits microbiens.

De toutes les réactions biologiques étudiées, la réaction d'agglutination est certainement celle qui, au point de vue de l'identification des méningocoques, a, de beaucoup, la plus grande valeur. Même lorsque l'action sur les sucres n'est pas nette, si l'agglutination est positive à un taux élevé, on doit rapprocher le germe étudié des méningocoques typiques. Inversement, même si un germe a les propriétés de coloration, de culture et de fermentation du méningocoque, il sera considéré comme atypique, s'il n'est pas agglutiné fortement par les sérums spécifiques usuels.

VII. *Le méningocoque et les germes voisins*. — Les caractères morphologiques et culturaux, certaines propriétés de coloration, de vitalité, de virulence pour l'homme et les animaux, certaines réactions biologiques enfin, individualisent le méningocoque.

C'est sur ces différents éléments que se basera le diagnostic différentiel entre le méningocoque et les germes voisins. Question complexe qui a suscité de nombreuses recherches.

Ce problème est d'autant plus délicat à résoudre qu'il existe, à côté des races typiques de méningocoques, des échantillons atypiques, présentant dans la vitalité, la virulence, les capacités fermentatives, les propriétés d'agglutination, des variations qui ne dépassent pas, il est vrai, certaines limites, assez difficiles d'ailleurs à fixer.

Pratiquement, le méningocoque doit être distingué des microbes voisins, lorsqu'on veut préciser la nature des germes obtenus par la culture d'un mucus rhinopharyngé suspect ou d'un liquide céphalo-rachidien de méningitique. Nous exposerons les caractères qui permettent cette recherche bactériologique en suivant les étapes du diagnostic différentiel posé dans ces conditions.

Nous supposons que l'on a isolé et cultivé en pureté un germe qui, sur les frottis, présente les caractères morphologiques principaux du méningocoque, et dont les cultures ont un aspect, au premier abord, semblable à celles du diplocoque de Weichselbaum. Le plus souvent, à un examen approfondi on constate des différences appréciables.

Sur le frottis des germes retirés de l'organisme humain ou mieux isolés par la culture, s'il s'agit d'un germe de la famille du méningocoque et non du diplocoque de Weichselbaum lui-même, on verra que le groupement des éléments est un peu différent, l'accouplement des deux grains constituant les diplocoques est moins constant qu'avec le germe de Weichselbaum, les tétrades sont bcaucoup plus rares; parfois on constate l'existence d'amas en grappe rappelant les staphylocoques, figure que ne réalise point le diplocoque de Weichselbaum et même (tout à fait rarement il est vrai) on voit des chaînettes, ce qui ne s'observe jamais avec le diplocoque de Weichselbaum.

Enfin, les différents cocci auxquels nous faisons allusion sont bien souvent de taille égale et d'affinité identique pour les colorants, tandis que le diplocoque de Weichselbaum est caractérisé par son polymorphisme.

Lorsque les frottis de ces différents germes ressemblent à s'y méprendre à ceux du diplocoque de Weichselbaum, qu'on fasse avec soin des prélèvements, non de tubes de première culture mais de tubes repiqués, on verra alors les différents cocci garder ou reprendre une allure homogène, lorsque le diplocoque de Weichselbaum au contraire accentue son aspect polymorphe.

La plupart des germes de la famille du méningocoque sont comme le diplocoque de Weichselbaum, strictement Gram-négatifs. Il est une seule sorte de germes parmi ceux-ci qui n'a pas exactement ce caractère : sur les frottis on constate que quelques diplocoques restent — après une décoloration suffisamment poussée — très fortement teintés, et même sur certaines préparations tous les cocci gardent le Gram. En général ces cocci sont plus gros que les diplocoques de Weichselbaum. Ces cocci appartiennent à la race dénommée *méningocoque type Jäger-Heubner* ou *faux méningocoque*. On les désigne aujourd'hui par le nom que leur a donné Lingelsheim : *Diplococcus crassus*. Nous nous expliquerons plus loin sur le rôle pathogène de ce germe. Ce qu'il faut retenir à présent, c'est que la distinction de ce germe avec le diplocoque de la méningite cérébro-spinale doit être formelle.

Sur les milieux de culture, la façon dont poussent les germes voisins du méningocoque est souvent particulière. La plupart d'entre eux poussent mieux sur les milieux de culture usuels (gélose simple et bouillon ordinaire) que le diplocoque de Weichselbaum. Certaines races cultivent même à la température du laboratoire, sur les milieux à la gélatine, ce que l'on n'a jamais pu obtenir avec un diplocoque de Weichselbaum.

Sur la gélose-ascite, où tous ces germes poussent bien, l'aspect des colonies doit être étudié : il faut regarder de près à l'œil nu et à la loupe, examiner un fragment prélevé au bout d'un fil de platine et l'émulsionner dans l'eau; on constatera ainsi une série de caractères différentiels, quant à la forme, la consistance, la couleur de la culture, son adhérence à la gélose, etc....

En règle générale, les colonies des germes voisins du méningocoque sont plus petites que celles du diplocoque de Weichselbaum, plus compactes, moins transparentes, les bords de chaque colonie ne sont pas régulièrement arrondis, mais frangés, parfois de petites stries convergent vers le centre de la culture donnant un aspect radié; rarement la viscosité des cultures est aussi prononcée qu'avec le méningocoque. Certains de ces germes poussent en colonies si sèches qu'on les prend avec peine avec un fil de platine; de petits fragments de la colonie forment de véritables pellicules qui sautent lorsqu'on les veut détacher de la gélose. Ces cultures sont difficiles ou impossibles à émulsionner d'une façon homogène dans de l'eau salée, où l'on ne peut éviter les grumeaux, ce qui constitue un autre caractère différentiel.

Enfin la couleur des colonies n'est pas la même que celle des colonies de méningocoques, dont nous avons décrit l'aspect gris-bleuté transparent. Les colonies de ces différents germes sont en général opaques et ont une teinte variable; les unes sont franchement blanches comme les colonies du *Diplococcus crassus*. Les autres ont une teinte brune (colonies de *Micrococcus catarrhalis*); d'autres enfin une teinte qui varie du jaune clair au jaune d'or (colonies des différentes espèces de *Diplococcus flavus*); d'autres sont d'un gris cendré et particulièrement sèches, (colonies de *D. siccus* et de *D. cinereus*).

Un autre caractère de ces cultures est leur vitalité. Bien souvent, dès la première mise en culture, le germe reste vivant quatre, cinq, huit jours même sur la gélose ascite, et il est par conséquent moins nécessaire de rapprocher les repiquages que pour le diplocoque de Weichselbaum. De même, ces colonies résistent mieux aux variations de température, à la sécheresse que les colonies du diplocoque de Weichselbaum.

Ces germes se différencient donc d'ores et déjà du méningocoque typique par ce qu'ils sont plus vivaces, plus robustes, moins délicats que lui : ce fait que les lames montrent peu de formes de dégénérescence, que les milieux ordinaires leur suffisent, que les repiquages répétés sont moins nécessaires, l'humidité et la température de 37° moins indispensables en sont des preuves suffisantes.

On voit combien il faudra prendre garde pour que les méningocoques ne soient pas étouffés par les germes voisins dans le cas où les uns et les autres cultivent côte à côte. Ceci explique les divergences d'opinions entre les auteurs, dont certains au cour de leurs recherches ont été victimes du remplacement du diplocoque de Weichselbaum par des germes voisins, plus robustes que lui.

Les *inoculations aux animaux de laboratoire* ne fournissent pas d'éléments de diagnostic différentiel, tant leurs résultats manquent de fixité, quel que soit le germe employé.

Les *épreuves de fermentation sur les milieux sucrés* contribuent à préciser ce diagnostic : tantôt les germes ne font fermenter aucun sucre (comme le *D. catarrhalis*, le *D. cinereus* ou le *D. siccus*), tantôt, en plus des deux sucres que fait fermenter le méningocoque, ils font fermenter d'autres sucres (ainsi la plupart des *D. flavus* font fermenter le lévulose). Quelques germes font tantôt fermenter plusieurs sucres, tantôt n'en font fermenter aucun, bref n'ont pas la fixité d'action sur les sucres, qui caractérise le méningocoque.

Enfin, les *épreuves d'agglutination* fournissent un dernier ordre de caractères différentiels. Et tout d'abord pour beaucoup de ces germes l'épreuve ne saurait être pratiquée d'une façon correcte : l'émulsion est impossible et on ne peut se débarrasser des grumeaux ; dans d'autres cas, les germes agglutinent spontanément et il se constitue des amas aussi bien dans l'eau salée, le sérum de cheval non préparé, que dans le sérum spécifique.

Enfin, si l'on peut arriver à pratiquer correctement la réaction, on constatera que même avec des sérums polyvalents, on n'obtient qu'une agglutination nulle ou très faible.

C'est grâce à ces différentes constatations, faites au cours même des manipulations bactériologiques, que l'on pourra distinguer le méningocoque de Weichselbaum des germes voisins de lui. On peut se contenter de cette distinction. Si l'on veut préciser, non plus l'espèce microbienne, mais la famille ou le groupe auquel appartient tel germe que l'on a isolé, il faudra connaître les caractères principaux de ces différents groupes microbiens.

On distingue actuellement, dans cette espèce microbienne, les groupes suivants :

1° Le diplocoque de la méningite cérébro-spinale typique (Weichselbaum) ;

2° Les diplocoques de Weichselbaum atypiques (c'est-à-dire qui ne sont pas agglutinés par les sérums spécifiques usuels) ;

3° Les diplocoques du pharynx (Lingelsheim), type *Dipl. flavus* I, II, III, type *Dipl. siccus* et *cinereus* ;

4° Le *Micrococcus catarrhalis* (Pfeiffer) ;

5° Le *Diploc. crassus* (Lingelsheim), ou *Meningococcus, type Jäger-Heubner* ;

6° Le gonocoque de Neisser.

Le *Dipl. flavus III* forme un premier groupement, le plus proche du diplocoque de Weichselbaum. Ses cultures sont délicates et visqueuses comme celles du diplocoque de Weichselbaum, les frottis ont presque le même aspect, les épreuves sur les sucres donnent les mêmes résultats. Mais un petit caractère éloigne ces germes du méningocoque de Weichselbaum, c'est la coloration des cultures qui ont une teinte jaune, parfois d'un beau jaune d'or, parfois d'un jaune un peu terne, un peu gris. Lorsque seul ce caractère différentiel existe, la distinction avec le diplocoque de Weichselbaum est bien difficile, car certains diplocoques de Weichselbaum, authentiques, présentent la même pigmentation, mais l'agglutination avec les sérums préparés usuels permet bien souvent d'éloigner davantage du diplocoque de Weichselbaum de ce germe que, en raison de sa couleur, on nomme *diplococcus flavus*.

Les autres diplocoques du genre flavus (*Dipl. flavus I* et *Dipl. flavus II*) s'éloignent un peu plus du méningocoque typique que le *Dipl. flavus III*; ils sont moins visqueux, moins transparents, font fermenter le lévulose, ne sont pas agglutinés du tout par les sérums spécifiques.

Les *Dipl. siccus* et *Dipl. cinereus* sont des germes plus éloignés encore du diplocoque de Weichselbaum, ils poussent en culture sèche et cassante, opaque, d'une coloration gris cendrée, forment sur frottis des amas de petits ou de gros cocci, tous de taille égale, ont sur les sucres une action inconstante (les faisant fermenter tous ou bien aucun), ne sont jamais émulsionnables en milieux liquides.

Le *Micrococcus catarrhalis* est un germe à colonies blanches, sèches et grumeleuses, à bords irréguliers, à centre épais, compact et brun; capable de pousser sur la gélose simple, vivace sur gélose-ascite, ayant rarement sur frottis l'aspect typique du diplocoque de Weichselbaum, ne faisant jamais fermenter aucun sucre, s'agglutinant spontanément dans toute solution saline. Ce germe est extrêmement répandu.

Enfin, le germe le moins proche du diplocoque de Weichselbaum est le *Diplococcus crassus*, le faux méningocoque de Jäger-Heubner, qui, il est vrai, est parfois agglutiné par le sérum antiméningococcique. Ce germe résistant, vit à basse température, pousse d'emblée sur gélose, fait fermenter la plupart des sucres (glucose, maltose, lévulose, galactose, saccharose, lactose) et enfin, n'a pas vis-à-vis de la réaction de Gram, la réaction nette et fixe du méningocoque de Weichselbaum.

Si ces différents germes présentent un tel intérêt c'est qu'il sont les uns et les autres des parasites de l'homme. On constate leur présence très fréquemment dans le rhinopharynx. Soumis aux mêmes conditions atmosphériques que le méningocoque, ils pullulent dans le rhinopharynx aux moments des épidémies de méningite cérébro-spinale.

Le diagnostic de ces germes avec le diplocoque de Weichselbaum présentera donc un grand intérêt pour la recherche des porteurs de germe.

Quant au rôle pathogène de ces germes, il est assez difficile à délimiter. Le *Dipl. catarrhalis* détermine à n'en pas douter des affections des voies respiratoires (bronchites, broncho-pneumonies). Il ne paraît pas démontré qu'il crée des méningites aiguës.

Les autres germes plus proches du méningocoque, les micrococques du genre *flavus siccus* et *cinereus*, tous voisins du diplocoque de Weichselbaum peuvent comme lui-même se trouver exceptionnellement dans des liquides céphalo-rachidiens de méningitiques et tout porte à croire qu'ils sont dans ce cas responsables de l'infection méningée.

En ce qui concerne le *Diplococcus crassus*, le faux méningocoque de Jäger-Heubner, sa présence dans le liquide céphalo-rachidien de méningitiques était autrefois très fréquemment signalée, soit comme agent isolé, soit comme associé au diplocoque de Weichselbaum. Depuis ces derniers temps le *Dipl. crassus* est moins fréquemment rencontré. On doit attribuer ce fait à la rigueur de plus en plus grande des techniques. Il nous paraît, en effet, très possible que ce germe, hôte habituel du rhinopharynx, soit très souvent projeté par le bactériologiste lui-même au moment des mouvements respiratoires et puisse ainsi être mêlé aux prélèvements du diplocoque de Weichselbaum, pousser en même temps que celui-ci sur les milieux ensemencés et étouffer ses cultures.

Dans des cas exceptionnels cependant, le *Diplococcus crassus* aurait pu provoquer des rhinites et des méningites cérébrospinales, ou bien se trouver, à titre d'infection secondaire, dans le liquide rachidien de méningites cérébro-spinales, dues en réalité au diplocoque de Weichselbaum.

Il existe donc toute une famille de germes ayant en général l'aspect de cocci en grains de café, décolorés après application de la méthode de Gram, ayant une action pathogène inconstante pour les animaux de laboratoire. Ces germes sont essentiellement des parasites du rhinopharynx de l'homme, où ils sont plus ou moins abondants suivant les conditions météorologiques. Ces germes sont plus ou moins fragiles, dès qu'on les a extraits du rhinopharynx où ils vivent. Le plus fragile d'entre eux, celui qui résiste le moins au froid, à la lumière et à la sécheresse, qui a le plus besoin pour vivre d'un milieu riche en albumine humaine ou à la rigueur animale, celui qui s'autolyse le plus rapidement, le plus délicat, le plus perfectionné, si l'on peut dire, est aussi de beaucoup le plus fréquemment pathogène pour les méninges, c'est le diplocoque de Weichselbaum, agent à peu près exclusif des méningites cérébro-spinales.

On peut trouver dans le rhinopharynx et aussi dans le liquide céphalo-rachidien au cours des méningites cérébro-spinales, des germes ayant, sans aucune exception, tous les caractères du diplocoque de Weichselbaum, mais qui ne sont agglutinés que faiblement par les sérums spécifiques actuellement en usage. Il ne paraît pas douteux que si ces germes ne sont pas agglutinés, c'est qu'ils diffèrent très légèrement du méningocoque de Weichselbaum. Ils n'en doivent pas moins être rapprochés de lui et considérés comme des méningocoques, mais des *méningocoques atypiques*, ainsi que nous l'avons signalé plus haut. Cette considération n'est pas sans intérêt, car elle permet de rapprocher, comme on le verra plus loin, le méningocoque de Still, agent de la méningite basilaire postérieure, du méningocoque de Weichselbaum, agent de la méningite cérébro-spinale et de confondre ces deux germes et ces deux affections.

Reste à étudier un germe dont les rapports avec le diplocoque de Weichselbaum ont été l'objet de nombreuses controverses : *le gonocoque.*

Lorsqu'on pratique l'examen, sur lames colorées, du pus provenant d'une urétrite et d'une vulvite blennorragique, on y constate la présence de germes qui ont les mêmes caractères morphologiques que le diplocoque de Weichselbaum : le gonocoque est, en effet, un diplocoque parfois disposé en tétrades (peut-être un peu moins souvent que le diplocoque de Weichselbaum), qui jamais ne forme de chaînettes. Bien souvent il est inclus dans des leucocytes et il mérite, autant et plus que le méningocoque, le qualificatif d'intracellulaire. Sa réaction vis-à-vis de la méthode de Gram est aussi étroitement négative que celle du diplocoque de la méningite.

Les caractères culturaux de ces deux germes sont bien voisins : La même fragilité les caractérise l'un et l'autre : il est difficile de cultiver le gonocoque sur gélose simple. Au premier ensemencement il ne pousse bien que sur gélose-ascite ou sur les différents milieux signalés plus haut à propos de la culture du méningocoque; sa faible vitalité exige des repiquages très rapprochés. L'aspect des cultures de gonocoque est bien proche de celui que présentent les colonies de méningocoque; tout au plus peut-on noter que les colonies de gonocoque sont plus petites, moins régulièrement arrondies et un peu moins visqueuses que les colonies de méningocoque.

L'action pathogène sur les animaux de laboratoire est, quoi qu'on en ait dit, très voisine pour ces deux germes, et le gonocoque n'est pas d'une virulence plus constante que le méningocoque.

Enfin les recherches d'agglutination avec les sérums antiméningococciques donnent des résultats variables. Certaines races de gonocoques agglutinent spontanément : la réaction est sans valeur; certains échantillons ne sont pas agglutinés du tout par le sérum antiméningococcique; avec d'autres échantillons on constate une agglutination appréciable : celle-ci peut être discrète (1/50) ou bien accentuée (1/100, 1/200). Inversement les sérums antigonococciques agglutinent le méningocoque.

Quant à l'épreuve habituelle de la fermentation des milieux sucrés, elle est avec le diplocoque de Neisser assez décevante, car certaines races de gonocoques ne font fermenter que le maltose, d'autres font fermenter maltose et glucose comme le méningocoque. C'est une éventualité assez rare; d'autres enfin, présentent suivant l'âge de la culture des variations telles que la réaction perd toute valeur.

Ainsi, à un premier examen, il apparaît que le méningocoque et le gonocoque sont très voisins l'un de l'autre, et l'on serait tenté de confondre ces deux germes pathogènes. Cependant, une étude plus approfondie des faits conduit à une plus grande réserve.

Peut-on tirer des phénomènes d'agglutination, parfois si nets, du méningocoque par le sérum antigonococcique et du gonocoque par le sérum antiméningococcique un argument en faveur de l'identité de ces deux microbes? Pour raisonner ainsi il faudrait ignorer le phénomène des agglutinations de groupe qui a été bien étudié avec les germes de la famille du bacille typhique. Le sérum des typhiques éberthiens agglutine, en effet, bien souvent les paratyphiques et même le colibacille. Inversement, le sérum des sujets atteints de fièvre paratyphique est généralement agglutinant pour le bacille d'Eberth. Mais si on recherche l'agglutination à un taux de plus en plus élevé, on constate que les agglutinations deviennent de plus en plus spécifiques. On dit qu'il y a à la fois des agglutinations spécifiques et des agglutinations de groupe. Un phénomène de même ordre s'observe avec le méningocoque et le gonocoque. En pratiquant des agglutinations à un taux élevé, on constate que le sérum antiméningococcique n'agglutine plus que le méningocoque et que le gonocoque cesse d'être agglutiné.

L'épreuve de l'absorption des agglutinines permet de séparer les agglutinines de groupe des agglutinines spécifiques, et montre que le sérum antiméningococcique ne contient d'agglutinines spécifiques que pour le méningocoque seul. De même l'absorption des précipitines permet de distinguer les précipitines spécifiques des coprécipitines de groupe.

Des réactions biologiques un peu délicates permettent donc de distinguer le méningocoque du gonocoque, mais l'étude de la pathologie humaine, ne peut-elle, plus que toute autre recherche, séparer ces deux germes ?

On ne saurait soutenir sans paradoxe que le méningocoque est le même germe que le gonocoque, mais qu'ayant pénétré dans l'organisme par le rhinopharynx, il sera, pour des raisons anatomiques, à même de produire une infection méningée et qu'inversement le gonocoque n'est qu'un méningocoque ayant pénétré par les voies génito-urinaires et ayant cultivé à ce niveau (¹). Cette conception ne correspond pas à la réalité des faits et l'on doit penser que méningocoque et gonocoque sont deux germes très voisins, mais ayant acquis une sorte de spécialisation pathogène qui les différencie suffisamment (²). Aussi bien, les sérums thérapeutiques efficaces contre l'un de ces germes ne sont-ils pas capables d'arrêter l'action nocive de l'autre.

VIII. *Conclusions théoriques et pratiques.* — Cette étude du méningocoque et des germes voisins conduit à quelques considérations théoriques et à quelques conclusions pratiques.

Il existe une famille bactériologique composée de plusieurs espèces de germes, dont les caractères communs sont les suivants : ce sont des cocci, volontiers diplocoques, de forme un peu spéciale, souvent en tétrades, jamais en chaînettes. Dans les exsudats purulents, ils sont souvent intraleucocytaires, plus fréquemment sans

---

1. Les observations de méningites à gonocoques sont, sauf quelques cas probants, discutables, et il faut se demander chaque fois s'il n'y a pas coexistence d'une méningite cérébro-spinale ordinaire et d'un écoulement urétral ou vulvo-vaginal, éventualité qui n'est pas faite pour surprendre. Au reste, le gonocoque serait-il capable de produire des méningites suppurées que le fait n'en rendrait le problème ni plus complexe, ni plus clair.

2. L'inoculation au niveau de l'urètre à cinq sujets de cultures de méningocoques n'a pas produit la moindre urétrite, alors que l'inoculation de gonocoques peut être considérée comme capable de provoquer à coup sûr un écoulement blennorragique (Voir p. 177 et p. 239).

aucun doute que les autres cocci. Ces germes sont avant tout des parasites, saprophytes et pathogènes des muqueuses de l'homme. En dehors de l'organisme humain, ils se montrent assez fragiles et poussent avec difficulté sur les milieux de culture dépourvus d'albumine animale. Ces germes se décolorent avec une exactitude plus ou moins absolue, après application de la méthode de Gram. Ces germes ont sur les différents animaux de laboratoire une action pathogène indéniable, mais très faible et assez variable.

De petites variations dans l'aspect morphologique et dans les caractères biologiques différencient ces germes, leurs aptitudes pathogènes les séparent plus encore. Le gonocoque crée une infection des voies génito-urinaires; il peut, charrié dans le torrent sanguin, se localiser en différents points de l'organisme, et provoque alors surtout des arthropathies. Le *Micrococcus catarrhalis* est avant tout l'agent pathogène des bronchites et des bronchopneumonies. Le diplocoque de Weichselbaum est le germe responsable des méningites cérébro-spinales, il peut, lorsqu'il circule dans le sang, créer, lui aussi, des lésions infectieuses au niveau des viscères, et il provoque avant tout des arthrites, tout comme le gonocoque. Les diplocoques *cinereus*, *siccus* et les diplocoques du genre *flavus* peuvent-ils causer également des méningites cérébrospinales? Cette éventualité est possible, mais absolument exceptionnelle. Quant au faux méningocoque de Jäger-Heubner (*Diplococcus crassus*), il a peut-être une action nocive sur les méninges, mais son rôle pathogène est des plus réduits.

Quelle que soit la valeur que, d'un point de vue théorique, on attribue à ces différences entre le méningocoque et les germes voisins, pratiquement on ne doit tenir compte que modérément de ces distinctions. Les épreuves de différenciations sont longues et délicates, et le clinicien serait coupable qui attendrait d'avoir fait un diagnostic bactériologique définitif pour commencer le traitement de son malade. La constatation dans le liquide céphalo-rachidien d'un diplocoque, ayant les caractères généraux communs à ces différents genres, doit suffire pour employer le traitement sérothérapique avec les sérums spécifiques préparés. Il y a plus : les différences entre ces germes voisins du méningocoque sont si légères, si difficiles à apprécier, les causes d'erreur si fréquentes qu'on doit laisser les distinctions bactériologiques que nous venons d'étudier dans le domaine purement scientifique, et même si le germe isolé des méninges n'a pas exactement tous les caractères du diplocoque de Weichselbaum typique, on n'en doit pas moins continuer à traiter le malade comme s'il n'en était rien.

Au contraire, ces distinctions bactériologiques sont des plus légitimes, lorsqu'il s'agit de l'étude des germes isolés du rhinopharynx. Dans ce cas, la constatation d'un diplocoque de Weichselbaum typique dans le rhinopharynx d'un individu doit seule conduire à considérer ce sujet comme un porteur de germes, et il ne faudra pas compter parmi les porteurs de germes les personnes extrèmement nombreuses, dans le pharynx desquelles on constate la présence d'un des nombreux parasites du pharynx voisin du diplocoque de Weichselbaum (*Diplococcus flavus, siccus, catarrhalis,* etc....)

IX. **Relations entre le méningocoque, le pneumocoque et le streptocoque de Bonome.** — Entre le méningocoque de Weichselbaum, le pneumocoque de Talamon-Frænkel et le streptocoque de Bonome, les différences bactériologiques sont manifestes, et pratiquement la confusion entre ces germes n'est pas possible.

Cependant on a discuté sur la nature des liens qui les unissent. La question mérite d'être posée. En effet, ces germes sont capables de déterminer des méningites suppurées primitives qui peuvent même avoir le caractère épidémique, comme nous l'avons signalé.

Les examens bactériologiques, pratiqués par l'un de nous, de 1898 à 1904, nous ont montré que, sur 64 méningites suppurées, primitives, 59 étaient dues au microbe de Weichselbaum, 12 au pneumocoque, 13 au streptocoque de Bonome. Tandis qu'en 1898, l'organisme de Bonome était le plus souvent rencontré, à partir de 1899 et surtout de 1900. le diplocoque de Weichselbaum prédomine d'une façon très nette. Le tableau suivant indique ces modifications.

Années	Bonome.	Pneumocoque.	Weichselbaum
1898.	8	1	"
1899.	2	6	8
1900.	1	1	11
1901.	"	5	5
1902.	1	1	9
1903.	1	"	1
Janvier-Avril 1904.	"	"	1
Total.	15	12	59

Le streptocoque de Bonome diffère nettement du méningocoque, Il se présente dans le liquide céphalo-rachidien sous forme de micrococoques tantôt isolés, tantôt en courtes chaînettes, tantôt en chaînes longues et flexueuses. Le streptocoque de Bonome garde le Gram. Il pousse aisément sur gélose et sur bouillon et se montre alors pourvu d'une capsule très nette (*streptococcus capsulatus*).

Si la séparation entre le méningocoque de Weichselbaum et le streptocoque de Bonome doit être bien nette, on est en droit, par contre, à notre avis, de confondre le streptocoque de Bonome avec le pneumocoque. On peut transformer le streptocoque de Bonome en pneumocoque, à la suite de passages à travers le rat ou de cultures dans le sérum liquide : il nous paraît donc que le *streptococcus capsulatus* est une variété de pneumocoque.

Existe-t-il une parenté entre le pneumocoque et l'organisme de Weichselbaum. Une hypothèse de ce genre, qui se heurte à la notion si féconde de la spécificité, paraîtra évidemment bien aventureuse, si l'on tient compte des caractères si distincts des deux microrganismes. Il convient toutefois de faire remarquer que le pneumocoque est susceptible d'une variabilité très grande et que, dans certaines cultures, on a vu, à la longue le micro-organisme prendre une forme arrondie et s'adapter à des températures plus basses que celles qui lui sont habituellement nécessaires.

Nous l'avons dit, le pneumocoque est certainement susceptible de provoquer une méningite cérébro-spinale primitive, c'est-à-dire indépendante de toute pneumonie, et cette méningite pneumococcique peut revêtir l'allure épidémique aussi bien que sporadique. En outre on ne saurait passer sous silence un certain nombre de points tirés de l'étiologie, aussi bien que de la clinique, qui rapprochent la méningite cérébro-spinale de la pneumonie.

Ce sont des maladies du printemps et de l'hiver. Elles frappent de préférence des sujets vigoureux.

Leur début est presque toujours brutal, accompagné de frissons et de vomissements, l'herpès est plus fréquent, chez l'une et l'autre, que dans toute autre maladie. L'examen du sang y dénote une proportion particulièrement grande de polynucléaires.

Les épidémies de méningite cérébro-spinale sont très souvent accompagnées ou précédées d'une fréquence anormale de pneumonies.

On a donc pu penser que pneumocoque et méningocoque représentaient deux races d'un même microbe. Cette hypothèse intéressante ne doit pas empêcher qu'on établisse dans la pratique une distinction absolue entre ces deux germes.

DOCUMENTS ET BIBLIOGRAPHIE

La description que Weichselbaum donna, en 1887, du germe pathogène qui porte son nom, était extrêmement précise (Étiologie de la méningite aiguë cérébro-spinale, *Forschritte der Medizin*, 1887). La morphologie, les caractères de coloration et de culture, la délicatesse du microbe, ses aptitudes faiblement pathogènes pour les animaux de laboratoire, sont nettement indiqués.

Marchiafava et Celli ont certainement aperçu, dans un cas, le diplocoque de la méningite cérébro-spinale dès 1884 et l'ont bien décrit, mais ils ne l'ont pas cultivé, et c'est à juste titre que ce germe porte le nom du bactériologiste Weichselbaum. Peu après lui, Goldschmidt, Edler, dans des travaux moins importants, ont vérifié les assertions du bactériologiste viennois.

En 1895, Jäger (Étiologie de la méningite cérébro-spinale, *Zeitsch. f. Hyg.*, 1895), dans quatorze cas de méningite cérébro-spinale, découvrit un germe ayant, dans le liquide céphalo-rachidien, l'aspect du diplocoque intracellulaire de Weichselbaum, mais ce germe prenait le Gram, était fort résistant, poussait sur tous les milieux de culture, bref, différait par de nombreux caractères du diplocoque de Weichselbaum. Malgré ces différences, Jäger identifia les deux cocci et il continua longtemps à affirmer — à tort — que le diplocoque de Weichselbaum était tantôt Gram-positif, tantôt Gram-négatif.

Heubner (Étiologie et Diagnostic de la méningite cérébro-spinale. *Deutsche. med. Woch.*, 1896, p. 423), étudiant à Berlin 5 cas de méningite, constata trois fois la présence de cocci rappelant, par leur aspect, les staphylocoques, poussant sur gélatine, fort résistants, formant parfois des chaînettes ou des amas dans le bouillon, capables de déterminer chez la chèvre une méningite cérébro-spinale. Heubner identifia ces microbes avec les cocci décrits par Jäger, et comme Jäger avait confondu les germes isolés par lui avec le diplocoque de Weichselbaum, Heubner considéra comme l'agent pathogène des méningites épidémiques : *un méningocoque Weichselbaum-Jäger*, dont les caractères étaient assez peu précis.

Ainsi, les recherches de Jäger et de Heubner, loin d'éclairer la bactériologie de la méningite cérébro-spinale, ont obscurci cette question. Il ne semble pas douteux, à l'heure actuelle, que les cultures de Jäger et de Heubner ont été souillées par des germes différents du diplocoque de Weichselbaum notamment, comme le pense Lingelsheim, par le *Diplococcus crassus* dont les caractères sont exactement ceux du méningocoque Jäger-Heubner. D'ailleurs Jäger signale que sur les coupes, les cocci ne prenaient pas le Gram, tandis que sur les préparations et les cultures faites avec le liquide céphalo-rachidien, les cocci restaient colorés après application de la méthode de Gram. Il est donc vraisemblable que les cocci vus sur les coupes étaient bien des diplocoques de Weichselbaum et que les frottis et les cultures ont été accidentellement infectés. Heubner, de son côté, sur les 5 cas qu'il a étudiés, signale deux fois un coccus absolument analogue au diplocoque de Weichselbaum qu'il n'a pu cultiver. On ne doit donc pas, comme l'a proposé Pfaundler (*Beitr. z. Klin. Med. u. Ch.*, Vienne, 1899), et, comme on l'a fait longtemps, distinguer un méningocoque type Weichselbaum et un méningocoque type Jäger-Heubner, mais considérer le diplocoque de Weichselbaum comme agent de la méningite cérébro-spinale et confondre le diplocoque de Jäger-Heubner avec les différents cocci pharyngés précédemment décrits et dont l'importance est beaucoup moins grande ([1]).

Jusqu'à ces derniers temps la terminologie fut des plus confuses. Le terme méningocoque a été appliqué à tous les cocci retirés des méninges, et le qualificatif *méningocoque type Weichselbaum* accordé à des germes qui ne ressemblaient pas toujours à ceux qu'a découverts cet auteur. Il en est ainsi dans une série de recherches dues à Birnbaum, Michaëlis, Friedberg, Hunermann, Sorensen, Weyl, Kob, Buchanan, Nuthal et Hunter, Lazarus-Barlow, Castellani, Eisendrath, Vanzetti, Lafforgue, Claude et Bloch, Vanstenberghe et Gryzez, de Padua, Lepierre et Pinto (Voir : Padua et Lepierre. *Soc. de Biol.*, 1902, p. 235. — Lapierre. *Journ. de phys. et de pathol. générale*, 1903, p. 527 et 547. — Pinto, *Journ. de phys. et de pathol. générale*, 1904. p. 1058 et 1081). Ces derniers auteurs ont cru obtenir une transformation, par une série de passages, du méningocoque de Weichselbaum en un méningocoque type Jäger, qui présentait une virulence exaltée. Il est possible qu'au cours de leurs expériences ces auteurs aient été victimes de la substitution accidentelle au méningocoque de Weichselbaum d'un diplocoque tout à fait différent.

Par contre, un grand nombre d'auteurs ont retrouvé et isolé le diplocoque de Weichselbaum et proclamé son rôle pathogène ; Weichselbaum lui-même (Sur la littérature du méningocoque intracellulaire et sa valeur. *Centralbl. f. Bakt.* Orig. 20 mars 1905. Le méningocoque. *Handb. der Path. Mikroorg.* de Kolle et Wassermann, T. III), puis ses élèves Albrecht et Ghon (Caractères morphologiques et biologiques du méningocoque. *Centralbl. f. Bakt.* (Orig.) 1905), Councilman, Mallory et Wright (Rapport sur la méningite cérébro-spinale dans l'état de Massachusets, Boston, 1898, chez Wright et Potter), Netter (Cerebro-spinal meningitis, *XXe Century Practice of medicine*, N.-Y, vol. XVI), Schottmuller, Jochmann, Von Lingelsheim, Cochez et Lemaire, Bettencourt et Franca, Kolle et Wassermann, Koplik, Kirchner, Flexner, Davies, Elser, Busse.

Parmi les exposés bactériologiques complets sur le méningocoque de Weichselbaum, trois travaux d'ensemble méritent d'être cités avant tout : la *Revue générale* de Rist (Le méningocoque, *Bull. de l'Institut Pasteur*, 1905, n°s 10 et 11), l'article de Kutscher, dans le Traité de Kolle et Wassermann (*Handb. der path. Mikoorg*, Supplément, Heft. II, p. 481, 1907) et la Thèse de Koch, inspirée par Dopter (Études bactériologiques sur le méningocoque, *Thèse*, Paris, 1909). On trouvera dans ces différents ouvrages une bibliographie complète de la question.

---

1. Comme Jäger l'a fait remarquer lui-même récemment, le germe de Jäger est souvent agglutiné par le sérum antiméningococcique (Polémique sur le méningocoque. *Centralbl. f. Bakt.*, Bd. 55., Orig., p. 25 et p. 681).

La *morphologie*, les *caractères de culture* du méningocoque, ont été surtout étudiés par Weichselbaum, Albrecht et Ghon, Kolle et Wassermann, Bettencourt et Franca, Von Lingelsheim, Flexner.

C'est Lingelsheim qui, le premier, à étudié l'*action fermentative* du méningocoque sur les sucres (Travaux bactériologiques de la Station de Beuthen (Silésie) pendant l'épidémie de 1904-1905, *Klin. Jahrb.*, 1906, Bd. XV, Heft II, 1906). Kutscher, Kolle et Wassermann, Bruckner (*Soc. de Biol.*, 16 avril 1908), Wilson (*Lancet*, 1908, I, p. 1606), Symmers (*British. Med. Journ*, 31 octobre 1908), Mackenzie et Martin, (*Journ. of Path. a. Bact.*, 1905. p. 539), Dopter et Koch, Bruns et Hohn, ont confirmé dans l'ensemble et complété les résultats de Lingelsheim, tandis que Arkwright (*Journ. of Hygiene*, avril 1907), Dunn. et Gordon (*Brit. Med. Journ*, 1905, II), Stowesandt, Ghon, ont obtenu — pour des raisons diverses — des résultats plus ou moins divergents.

L'étude des *toxines* du méningocoque a été l'objet des recherches dont nous avons donné les résultats. Lingelsheim et Leuchs, Kolle et Wassermann, Flexner, Dopter, ont pratiqué des expériences sur les toxines du méningocoque pour la préparation des sérums thérapeutiques.

Des recherches très délicates sur l'autolyse du méningocoque, ont été faites par Flexner.

Kolle et Wassermann, Krumbein et Schatiloff (*Deut. med. Woch.*, 1908, n° 23), Markl (*Centr. f. Bakt.*, 24 octobre 1907), ont appliqué à l'étude du méningocoque la réaction de Bordet-Gengou.

Les recherches sur les *précipitines* méningococciques ont été poursuivies par Bruckner et Christeanu (*Soc. de Biol.*, 23 juin 1906), Dopter et Koch (*Soc. de Biol.*, 17 août 1908), Vincent et Bellot (*Acad. de médecine*, 16 mars, et *Soc. méd. des Hôp.*, 21 mai 1909).

Le diagnostic différentiel du méningocoque de Weichselbaum avec les germes voisins a été l'objet, il y a quelques années, de recherches nombreuses. Tout d'abord on s'est efforcé de le distinguer des germes assez éloignés de lui comme le pneumocoque (Netter, Bezançon et Griffon), l'entérocoque, le micrococcus catarrhalis (Thiercelin et Rosenthal, Bezançon et de Jong, Brukner, Ghon, Pfeifer et Sederl). Plus récemment l'effort principal a porté sur la différenciation du méningocoque et des germes tout à fait voisins de lui. Nous avons relaté la discussion qui eut lieu à propos du faux méningocoque de Jäger ou *Diplococcus crassus* de Lingelsheim. C'est surtout ce dernier auteur qui s'est efforcé de distinguer du méningocoque les autres germes fréquemment isolés du nasopharynx et qu'on comprend généralement sous le fâcheux vocable de pseudo-méningocoques. Plusieurs auteurs ont depuis complété et confirmé les recherches de Lingelsheim : Flügge, Kolle et Wassermann, Ostermann, Kutscher, Dopter, Koch.

Les *rapports du méningocoque et du gonocoque*, objet de recherches discutables de Eberle, Padua, de Pinto, Lepierre, ont été étudiés par Wannod, Bruckner et Christéanu, Kolle et Wasserman, Weichselbaum, Albrecht et Ghon, Kutscher, Lingelsheim, Zupnik (inoculation du méningocoque dans l'urètre de l'homme), Krumbein et Schatiloff (déviation du complément, absorption des agglutinines et des précipitines), Marfan et Debré (réaction sur les sucres, agglutination).

L'étude de *méningocoques atypiques* a été faite dans différents cas intéressants : Friese et Muller, Frank et Clément Wilson, Bennecke, Dopter (paraméningocoques), Arkwright, Lieberknecht, Von Lingelsheim et nous-même.

Le *streptococcus capsulatus* a été découvert par Bonome dans une épidémie de méningite cérébro-spinale à Padoue, en 1890 (*Archiv. p. le scienze mediche*, vol. XIII, n° 22, 1890, p. 431). Ce microbe a été retrouvé par Netter, Bezançon et Griffon, Thiercelin et Rosenthal au début de l'épidémie parisienne de 1898. Netter a transformé ce germe en pneumocoque et a soutenu que le *streptococcus capsulatus* n'était qu'une variété de pneumocoque, opinion également défendue par Foa et Bordoni-Uffreduzi (*Arch. p. le scienze mediche*, vol. XI, n° 19, 1897).

Leichtenstern a avancé que le pneumocoque et le méningocoque représentaient deux races d'un même microbe et qu'il existait, entre eux, des formes de transition (*Livre jubilaire de Pettenkoffer*, Bonn, 1893).

L'action des agents physiques sur le méningocoque a surtout été l'objet des travaux de Lingelsheim, Bettencourt et Franca et de Flexner ; *l'action des agents chimiques*, des recherches de Flugge, Bettencourt et Franca, Jehle, Dopter et Koch. *L'action pathogène du méningocoque vis-à-vis des animaux de laboratoire* a fait l'objet de nombreuses expériences. Parmi les principales, il faut citer celles de Kolle Wasserman, Kutscher, Flexner, Lingelsheim et Leuchs, Raymond Koch, Debré sur le cobaye jeune, dès mêmes auteurs et d'Elser et Huntoon sur les souris, les rats, de Weichselbaum, Debré sur les chiens, Lingelsheim et Leuchs, et surtout Flexner sur les singes. Ces dernières expériences sont les plus importantes.

L'application du *phénomène de l'agglutination* à l'identification du méningocoque de Weichselbaum a été faite pour la première fois par Albrecht et Ghon (1901) avec un sérum de lapin préparé par des injections de méningocoque et a fait l'objet de recherches ultérieures de Kolle et Wassermann, Rautenberg, Flugge, Von Lingelsheim, Jochmann, Kutscher, Bruckner et Christeanu.

Constitution chimique du méningocoque. — La constitution chimique du méningocoque est la suivante, d'après Ditthorn et Goldmeister (*Hyg. Rundschau.*, t. XIX, 1909, p. 1) : graisses, 5,44 ; lécithine, 1,62 ; protéine, 55,64 ; substances non azotées, 36,80.

L'abondance de phosphatides incorporées aux méningocoques, s'expliquerait par leur nutrition aux dépens des centres nerveux.

NOTIONS DE TECHNIQUE

A) **Préparations des milieux de culture.** 1° *Préparation de la gélose ascite au tiers.* — Faire fondre au bain-marie des tubes de gélose neutre à 2,5 ou 3 pour 100, les faire refroidir ; quand ils sont à une température d'environ 60° (surfusion) ajouter un tiers environ de liquide ascitique. Bien mélanger en agitant doucement. Mettre les tubes droits ou couchés pour le refroidissement, suivant la disposition que l'on préfère obtenir.

L'ascite doit être stérile. Pour conserver, un certain temps, des flacons d'ascite sans qu'ils s'infectent, ce qui n'est pas aisé, on peut, sans inconvénient, verser dans chacun d'eux quelques gouttes de chloroforme.

Le liquide d'ascite peut être remplacé par du liquide pleural ou du liquide d'hydrocèle, ou bien du sérum chauffé à 60°.

Au lieu de la gélose habituelle, qui contient 1 pour 100 de peptone, on peut employer de la gélose fortement peptonisée (peptone Chapoteaut à 5 pour 100), on a ainsi un bon milieu : le *chapasgar* (Chapoteaut-ascite-agar de *Simmers et Wilson*).

L'addition de sucre à l'agar étant favorable, on a recommandé d'employer le glucose et surtout le nutrose à 2 ou 3 pour 100 : on a ainsi le *nasgar* (nutrose-ascite-agar des bactériologistes américains). Ce milieu donne de très bons résultats.

On peut, pour la préparation de la *gélose au sang*, ou bien employer le procédé usuel, en mélangeant intimement une partie de sang (d'homme, de chien ou de lapin) à trois parties de gélose, ou bien le procédé de Pfeiffer : couler à la surface de la gélose du sang qu'on étale. Les deux procédés donnent de bons milieux de culture pour le méningocoque.

Le *sérum de Löffler* se prépare en ajoutant à trois parties de sérum liquide, une partie de bouillon peptonisé (1 pour 100), salé (0,5 pour 100), glucosé (1 pour 100). Couler en tube ou en boîtes de Pétri. Coaguler ; la coagulation ne s'obtient qu'à une température supérieure à celle qui est nécessaire pour coaguler le sérum ordinaire.

La gélose au placenta de Kutscher se prépare en traitant le placenta comme on traite la viande de bœuf pour la fabrication du bouillon, on ajoute au liquide ainsi obtenu : gélose 2,5 pour 100, sel marin 0,5 pour 100, nutrose 2 pour 100, glucose 1 pour 100, peptone Chapoteaut 2 pour 100. A trois volumes de cette gélose on peut ajouter un volume de sérum de bœuf chauffé à 60°. Le milieu doit être limpide et alcalin.

La gélose-liquide-céphalo-rachidien de Conradi se prépare en mélangeant à deux parties de gélose, deux parties du liquide céphalo-rachidien du malade, dont on a extrait par centrifugation le culot et qu'on a chauffé à 60°.

On peut ajouter à ces milieux les différents sucres et le tournesol pour en faire des milieux réactifs (V. plus loin).

Le *bouillon-ascite* se prépare en ajoutant une partie de liquide ascitique à deux parties de bouillon. On peut sucrer et augmenter la quantité d'ascite ou de sérum (ainsi : sérum de bœuf chauffé à 60°, trois parties : bouillon, une partie ; glucose 1 pour 100, nutrose 2 pour 100

— Milieu de Buchanan, de Glascow, modifié). On peut ajouter 1 pour 10 000 de rouge neutre, on aura un milieu-réactif.

Le *bouillon-sérum de mouton* peut être fait comme suit : bouillon, 10 c. c., sérum de mouton, 2 c. c. dans chaque tube.

Dans les ballons mettre 200 c. c. de bouillon, 60 c. c. de sérum de mouton.

Flexner met une moins grande quantité de sérum de mouton. Chaque tube contient : agar glucosé, 7 c. c. ; sérum de mouton, 1 c. c.

B) *Milieux réactifs (sucrés-tournesolés)*.

Technique de Lingelsheim. — Faire une solution de chaque sucre à 10 pour 100 dans de l'eau tournesolée. Faire stériliser 10 c. c. de cette solution en la portant deux minutes au bain-marie à 100° (il ne faut pas chauffer à l'autoclave, pour ne pas caraméliser le sucre). Après refroidissement, ajouter 0,5 c. c. d'une solution normale de soude. Prélever de ce liquide tournesolé, alcalinisé et stérilisé 1,5 c. c. qu'on mélange à 15 c. c. d'une gélose-ascite au tiers maintenue liquide. Quand le mélange est bien effectué et la teinte violette du tournesol alcalin également répartie. on coule en boîtes de Pétri. Le milieu étant bien solidifié, on ensemence par stries une anse de culture de méningocoque et on porte à l'étuve.

Au bout de vingt-quatre heures, on constate que sur glucose et maltose les stries sont rouges : le tournesol a viré, tandis que sur les autres milieux sucrés les stries de culture n'ont pas changé la couleur du fond.

Technique de Bruns et Hohn (milieux liquides). — Mélanger à parties égales du bouillon ordinaire et du liquide d'ascite. A 100 c. c. du mélange ajouter 15 c. c. de la solution sucrée à 10 pour 100 et 15 c. c. de tournesol. Répartir dans les tubes stériles.

Technique de Dopter et Koch (milieu au rouge neutre). — On prend 75 c. c. de gélose à 3 pour 100 légèrement alcaline, on y ajoute 1 gramme de sucre, on stérilise, puis on ajoute 35 c. c. d'ascite et 1 c. c. d'une solution stérile de rouge neutre à 1 pour 100. Le milieu prend une teinte orangée. On maintient le mélange au bain-marie à 60° pendant une heure jusqu'à ce qu'il se forme un fin précipité, grâce auquel la réaction colorante sera beaucoup plus nette. On agite et on répartit en boîtes de Petri. Le milieu prend une teinte jaunâtre légèrement orangée. On ensemence par stries et on met à l'étuve.

Sur les milieux maltosés et glucosés, la strie a une teinte rouge carminée caractéristique qui contraste nettement avec la teinte jaune du milieu. Sur les autres milieux, la strie reste jaune ou tout au plus se colore légèrement en rose.

C) *Technique de l'agglutination du méningocoque*. — Il est préférable de préparer un petit animal (lapin), puis d'employer son sérum pour les épreuves d'agglutination.

On inocule à de jeunes lapins (1800 à 2000 grammes) l'émulsion d'une culture fraîche (de 24 heures) sur agar-ascite. On répète cette inoculation deux à trois fois à quelques jours d'intervalle ; souvent on a des mécomptes, l'animal se cachectise pendant l'expérience et meurt. On peut commencer la série des injections en injectant une dose plus faible (demi-culture) ou bien des méningocoques tués. Mais on n'est nullement assuré d'éviter par ces procédés les accidents mortels. Si l'animal survit, son sérum acquiert la propriété d'agglutiner à un taux élevé le méningocoque qui a servi à préparer l'animal et agglutine moins le méningocoque de souche différente. Parfois cependant il n'en est pas ainsi, et on peut avoir la surprise de constater une agglutination moins forte pour le méningocoque employé à la préparation de l'animal que pour tel autre échantillon de méningocoques.

Pour pratiquer la réaction d'agglutination, on prépare une série de dilutions du sérum dans de l'eau salée (à 7 pour 1000). Les différentes dilutions utiles sont 1/10, 1/50, 1/100, 1/200, 1/400, 1/800.

On dispose un centimètre cube de chacune de ces dilutions convenablement faites dans des tubes stérilisés (les tubes à essais ordinaires peuvent fort bien servir, les petits tubes hauts de 5 centimètres et larges de 6 à 7 millimètres dont on se sert pour les recherches hématologiques sont d'un maniement plus aisé). Dans chacun de ces tubes on émulsionne une anse de la culture qu'on veut identifier. Il est préférable d'employer une culture âgée de vingt-quatre à quarante-huit heures, généralement bien visqueuse et facile à émulsionner.

L'émulsion doit être faite avec grand soin, car une mauvaise émulsion fausse les résultats de l'expérience. Il faudra pour la réussir déposer contre le verre du tube un peu au-dessus du niveau du liquide une toute petite parcelle de la culture et frotter avec un fil de platine cette parcelle contre le verre de façon à la dissocier d'une façon très complète; ce n'est qu'à ce moment qu'on fera affleurer avec précaution le niveau de l'eau jusqu'à cette petite tache visqueuse et qu'on pourra émulsionner. On procédera ainsi parcelle par parcelle avec toute l'anse de culture prélevée et on ne cessera d'émulsionner que lorsqu'il n'existera plus aucun grumeau dans le liquide : celui-ci à la fin de la manœuvre doit être uniformément trouble.

Du reste, le méningocoque s'émulsionne très facilement à l'inverse de certains germes voisins de lui et l'on pourra, dans certains cas, avec un peu d'habitude, tirer de ce caractère une petite indication diagnostique.

On préparera des tubes témoins contenant, les uns des dilutions de sérum de cheval simple (non préparé), les autres simplement de l'eau salée (à 7, 8, ou 9 pour 1000) [1]. La plupart des auteurs mettent les tubes à l'étuve à 37°, et, si les résultats ne sont pas nets, répètent la même épreuve en plaçant les tubes à l'étuve à 55° (procédé de Kutscher). Il est préférable de placer de propos délibéré les tubes dans une étuve à 55°, car la réaction est toujours plus nette de cette façon. On pourra suivre de temps en temps les progrès de l'agglutination. Au bout de vingt-quatre heures, la réaction est achevée : placer alors les tubes, très inclinés, presque horizontaux, au-devant des yeux et les regarder de bas en haut sur un fond clair, puis sur un fond obscur

---

1. Pratiquement on supprime les tubes de sérum de cheval simple et on se contente des tubes-témoins d'eau salée.

en les secouant doucement, on verra que le liquide n'est plus louche d'une façon homogène, mais s'est éclairci et contient de petits amas. Parfois les microbes, au lieu de rester émulsionnés, se sont sédimentés; on agitera alors le tube un peu plus vigoureusement, si l'agglutination s'est produite; on mobilise de cette façon de petits amas grumeleux; sinon, le tube reprend la teinte louche homogène qu'il avait au début de l'expérience.

La réaction peut être tout à fait nette, et si l'on est sûr que l'émulsion a été exécutée d'une façon correcte, la présence de grumeaux bien isolés exclut toute erreur d'interprétation. La réaction peut aussi être plus discrète, l'agglutination discutable, il n'est pas douteux que le facteur personnel de l'observateur joue un rôle dans ces cas. Il ne faut tenir compte que des réactions franches. Dans le cas où la réaction est nettement positive, on observe souvent, mais non pas toujours, des réactions de moins en moins nettes qui correspondent à l'échelle des dilutions de plus en plus fortes.

TROISIÈME PARTIE

ÉTUDE CLINIQUE

CHAPITRE PREMIER

LA MÉNINGITE CÉRÉBRO-SPINALE AIGUË
DU GRAND ENFANT ET DE L'ADULTE

I. *Tableau d'ensemble.* — Les symptômes principaux et l'évolution de la maladie. — Après le début violent, sédation. — Période des symptômes frustes. — Période des symptômes confirmés. — Fréquence des rémissions. — Évolution irrégulière, par poussées successives. — Terminaison.

II. *Modes de début.* — Le début brusque et violent : son importance pour le diagnostic. — Le début foudroyant. — Fréquente rémission précédant l'apparition des signes caractéristiques. — Le début insidieux. — Les troubles prodromiques.

III. *Étude des symptômes* : *Raideurs* : Recherche des raideurs légères, examen de la souplesse de la nuque dans la flexion directe de la tête. — Signe de Kernig. — Raideurs accentuées : attitude du malade. — Persistance des raideurs. — *Troubles de la sensibilité. Douleurs.* — La céphalée ; douleurs dans la continuité des membres. — L'hyperesthésie et l'hypéralgésie cutanées. — *Troubles vasomoteurs et trophiques.* — La raie de Trousseau. — La fonte des masses graisseuses et musculaires. — *Troubles réflexes et sphinctériens.* — Variations dans l'état des réflexes. — Abolition fréquente des réflexes tendineux. — *Troubles psychiques.* — Leur inconstance et leur médiocre intensité. — Excitation psychique et délire. — *Phénomènes convulsifs.* — Convulsions généralisées, leur rareté. Phénomènes convulsifs localisés. — Valeur pronostique. — *Pouls.* — Variations de rythme, de vitesse, dissociation du pouls et de la température. — Importance de ce symptôme au point de vue du diagnostic. — *Respiration.* — Polypnée initiale dans quelques cas. — Irrégularités respiratoires. — *Troubles digestifs.* — Constance des vomissements au début de la méningite cérébro-spinale. — Leur réapparition dans les formes prolongées. — Polydypsie fréquente. — Rareté de la constipation. Fréquence relative de la diarrhée. — *Manifestations cutanées.* Leur importance. — Variatios épidémiques. — L'herpés, véritable symptôme de la méningite cérébro-spinale, date d'apparition, siège, topographie, confluence. — Éruptions érythémateuses et surtout purpuriques. — *Température.* — Hyperthermie initiale, parfois suivie d'un retour à la température normale. — Début par hypothermie. — Courbe en plateau ou bien grandes oscillations. — Discordance entre la température et les autres phénomènes morbides. — *Urines.* — Rareté de l'albuminurie. — Fréquence de la polyurie avec azoturie et phosphaturie. — *Sang.* — Leucocytose polynucléaire neutrophile. — Augmentation de la teneur en fibrine.

IV. *Convalescence. Rechutes et récidives.* — Fréquence des rechutes.

I. **Tableau d'ensemble.** — Nous décrirons tout d'abord une méningite cérébro-spinale aiguë évoluant chez un grand enfant ou un adulte.

Le début de la méningite cérébro-spinale est violent. En règle générale, il est marqué par un malaise intense, des vomissements, l'apparition d'une céphalée très vive et l'élévation prompte de la température. Chez l'adulte, on observe assez souvent un frisson violent.

On remarque presque toujours après ce début brusque une *sédation* des différents symptômes. Puis les signes méningés apparaissent, si peu nets d'abord qu'il les faut rechercher avec soin : c'est la *période des symptômes frustes.* La plupart des malades ne sont amenés à l'hôpital que le troisième ou le quatrième jour, lorsque les symptômes méningés sont bien apparents, c'est *la période des symptômes confirmés.*

Les plus précoces, les plus caractéristiques, les plus évidents de ces symptômes méningés sont la raideur et la douleur. La raideur de la colonne vertébrale est surtout sensible au niveau de la région cervicale : la tête est immobilisée, le cou rigide, les mouvements de latéralité impossibles, enfin et surtout la tête est rejetée en arrière. Cette rétraction de la nuque, qui peut être extrême, est un signe d'une valeur capitale ; la colonne dorso-lombaire est également enraidie et rétractée : le sujet se cambre à l'excès. La courbure, ainsi décrite par la colonne vertébrale de l'occiput au sacrum, est très accentuée.

Les membres inférieurs participent à cet état de contracture, les cuisses se fléchissent sur le tronc, les jambes sur les cuisses, si bien qu'à ce moment, le malade couché sur le côté dans son lit, associe ces deux attitudes : l'opisthonos du tétanos et la position en chien de fusil, de la méningite tuberculeuse. A ce moment on constate, dans toute sa netteté, le signe de Kernig.

Les symptômes douloureux occupent également une place dans ce tableau clinique de la méningite cérébro-spinale, quoiqu'ils soient cependant moins importants que les phénomènes d'hypersthénie musculaire.

La douleur spontanée qu'accusent les malades est assez variable comme siège et comme intensité. La céphalée ressentie en général dès le début de la maladie est un des phénomènes prédominants, notamment chez l'adulte. Le malade peut accuser des douleurs en des points très variés : surtout dans la continuité des membres ou bien au niveau des jointures, à la région lombaire, au thorax, à l'abdomen.

L'hyperesthésie cutanée est presque toujours assez vive. Les troubles vaso-moteurs, la raie de Trousseau notamment, sont à peu près constants. L'état psychique est modifié : il y a un certain degré d'excitation intellectuelle pouvant aller jusqu'au délire. La perte de conscience n'est pas la règle, au contraire on est souvent frappé, même dans les cas très graves, de la parfaite lucidité des malades.

La température en général élevée montre les variations que nous étudierons plus loin.

Les troubles digestifs sont d'importance assez secondaire; les vomissements, signe de début, cessent presque toujours par la suite, la constipation est plutôt rare, la polydypsie et la polyurie sont fréquentes. A cette période on observe fréquemment des manifestations cutanées et articulaires : l'herpès est un symptôme particulièrement commun de la méningite cérébro-spinale, les éruptions les plus diverses sont signalées, de même les arthropathies, caractérisées par des phénomènes douloureux fluxionnaires, souvent éphémères, localisés à une ou deux jointures.

Ces différents symptômes marquent la période d'état de la méningite cérébro-spinale. Ils sont sujets à des alternatives d'accentuation et de rémission. Il ne faudra donc pas se baser exclusivement sur la sédation des principaux troubles morbides pour croire à une guérison prochaine. Seule, l'étude du liquide céphalo-rachidien permet de contrôler la marche de l'infection méningée, d'où la nécessité de répéter les rachicentèses, même pendant les phases de rémission. Cette évolution irrégulière, saccadée, peut durer huit à dix jours ou se prolonger davantage. La marche et la durée de la méningite cérébro-spinale sont en effet des plus variables et on peut observer tous les intermédiaires entre les formes suraiguës qui tuent en quelques jours et les formes chroniques, qui se terminent par la guérison ou la mort après des semaines et des mois de durée.

Lorsque l'évolution est favorable, petit à petit les troubles morbides diminuent ; la fièvre, la souffrance, l'agitation cessent progressivement; les signes de raideur rachidienne sont les derniers à disparaître. Nous insisterons plus loin sur la convalescence et les rechutes.

Dans d'autres circonstances, l'état s'aggrave : les contractures persistent, vont même parfois en s'accentuant. Ou bien, au contraire, elles diminuent et disparaissent ; alors s'installe une sorte de faiblesse, de mollesse générale, indiquant un état parétique des muscles et du tronc, de la nuque et des membres ; l'adynamie est extrême, le malade devient incapable de s'alimenter ; en quelques jours, il maigrit de façon excessive ; son aspect ressemble à celui d'un typhique dont il a la maigreur, la langue sèche, l'air hébété, la haute température. De temps à autre, il pourra présenter une crise convulsive, puis ensuite une période plus ou moins longue d'état subcomateux. La phase terminale est en général très durable.

En dernier lieu, en effet, la respiration prend le rythme de Cheyne-Stokes, le pouls est irrégulier ; les rougeurs subites, les sueurs abondantes, les paralysies partielles ou atteignant la moitié du corps, donnent à cette longue agonie l'allure de la période ultime des méningites tuberculeuses.

II. *Modes de début*. — Le début de la méningite cérébro-spinale offre un tel intérêt pour le médecin, qu'il est indispensable de l'étudier en détail.

Les symptômes du début sont surtout caractérisés par leur *violence* et leur *brusquerie d'apparition* : le malaise profond dont souffre le sujet est subit, et il peut préciser l'heure à partir de laquelle il l'a ressenti. Il en est de même pour la céphalée, qui devient rapidement très intense et s'accompagne souvent de sensations vertigineuses et d'éblouissements. L'ascension brusque de la température à 39°,5, 40°, ou 40°,5 est en général accompagnée d'un grand frisson solennel ou de plusieurs frissonnements.

Enfin le symptôme qui, dans presque tous les cas, marque le moment même du début, est un vomissement suivi quelquefois de plusieurs autres, survenant soudainement, chez un sujet excessivement mal à l'aise depuis quelques instants.

Cette symptomatologie initiale est donc voisine de celle qu'on observe au début de plusieurs autres maladies infectieuses : la méningite cérébro-spinale commence comme une pneumonie, une scarlatine ou un érysipèle.

Le début de la méningite cérébro-spinale peut être, non seulement violent, mais véritablement *foudroyant*, sans que l'évolution ultérieure de la maladie en soit modifiée : c'est une crise convulsive qui constitue alors le premier accident manifeste; le sujet tout à coup, pousse un cri, se raidit, devient violacé, tombe à terre, puis il est pris de secousses épileptiformes étendues à tout le corps. La morsure de la langue, l'écume qui sourd des lèvres, l'incontinence sphinctérienne, la cyanose, puis la phase de coma et de stertor faisant suite aux phénomènes convulsifs, tout rappelle, en ce tableau, le haut-mal comitial. La crise peut être unique ou bien se répéter dans les heures qui suivent. Les accidents convulsifs peuvent dominer d'un côté du corps. On peut observer à leur suite une hémiplégie typique (avec le phénomène de Babinski) qui est toujours transitoire.

Les crises d'épilepsie partielle à type jaksonnien avec troubles de la parole, mais conservation plus ou moins complète de la conscience, sont beaucoup plus rares.

Le début foudroyant peut se présenter d'une façon un peu différente, en ce sens que la perte de conscience l'emporte en importance sur les phénomènes convulsifs : c'est le début apoplectiforme ou comateux : le sujet tombe brutalement sur le sol sans connaissance. En règle générale, quelques secousses convulsives oculaires et faciales constituent une ébauche de la crise épileptiforme.

Presque toujours ces différents symptômes du début foudroyant sont accompagnés d'un ou de plusieurs vomissements. Presque toujours aussi la température monte rapidement dès l'apparition des accidents. Et lorsque le sujet est amené à l'hôpital, après avoir été ramassé dans le coma sur la voie publique, ou bien à la fin d'une crise convulsive soudaine, on constate que la température est élevée ($39°$ à $40°$). Cette règle n'est pas constante. Dans certains cas, la fièvre est nulle. Nous reviendrons plus loin sur ce point particulier.

On conçoit combien sont grandes les difficultés du diagnostic, lorsqu'on se trouve en présence de ces manifestations morbides plus ou moins violentes. Ces difficultés sont d'autant plus considérables qu'il est tout à fait exceptionnel d'observer à cette période les signes, qui dénotent habituellement une atteinte des méninges.

Ce n'est qu'un temps plus ou moins long après les symptômes initiaux qu'apparaissent les raideurs de la nuque, du tronc et des membres et les autres symptômes typiques. Souvent la nuit qui suit les premiers accidents inquiétants marque une rémission, et les signes ne sont nets que le lendemain matin. Il peut arriver même qu'après ce début brutal il ne persiste durant plusieurs jours qu'un certain malaise, les symptômes méningés n'apparaissant nettement que quatre à cinq jours après les accidents initiaux.

Tel est le début brusque habituel de la méningite cérébro-spinale. Un dernier trait en complète les caractères : si l'on interroge avec soin le malade, on apprend parfois l'existence de quelques phénomènes prodromiques. Ils sont en général si peu intenses qu'ils ont été négligés par le malade et par son entourage, et le sujet a pu continuer sa vie habituelle : ils se rattachent au coryza pré-méningitique dont nous avons, au chapitre précédent, étudié les caractères.

Le début insidieux est tout à fait rare dans la méningite cérébro-spinale du grand enfant et de l'adulte. Nous insisterons sur ses caractères en étudiant la méningite cérébro-spinale du nourrisson.

Le médecin doit donc songer à la méningite cérébro-spinale en présence des accidents violents que nous venons de décrire. Il faut connaître les signes caractéristiques de la méningite, et épier leur apparition dans les jours qui vont suivre, vérifier la souplesse de la nuque, chercher le signe de Kernig, tenir compte de la vive céphalée, prendre garde aux troubles vaso-moteurs, aux modifications de la respiration et du pouls, à l'apparition de l'herpès. Il faut surtout, dès qu'on soupçonne la méningite cérébro-spinale — et on doit la soupçonner devant toute crise convulsive, tout coma ou toute céphalée insolites — pratiquer une ponction lombaire; l'examen du liquide céphalo-rachidien permet le plus souvent de poser aussitôt un diagnostic juste et d'instituer à temps une thérapeutique efficace.

III. — ***Étude des symptômes***. — *Raideurs*. — Les raideurs constituent un des symptômes les plus importants de la méningite cérébro-spinale : la raideur de la nuque notamment peut être considérée comme le signe caractéristique de cette affection.

Nous avons insisté en étudiant le début de la méningite cérébro-spinale aiguë sur l'existence d'une phase plus ou moins longue, où les signes méningés étaient fort discrets, et où cependant il serait du plus grand intérêt, sinon de diagnostiquer, tout au moins de soupçonner la méningite cérébro-spinale. C'est la *recherche attentive des raideurs légères* qui, le plus souvent, peut seule aider à cette tâche.

Il importe donc d'étudier avec soin la façon de chercher les ébauches de contracture, avant de tracer le tableau caractéristique des raideurs accentuées.

Ce que le médecin doit surtout examiner, c'est la souplesse dans les mouvements de flexion de la tête sur le tronc et dans les mouvements d'extension de la jambe sur la cuisse. Ces recherches ne doivent pas être pratiquées sans quelques précautions.

Pour l'étude de la motilité de la nuque, il faut, le sujet étant étendu sur le dos dans son lit, glisser doucement la main derrière le vertex : la tête repose ainsi dans le creux de la main, on la repousse en avant, provoquant un mouvement direct de flexion. Rien n'est plus aisé chez le sujet qui se laisse aller; mais s'il existe une contracture pathologique de la nuque, le malade se plaint, ou bien par une grimace douloureuse de son visage signale la douleur qu'il ressent; le médecin de son côté éprouve une résistance qui peut être très légère et qu'il faut s'accoutumer à percevoir.

Pour pouvoir juger de cette façon l'enraidissement pathologique du cou, il faut s'exercer à la manœuvre indiquée chez des sujets normaux. On arrivera ainsi à reconnaître les contractures frustes, d'une si grande valeur pathologique.

Il arrive fréquemment que le malade oppose au mouvement provoqué de la tête une résistance volontaire. Chez l'enfant notamment, il peut être assez délicat de distinguer la contraction volontaire de la contracture réflexe. Pour cela, il faut répéter à plusieurs reprises la manœuvre indiquée : la résistance volontaire est variable d'un moment à l'autre; dans le cas de méningite au contraire, la raideur est permanente et augmente souvent au cours même de l'examen. De plus, la sensation éprouvée par le médecin n'est pas la même dans les deux cas. Il est assez difficile d'exprimer cette différence, tout au plus pourrait-on dire que, dans le cas de contraction volontaire, on perçoit, malgré la résistance du sujet, une certaine souplesse de la nuque, tandis que, dans le cas de raideur réflexe, on a véritablement l'impression que les vertèbres du cou sont soudées entre elles.

On doit toujours chercher à provoquer la *flexion directe* de la nuque, car les mouvements de latéralité peuvent être assez aisément praticables et ne déterminer aucune douleur, quand il existe déjà une contracture des muscles extenseurs. C'est ce qui explique que le sujet n'accuse, pour ainsi dire jamais spontanément, de gêne fonctionnelle et ne se plaigne nullement d'une diminution de mobilité de sa colonne cervicale.

La souplesse de la colonne dorso-lombaire est très difficile à apprécier chez ces malades. Il n'en est pas de même pour les membres inférieurs, où la constatation de la *contracture en flexion*, ou *signe de Kernig*, constitue un renseignement de la plus haute valeur.

La meilleure façon de procéder pour la recherche de ce signe est la suivante : il faut d'abord faire asseoir le malade sur son lit ; on constate qu'en prenant cette position, il fléchit la jambe sur la cuisse. Si on lui ordonne alors d'étendre co mplètement le membre inférieur, il y parvient ; mais si on l'observe d'un peu près, on constate qu'il incline le tronc en arrière, masquant ainsi la contracture en flexion de ses membres inférieurs.

Pour éviter ce mouvement de correction, il faut passer le bras derrière le dos du malade de façon à l'asseoir carrément sur son lit à angle droit. Une fois maintenu de cette façon, il lui est impossible d'étendre la jambe sur la cuisse, et si le médecin essaye alors, en appuyant doucement sur le genou, de réaliser cette position, il sent une vive résistance et détermine une réaction douloureuse chez le malade (fig. 9). On peut arriver parfois à étendre complètement le membre inférieur mais alors le malade accuse une souffrance très vive.

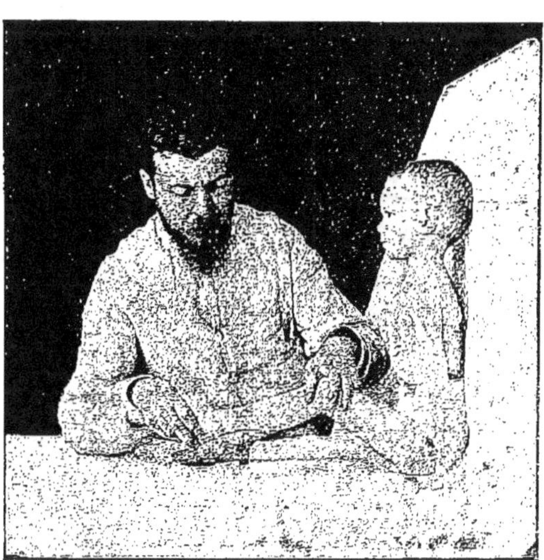

Fig. 9. — Recherche du signe de Kernig. L'enfant est assis sur son lit, à angle droit, le dos bien maintenu. L'extension de la jambe sur la cuisse provoque une vive résistance et détermine une réaction douloureuse.

Un autre procédé pour la mise en évidence du signe de Kernig consiste simplement, le malade étant couché, à soulever progressivement le membre inférieur, tenu par le talon au dessus du plan du lit et à observer comme précédemment, si, dans ce mouvement, l'extension du genou est possible et si elle est douloureuse (fig. 10).

Le signe de Kernig est, en règle générale, bilatéral. Il peut être accentué d'un côté et discret du côté opposé, tout au moins pendant quelque temps.

Telles sont les manœuvres les meilleures pour mettre en évidence les contractures légères et précoces, d'une si haute valeur séméiologique.

On peut encore constater de la façon suivante une sorte de liaison fonctionnelle des jointures du tronc, qu'on a déjà perçue par la correction de la flexion du genou signalée plus haut. En fléchissant fortement la tête sur le tronc, comme on le fait pour la recherche de la raideur de la nuque, on peut voir la jambe fléchir sur la cuisse et surtout la cuisse fléchir sur le bassin, phénomène qui rappelle la flexion combinée de la cuisse et du tronc, signalée dans l'hémiplégie organique par M. Babinski. Ce mouvement ne s'observe pas chez tous les malades et lorsqu'il existe, il est d'une constatation moins aisée et d'une valeur moins grande que la raideur de la nuque, avec laquelle il coexiste toujours (¹).

Du signe de Kernig ou de la raideur de la nuque, quel est le

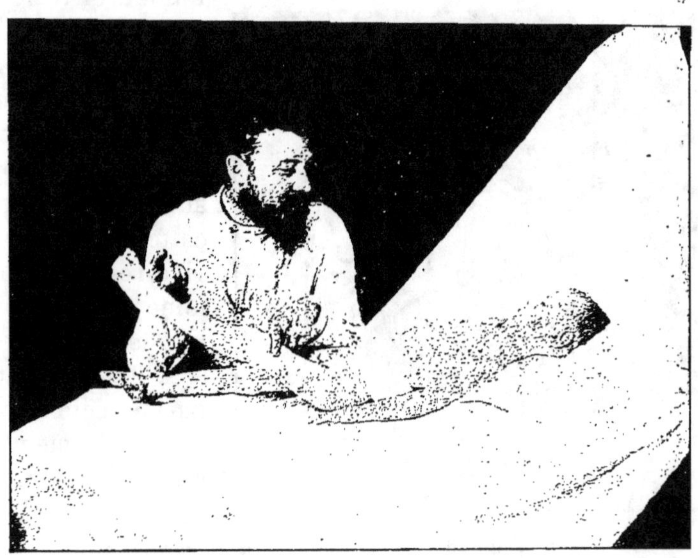

Fig. 10. — Autre manière de rechercher le signe de Kernig. Le malade est couché. On soulève progressivement le membre inférieur, tenu par le talon. L'extension du genou est douloureuse.

symptôme le plus précoce? Il est difficile de répondre à cette question.

La plupart des auteurs jugent que le signe de Kernig est un indice plus délicat et plus fidèle d'une réaction méningée que la raideur de la nuque. Si l'on tient compte, comme nous l'avons indiqué, des raideurs légères, et si on sait les chercher correctement, on estimera que ce symptôme, surtout chez l'enfant, précède presque toujours le signe de Kernig.

Il ne faudra pas négliger dans les cas douteux d'observer d'une façon attentive et répétée, à quelques heures d'intervalle, la sou-

1. Ce signe a été décrit sous le nom de *signe de la nuque*, par M. Brudzinski.

plesse de ces malades par les différentes manœuvres que nous avons indiquées, on pourra ainsi constater l'apparition des raideurs et leur accroissement progressif.

Pendant les 2 ou 3 jours qui suivent le début de leur établissement, les raideurs s'accentuent et arrivent à déterminer l'attitude typique du malade, qui a été déjà décrite.

A ce moment la tête est fortement rejetée en arrière, et ne repose sur l'oreiller que par le vertex, la colonne dorso-lombaire fait un arc extrêmement accentué, si bien que se trouve réalisé un véritable opisthotonos (fig. 11).

La contracture en flexion des membres inférieurs plie le genou à angle très aigu et il est impossible de la vaincre sans une véritable violence ; si l'on fait la moindre tentative d'extension du genou, lorsque le malade est assis, on arrache au patient des cris de douleur.

A ce moment les différentes jointures sont tellement soudées qu'on peut soulever à la fois la tête, le cou et le tronc comme s'ils étaient rivés en une seule tige rigide. Tout essai pour mobiliser le malade augmente sa raideur. Celle-ci peut être telle que la ponction lombaire ne s'exécute pas sans difficulté du reste, la rachicentèse suivie de l'évacuation d'une quantité, même appréciable, de liquide céphalo-rachidien et de pus, modifie fort peu la raideur vertébrale.

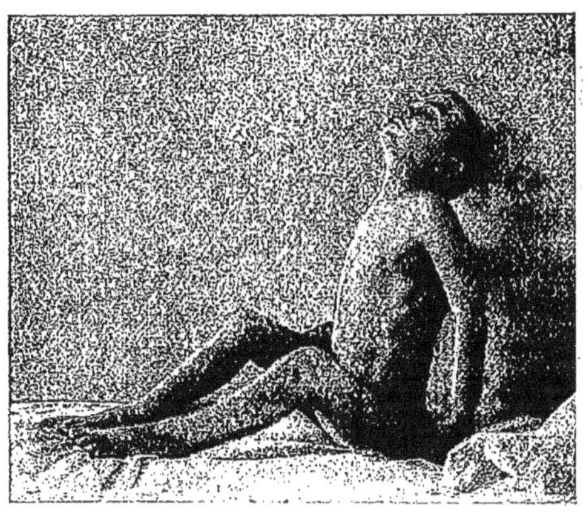

Fig. 11. — Rétraction de la nuque. Colonne vertébrale en arc. Contracture en flexion des membres inférieurs, dans un cas de méningite cérébro-spinale.

Il est rare que la contracture s'étende au delà des groupes musculaires, dont nous avons montré l'atteinte. Notamment l'existence d'un signe de Kernig au membre supérieur est un fait des plus exceptionnels (On observe alors une flexion prononcée de l'avant-bras et lorsqu'on veut mettre l'avant-bras en extension, le biceps et le coracobrachial se tendent fortement).

La contracture massétérine, réalisant le trismus, la contracture des muscles faciaux aboutissant à la formation de rides grimaçantes au niveau du visage, les contractures des extrémités plus ou moins voisines de celles de la tétanie sont tout à fait rares ; les contractures des muscles moteurs du globe oculaire seront étudiées plus loin (p. 196 et 197).

Les raideurs de la méningite cérébro-spinale aiguë sont permanentes, absolues pendant la période d'état. Nous avons déjà signalé leur évolution pendant la période terminale de la maladie, que celle-ci se termine par la guérison ou la mort.

Un point important doit être signalé à ce propos, c'est la persistance pendant plusieurs jours après la chute de la température et le retour complet à la santé, d'un manque de souplesse dans la flexion de la tête. De même, le signe de Kernig peut fort bien être retrouvé quelques jours après la guérison, sans qu'il faille s'en inquiéter.

Nous signalerons, comme complication rare, la persistance durable ou définitive de raideurs vertébrales à la suite d'une méningite cérébro-spinale aiguë.

Une anomalie tout à fait exceptionnelle chez le grand enfant et l'adulte est l'absence de raideur, notamment de raideur de la nuque. Ces *méningites cérébro-spinales à nuque molle* ont surtout été signalées chez les nourrissons.

Troubles de la sensibilité, douleurs. — Les phénomènes douloureux ont une importance assez variable, suivant les cas. Il est, en effet, des sujets, surtout des enfants, qui souffrent fort peu tant qu'ils sont immobiles et qu'on ne les touche point. Au contraire, d'autres malades éprouvent des douleurs vraiment atroces, généralement localisées à la tête.

La céphalée est tantôt occipitale, tantôt frontale, le plus souvent diffuse. Elle peut présenter le siège et l'allure d'une névralgie du trijumeau. Si elle est très intense, le sujet ne cesse de pousser ce cri plaintif « ma tête, ma tête ».

Si elle est moins violente, il faut interroger le malade pour qu'il accuse une douleur de tête, ou bien on le voit de temps en temps porter la main à son front. La céphalée peut être intermittente comme les autres douleurs, dont nous allons voir les localisations principales.

Les souffrances *dans la continuité des membres* se présentent souvent sous forme d'élancements fulgurants; parfois elles sont continues, mais ont des exacerbations paroxystiques. Ces douleurs sont plus ou moins diffuses; le malade les localise dans les masses musculaires ou bien au niveau des jointures. On conçoit que ce symptôme, s'il est prédominant au début, oriente le médecin vers l'hypothèse d'une polyarthrite fébrile ou d'une ostéomyélite. Cette pensée vient d'autant plus volontiers à l'esprit que toujours les mouvements spontanés et plus encore les mouvements provoqués augmentent ces douleurs ; nous avons vu, en étudiant les raideurs combien l'extension du genou et la flexion de la nuque enraidis étaient douloureuses. Très souvent, sans que le médecin puisse constater une raideur nettement appréciable aux différentes jointures, le moindre mouvement provoqué arrache des cris au patient. Il faut bien distinguer ces douleurs vagues, plus ou moins localisées dans les différentes jointures, des douleurs presque toujours monoarticulaires dues aux inflammations méningococciques métastatiques.

Le long de la colonne vertébrale, il est rare que les douleurs soient très accentuées, aussi bien au niveau de la nuque qu'au niveau de la région lombaire : la rachialgie n'est pas un symptôme très fréquent de la méningite cérébro-spinale et il y a un véritable contraste entre l'importance des raideurs vertébrales et la rareté des douleurs le long de la colonne rachidienne. Parfois les sensations douloureuses, peu intenses le long du rachis, irradient en avant et s'accentuent au niveau des régions antérieures du cou, du thorax ou de l'abdomen. Le siège de ces douleurs peut ajouter aux difficultés du diagnostic.

Assez souvent les douleurs sont beaucoup moins nettement localisées, qu'elles soient répandues en quelque sorte dans les différentes parties du corps, ou bien que le sujet subconscient n'ait que des perceptions obscures : le malade se plaindra de souffrir, sans pouvoir dire où il souffre.

Même s'il souffre peu, spontanément, le malade atteint de méningite cérébro-spinale souffre lorsqu'on le remue, lorsqu'on le touche : l'hyperesthésie et l'hyperalgésie cutanées ne manquent presque jamais. On peut provoquer des plaintes chez certains méningitiques semi-comateux par le simple attouchement des téguments et surtout par la moindre tentative de mobilisation. L'enfant, dès qu'on commence à l'examiner, se met à pleurer et à crier : peu d'enfants sont aussi hostiles à tout examen, aussi craintifs devant le médecin que ceux qui sont atteints de méningite cérébro-spinale.

Presque toujours la rachicentèse, suivie de l'évacuation d'une certaine quantité du liquide céphalo-rachidien, diminue les douleurs, contrairement à ce qui se passe pour les raideurs. Aussi, ses souffrances cessant, souvent le malade s'endort après la ponction lombaire.

L'étude attentive des modifications de la sensibilité n'est pas aisée à pratiquer chez ces malades. Cette exploration serait intéressante à faire dans les cas où elle serait possible, car elle pourrait peut-être aider à fixer le siège et la nature des lésions nerveuses éphémères, concomitantes de la phase aiguë de la méningite.

Troubles vasomoteurs et trophiques. — Les troubles vasomoteurs sont moins importants que les troubles nerveux de l'appareil moteur et de la sensibilité ; ils ont cependant leur intérêt.

La raie vasomotrice ou raie de Trousseau s'obtient en frottant doucement avec l'ongle la peau du malade. On voit alors, d'après les classiques, apparaître une raie rouge, limitée par deux raies blanches. En général on aperçoit seulement une raie rouge plus ou moins étalée et irrégulièrement limitée. Ce qui donne à ce phénomène un caractère nettement pathologique, c'est sa précocité d'apparition, l'intensité de sa coloration, sa durée prolongée. Ce signe est assez fréquent dans la méningite cérébro-spinale quoique, dans bien des cas, la raie soit tardive, à peine visible, et disparaisse promptement.

On observe rarement à la période d'état de la méningite cérébrospinale les bouffées de chaleur, les rougeurs soudaines, qui modifient tout d'un coup la face pâle des enfants atteints de méningite tuberculeuse. Il en est de même pour les sueurs subites. Ces différents troubles vasomoteurs s'observent au contraire très fréquemment à la période terminale des méningites cérébrospinales mortelles : la peau moite présente alors par moments de larges placards rouges, plus ou moins persistants.

Durant la période d'état de la méningite cérébro-spinale, les sujets gardent au contraire un teint rosé, et s'ils ne maigrissent pas trop, ils conservent un certain degré de bonne mine assez caractéristique. Mais pour peu que la méningite se prolonge, on constate la fonte des masses musculaires et graisseuses, et, dans les formes un peu traînantes, l'amaigrissement constitue un véritable trouble trophique de première importance, comme nous le montrerons plus loin (p. 121).

Troubles réflexes et sphinctériens. — La raideur des membres, l'hyperesthésie cutanée rendent bien difficile l'examen de la réflectivité au cours de la méningite cérébro-spinale, et si les assertions des cliniciens et les constatations personnelles de chaque auteur sont si contradictoires sur ce sujet, c'est en grande partie parce que la recherche des réflexes n'a pu être, le plus souvent, pratiquée correctement.

L'abolition des réflexes tendineux est un symptôme assez fréquent ; il paraît probable que, si l'examen des réflexes était fait systématiquement dans les cas où il est possible, l'abolition des réflexes tendineux serait notée dans la majorité des cas. Certains auteurs ont voulu faire de l'abolition des réflexes un signe de haute gravité, cette opinion ne paraît pas exacte, car on constate ce symptôme dans des cas de moyenne intensité. L'abolition des réflexes persiste souvent quelque temps après la guérison de la méningite. D'après certains auteurs, l'évacuation du liquide rachidien par ponction lombaire pourrait faire réapparaître les réflexes précédemment abolis.

Les réflexes peuvent conserver leurs caractères normaux, même dans des cas fort graves.

Enfin l'exagération des réflexes tendineux est tout à fait exceptionnelle et le plus souvent transitoire. Cette modification peut s'accompagner de clonus dn pied, plus souvent d'une sorte de *tremblement* qui est déterminé par les mouvements provoqués un peu brusques des membres inférieurs; quelquefois ce tremblement se généralise à tout le corps.

Au reste, l'état des reflexes tendineux, variable suivant les malades, est aussi variable chez le même malade suivant les moments.

L'étude des réflexes cutanés est délicate et sans grande valeur clinique.

Le signe de Babinski (extension des orteils) est très rarement constaté dans la méningite cérébro-spinale, si l'on excepte les cas d'hémiplégie définitive ou transitoire.

Le réflexe controlatéral des membres inférieurs (de Brudzinski) s'observe dans toutes les méningites (flexion passive d'un membre quand on fléchit celui du côté opposé : réflexe contro latéral identique — ou bien extension passive d'un membre quand on fléchit celui du côté opposé : réflexe controlatéral réciproque).

Les réflexes oculaires sont étudiés plus loin (p. 196).

La rétention des urines et des matières est tout à fait exceptionnelle dans la méningite cérébro-spinale ; l'incontinence sphinctérienne n'existe guère que dans les phases de coma ou de délire.

Troubles psychiques. — La persistance de la conscience est fréquente dans le cours de la méningite cérébro-spinale aiguë : un grand nombre de sujets continuent à reconnaître leur entourage, localisent exactement les douleurs dont ils se plaignent; leur lucidité d'esprit est frappante quand on songe à la gravité de leur état et à l'intensité du processus inflammatoire méningé. Cet état s'oppose à la torpeur qui s'empare si vite des enfants atteints de méningite tuberculeuse.

Dans d'autres cas l'intelligence est un peu obscurcie; le sujet immobile laisse échapper des plaintes « ma tête, ma tête » ou des cris fréquents « à boire, à boire ». Cependant dès qu'on l'interroge il répond : réponses brèves et maussades.

Bien souvent, même lorsque les malades ont une apparence comateuse, si on les sollicite avec énergie, si on les mobilise pour pratiquer une ponction lombaire, on provoque un certain retour à la lucidité et, lorsque les sujets guérissent, ils vous font savoir par la suite qu'ils ont très bien perçu ce qui se passait autour d'eux.

Le coma complet ne s'observe guère que dans les dernières heures ou les derniers jours des méningites mortelles.

Même chez les sujets parfaitement conscients, il existe en général un certain degré d'excitation psychique : pendant la nuit, le malade est agité, se plaint, crie, l'insomnie complète est fréquente. On peut observer, pendant de courts laps de temps, un délire tranquille, caractérisé par un marmottement incohérent.

Beaucoup plus rarement, le délire est violent, s'accompagne d'agitation démesurée, de mouvements désordonnés, de mâchonnement, de grincements des dents, de soubresauts tendineux. S'il persiste pendant plusieurs heures de suite, il indique un état grave. Quelquefois les adultes ont de véritables crises de délire maniaque, le malade cherche à griffer, essaye de mordre les gens qui l'approchent, il se frappe la tête contre les barreaux de son lit et pousse de véritables hurlements. Il convient de noter que les paroxysmes délirants peuvent exister sans qu'il y ait une exacerbation des autres symptômes, notamment de la fièvre. On a publié de rares observations de délires systématisés, correspondant au développement d'une idée morbide et accompagnées d'hallucinations, d'illusions sensorielles.

Ces différents troubles psychiques sont rarement très durables : à une phase plus ou moins prolongée de torpeur succèdent de longues heures de lucidité parfaite, ou bien le malade passe insensiblement de l'agitation délirante à un état plus tranquille, où il pousse de petits gémissements, puis il s'endort enfin d'un sommeil qui paraît paisible.

Lorsque l'évolution se montre favorable, très rapidement, alors que l'état du sujet est encore sérieux, les différents troubles psychiques, que nous venons de signaler, disparaissent.

Phénomènes convulsifs. — Les convulsions sont rares au cours de la méningite cérébro-spinale du grand enfant et de l'adulte et sont l'indice d'une méningite sévère. La crise convulsive se présente comme la crise d'épilepsie la plus typique, s'accompagne de morsures linguales, de refroidissement des extrémités, de cyanose

NETTER et DEBRÉ. 7

généralisée, de spasme laryngé avec dyspnée. On peut voir les crises se répéter d'une façon subintrante et aboutir à un état de véritable mal comitial d'origine méningée, dont le pronostic est fatal.

On peut observer, en même temps que les crises cloniques ou indépendamment d'elles, des crises convulsives toniques, où la tête est rejetée en arrière, où l'opisthotonos s'accentue, les bras s'étendent, les poings se ferment : on croirait assister à une crise de contractures paroxystiques chez un tétanique. Parfois, durant ces crises, le pouls se ralentit, la respiration s'arrête et la mort peut survenir.

Les crises épileptiformes peuvent dominer d'un côté et précéder des phénomènes paralytiques siégeant sur le côté correspondant. Les crises convulsives peuvent marquer comme on l'a vu le début foudroyant d'une méningite cérébro-spinale ou bien apparaître plus tard, précéder le coma terminal.

On observe plus souvent du nystagmus, des convulsions oculaires, du mâchonnement, des mouvements de succion, des grimaces du visage ou bien encore des soubresauts tendineux, une agitation spasmodique de la tête qui est rejetée à droite ou à gauche, ou des secousses rythmiques d'un ou de plusieurs membres, ou bien des gestes carphologiques, des mouvements athétosiques, ou enfin une sorte de tremblement à menues oscillations souvent généralisé à tout le corps. Il peut arriver qu'un examen prolongé du patient ou même simplement les premiers mouvements passifs qu'on lui imprime au début de l'examen déterminent l'apparition de ce tremblement.

Ces différents symptômes sont sans gravité spéciale lorsqu'ils sont transitoires, mais, s'ils se prolongent, ils indiquent une méningite cérébro-spinale très sévère.

Pouls. — Chez un certain nombre de malades, le pouls est régulier, ample et rapide, en rapport avec la température.

Ces caractères ne sont pas constants. La rapidité du pouls est parfois sans aucun rapport avec la température du corps. Comme la température elle-même, le pouls change d'un moment à l'autre : on peut observer, à de très courts intervalles, des sauts brusques de 60 à 110 ou 130 pulsations par minute. Pendant le cours d'un même examen médical, la rapidité du pouls peut se modifier. Ces variations brusques et considérables du pouls ont une très grande importance pour le diagnostic. Ainsi dans les phases d'accalmie, qui succèdent souvent au début violent de la méningite, ce signe peut à lui seul faire songer à une réaction méningée.

Le pouls peut affecter non seulement des variations dans la

vitesse, mais aussi dans ses autres caractères : ainsi il est tantôt faible et mou, tantôt, au contraire, ample et fort, parfois dur et tendu.

Le ralentissement du pouls est plus rare dans la méningite cérébro-spinale que dans la méningite tuberculeuse. On ne l'observe que dans les formes graves.

Les variations du rythme, les changements de vitesse, la dissociation du pouls et de la température constituent des indications précieuses au point de vue du diagnostic.

Respiration — Le rythme respiratoire est souvent modifié dans la méningite cérébro-spinale. Dans les premières heures de la maladie, surtout chez le petit enfant, on peut voir apparaître une polypnée allant jusqu'à 60 ou 70 respirations par minute, sans qu'il y ait aucun signe stéthoscopique au niveau du poumon. On conçoit à quelles erreurs de diagnostic conduit la constatation d'un symptôme aussi frappant. Ce trouble initial se retrouve rarement à la période d'état.

On observe quelquefois des irrégularités respiratoires : une série de mouvements respiratoires rapides est suivie d'une longue pose, puis d'une reprise de la respiration marquée par un profond soupir.

Pendant le coma, la respiration réalise souvent le type de Cheyne-Stokes.

Les complications infectieuses localisées au niveau des bronches et des poumons sont étudiées plus loin (v. p. 175).

Troubles digestifs. — Les vomissements ne manquent presque jamais dans les premières heures de la maladie, quels que soient les autres symptômes qui marquent le début de la méningite cérébro-spinale. Ces vomissements, alimentaires ou bilieux surviennent brusquement, sans nausées. Par la suite, ils se répètent rarement et, à la période d'état, le vomissement est exceptionnel. On n'a guère lieu d'observer les vomissements « en fusées », dits *vomissements cérébraux*, qui sont fréquents dans la méningite tuberculeuse.

A une période plus tardive de la méningite cérébro-spinale, lorsque la maladie se prolonge, le vomissement réapparaît, alors il peut se répéter, être même incoercible et devenir redoutable par ses conséquences, car il entrave la nutrition de sujets amaigris et cachectiques (v. p. 122).

Pendant l'évolution de la méningite cérébro-spinale aiguë, les malades sont très altérés et boivent abondamment (v. p. 107).

La constipation opiniâtre, symptôme typique de la méningite tuberculeuse, est fort rare dans la méningite cérébro-spinale où le fonctionnement régulier de l'intestin est fréquent. La diarrhée peut être un phénomène initial, s'accompagner de douleurs abdominales; ce symptôme conduira souvent à des erreurs de diagnostic. La diarrhée persiste parfois à la période d'état.

Manifestations cutanées. — Les manifestations cutanées de la méningite cérébro-spinale sont d'une fréquence tout à fait variable avec les épidémies; elles semblent, d'une façon générale, plus fréquentes en Angleterre et en Amérique qu'en Allemagne, et surtout en France. Cependant certaines épidémies françaises ont été remarquables par l'existence d'éruptions.

De toutes les manifestations cutanées la plus fréquente, la plus importante, celle qui pour le diagnostic a le plus de valeur, est l'*herpès*. L'herpès doit être considéré comme un véritable symptôme de la méningite cérébro-spinale; on l'observe surtout chez le grand enfant et à l'âge adulte. L'herpès

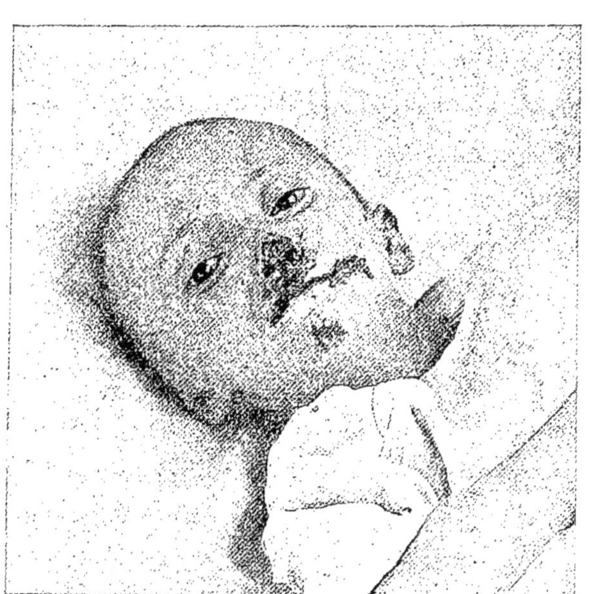

Fig. 12. — Éruption confluente d'herpès au niveau de la face, dans un cas de méningite cérébro-spinale.

est tout à fait rare chez le nourrisson. Sa date d'apparition est variable, on ne l'observe guère avant le deuxième ou le troisième jour. On peut le voir apparaître à la fin de la première semaine ou même plus tard encore; chez certains malades plusieurs éruptions herpétiques se produisent, qui ne coïncident généralement ni avec des aggravations ni avec des améliorations des signes méningés.

Le siège de l'éruption herpétique est des plus variables, le plus souvent elle occupe la peau et la muqueuse des lèvres comme l'herpès banal de la pneumonie, mais on peut l'observer en bien d'autres points, sur la peau de la face où elle peut se localiser aux ailes du nez, au pourtour des yeux, aux rebords de l'oreille, ou bien s'étendre au visage tout entier (fig. 12) et même au cuir chevelu. Enfin, on lui trouvera parfois des localisations excep-

tionnelles, telles que les bords des doigts ou des orteils, la face
cutanée des paupières, la région anale. L'éruption herpétique
dans la méningite cérébro-spinale se localise volontiers au niveau

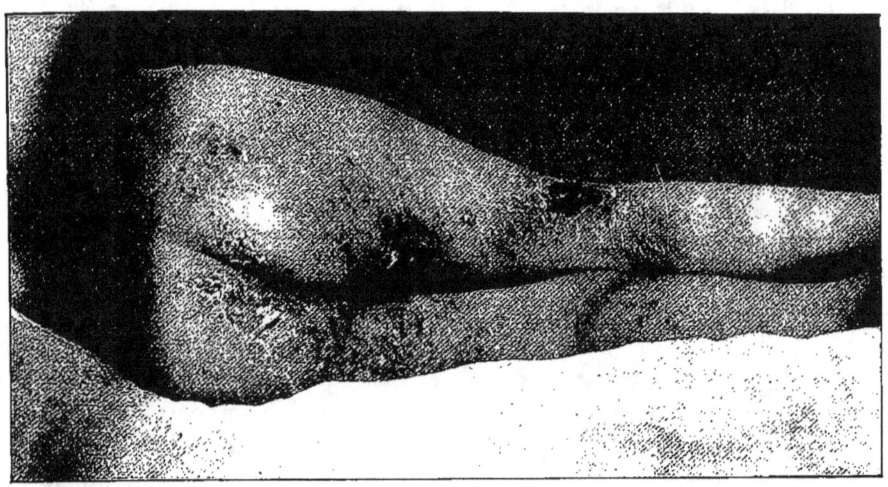

Fig. 13. — Éruption herpétique confluente chez un enfant atteint de méningite cérébro-spinale. Disposition radiculaire de l'éruption, qui domine au niveau du territoire de la 5ᵉ racine lombaire.

des muqueuses. La face interne des joues, les gencives, les bords
de la langue, le voile du palais, plus rarement la muqueuse nasale
ou même conjonctivale (il y a
alors des symptômes de conjonctivite aiguë), plus fréquemment la
muqueuse vulvaire, peuvent être
le siège de vésicules plus ou moins
abondantes, qui se flétrissent assez
vite et se recouvrent d'une pellicule blanchâtre bien limitée.

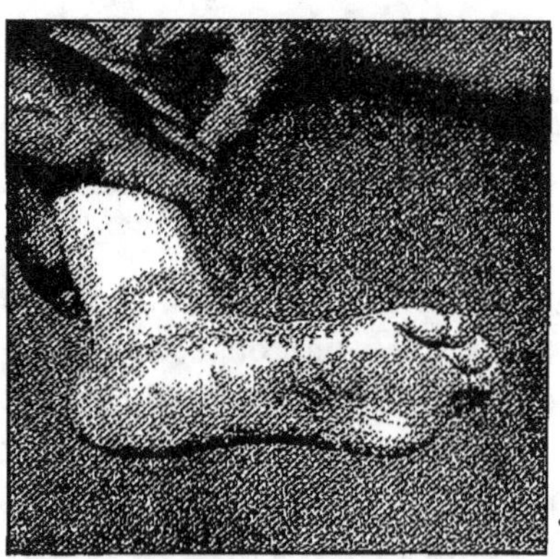

Fig. 14. — Disposition de cette éruption herpétique au niveau du pied.

L'abondance des éléments éruptifs cutanés est bien différente suivant les cas : le plus souvent, c'est
un bouquet de quelques vésicules
qui se fusionnent et forment en
séchant une croûtelle brun-jau-
nâtre, dont la chute laisse appa-
raître une cicatrice rarement persistante. Dans d'autres circonstances, c'est une éruption confluente de vésicules qui peuvent être
toutes petites comme des vésicules miliaires, plus souvent sont
énormes, quelquefois même géantes et évoquent l'aspect des vésico-

pustules de la variole, si bien qu'une éruption de ces vésicules volumineuses recouvrant la face tout entière, s'étendant même du front jusqu'à la région mammaire, ne sera pas sans provoquer quelques hésitations de diagnostic.

Dans quelques cas l'éruption herpétique a une topographie intéressante. Elle correspond au territoire d'un nerf cranien — maxillaire supérieur ou inférieur — ou bien affecte une disposition radiculaire et s'étend alors sur l'espace innervé par une ou plusieurs racines (fig. 13 et 14). Ces constatations sont d'un grand intérêt au point de vue pathogénique.

Souvent ces vésicules herpétiques se joignent et forment alors des ulcérations étendues et douloureuses (fig. 13). Dans quelques cas rares, les vésicules d'herpès se développent sur une éruption érythémateuse ou bien pétéchiale, et dans cette dernière circonstance le sang peut remplir les bulles, qui deviennent noires.

La présence de méningocoques dans les vésicules d'herpès a été signalée. On doit mettre en doute la valeur de cette constatation (v. p. 242).

L'importance de cette éruption herpétique, sa persistance relativement durable, ses sièges anormaux, sa topographie souvent spéciale, sa localisation aux muqueuses en font un signe important de la méningite cérébro-spinale. Contrairement à ce qui a été affirmé autrefois, l'apparition de l'herpès n'a aucune signification pronostique.

Les *éruptions érythémateuse* ou *purpurique* constituent une manifestation clinique importante de la méningite cérébro-spinale.

On peut observer de véritables rashs scarlatiniformes ou morbilliformes, caractérisés par leur ressemblance avec les éruptions de ces maladies dont ils diffèrent cependant par leurs localisations anormales, leur apparition et leur disparition extrêmement rapides. Ces placards scarlatiniformes ou morbilliformes recouvrent rarement le corps tout entier, mais siègent de préférence aux plis de flexion des membres et à la partie inférieure de l'abdomen. Ces rashs sont d'ailleurs rares. Il en est de même pour les érythèmes à type ortié, miliaire, noueux ou polymorphe.

L'éruption de taches rosées lenticulaires, siégeant sur le thorax ou l'abdomen, est un peu moins exceptionnelle.

De toutes ces éruptions, la plus fréquente au cours de la méningite cérébro-spinale est l'éruption purpurique. Elle fait quelquefois suite aux premiers symptômes nerveux, débute en général aux membres inférieurs, puis remonte le long du corps envahissant l'abdomen et le thorax; elle peut prédominer aux extrémités et s'accompagner à ce niveau d'une infiltration œdémateuse des téguments. Les éléments en sont, ou bien de minuscules taches extrêmement nombreuses ayant l'aspect qu'aurait une infinité de piqûres de puces presque juxtaposées, ou bien, au contraire, ce sont des placards étendus, d'une teinte violacée à bords irréguliers ; quelquefois le derme est infiltré d'une véritable ecchymose, il peut même y avoir des hémorragies sous-cutanées. L'éruption disparaît au bout de deux ou trois semaines, elle est suivie d'une desquamation des téguments.

Au cours des anciennes épidémies américaines, malgré des éruptions purpuriques même aussi confluentes que celles que nous venons de décrire, la mort n'était pas absolument fatale. Ces dernières années, l'éruption purpurique n'a été vue qu'au cours des méningites cérébro-spinales les plus graves, et constitue par conséquent un élément de pronostic très fâcheux. C'est notamment un symptôme des formes foudroyantes de la maladie (*black death*, des auteurs américains). On voit également ces éruptions au cours des méningococcémies qui évoluent sans méningite ; dans ce dernier cas l'éruption purpurique n'implique pas un pronostic aussi sévère.

Enfin l'éruption purpurique de la méningite cérébro-spinale peut s'accompagner d'un véritable état hémorragique (hématuries, hémorragies intestinales, hémothorax), et dans ces cas, qui sont mortels, l'autopsie montre fréquemment des suffusions hémorragiques dans le tissu cellulaire, les jointures, les séreuses viscérales.

Température. — La température du corps est variable dans les différents cas de méningite cérébro-spinale aiguë, et ce serait en vain qu'on tenterait de classer et de systématiser les différentes courbes thermiques.

Au moment des accidents violents du début, la température monte en général brusquement et peut atteindre d'emblée 39°,5 ou 40°, cette ascension de la température s'accompagne parfois d'un ou de plusieurs frissons.

L'élévation brusque de la température n'est pas absolument constante ; dans maint autre cas, la température initiale ne dépasse pas 38° ou même 37°,5. Il peut même arriver que la température, le premier et même le deuxième jour, soit au-dessous de 37°, comme le montrent les courbes ci-jointes (fig. 15 et fig. 16).

Parfois, l'élévation thermique du début ne persiste pas au delà de quelques heures, et lorsque le médecin appelé vient examiner son malade, il constate que la température est normale ; rassuré de ce fait, il serait tenté de ne pas attribuer une valeur suffisante à la céphalée, aux vertiges et aux vomissements qu'on lui signale. Le lendemain et le surlendemain, la température remonte à nouveau, mais cette ascension thermique peut être suivie d'une baisse nouvelle.

On peut même observer jusqu'au troisième et quatrième jour une apyrexie parfaite ou bien une véritable hypothermie comme le montrent les courbes ci-jointes.

A côté de ces faits, qu'il faut bien connaître à cause des diffi-

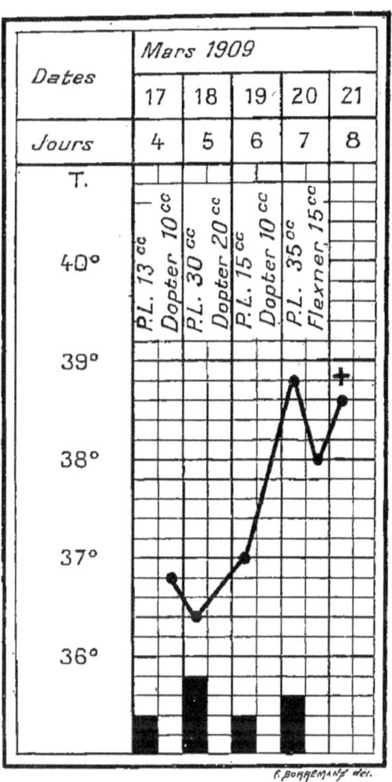

Fig. 15.

Fig. 16.

Fig. 15. — Méningite cérébro-spinale à début hypothermique. Traitement sérique. Guérison.

Fig. 16. — Méningite cérébro-spinale à début hypothermique, chez un nourrisson de 4 mois 1/2. Evolution suraiguë. Mort malgré la sérothérapie.

cultés auxquelles ils donnent lieu, il en est d'autres, beaucoup plus nombreux, où la température élevée dès le début, se maintient autour de 39°, 39°,5 et 40°, les jours suivants.

A la période d'état, la température assez est variable. Tantôt la courbe montre une sorte de plateau bien régulier, la température atteignant continuellement 58°,5, 39° ou 40°, et pour peu que l'ascension se soit faite régulièrement en trois ou quatre jours, on croit voir une courbe de fièvre typhoïde. Ou bien on observe de

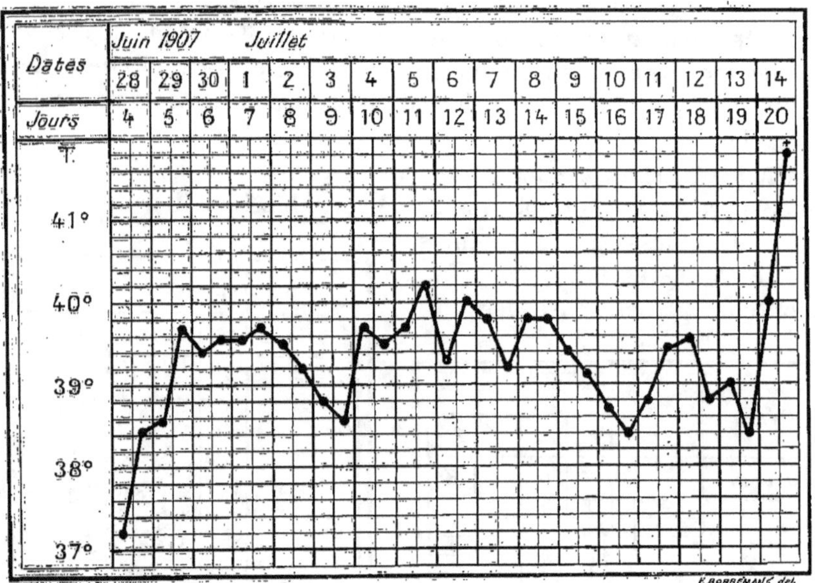

Fig. 17. — Méningite cérébro-spinale chez un enfant. Température élevée. Mort le
20e jour. Cette observation date de 1897 (avant l'usage de la sérothérapie).

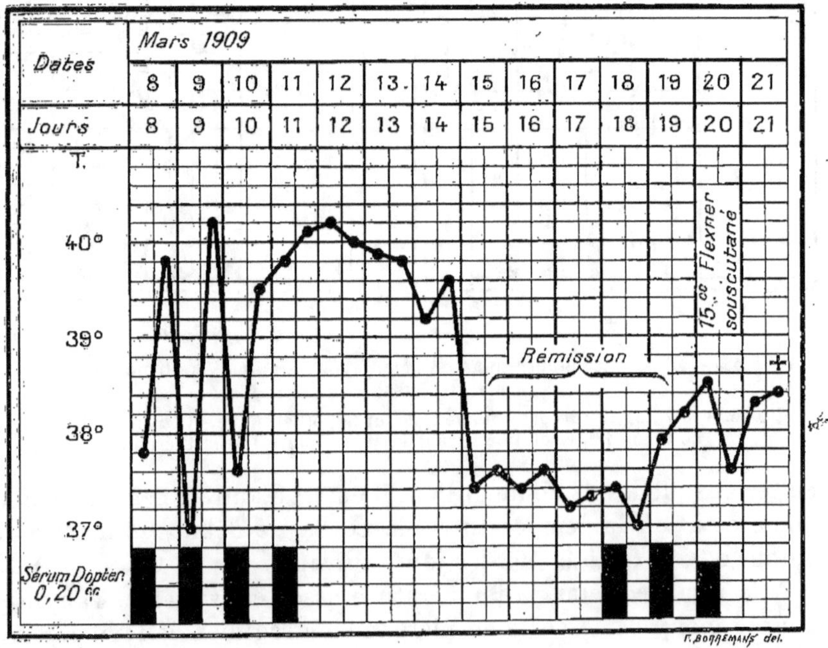

Fig. 18. — Méningite cérébro-spinale chez un nourrisson de 15 mois. Début par de
grandes oscillations. Puis, température en plateau. Rémission et reprise mortelle
malgré la sérothérapie.

grandes oscillations : la température du matin ne dépasse pas 37°,2 ou 37°,5 et, le soir, elle atteint 39° ou 39°,5; la feuille de température rappelle celle d'un tuberculeux phtisique. Le plus souvent la courbe thermique n'a aucun caractère, aucune régularité. A de certains jours, les températures du matin et du soir sont identiques, puis, à d'autres, on constate un écart de deux ou trois degrés (fig. 17 et fig. 18).

Il est rare que la température se maintienne longtemps à un niveau élevé. Au bout de six à huit jours, la température le plus souvent tombe et reste aux environs de la normale pendant deux, trois ou quatre jours, puis c'est une nouvelle ascension qui est brusque ou progressive, et, pendant une semaine, la température se maintient autour de 38°, de 39° ou de 40°, pour redescendre à nouveau (fig. 18). On peut observer ainsi deux, trois reprises de température, et même davantage, dans les cas à évolution subaiguë.

Lorsque la méningite a une terminaison favorable, la température peut baisser brusquement de deux à trois degrés comme à la fin de l'évolution cyclique de la pneumonie. Cette éventualité est exceptionnelle; en règle générale, la chute de la température se fait en lysis. Nous étudierons avec les autres phénomènes de la convalescence les réascensions légères de température, si fréquentes à cette période.

Quand l'évolution est fatale, la température en général s'élève et, souvent dans les dernières heures, monte rapidement au delà de 40° et même de 41° (fig. 17).

Si, au lieu de prendre la température du malade matin et soir, à des heures régulières, on prend la température à différents moments de la journée, on fera souvent une constatation importante : la température varie d'un moment à l'autre, et les variations peuvent être d'une très grande amplitude : un, deux degrés et même davantage. La constatation de ces « sautes » thermiques est un signe important pour le diagnostic, lorsqu'on l'observe dans les premières heures ou dans les premiers jours de la méningite cérébro-spinale. Dans certains cas, une irrégularité du pouls et une variation considérable dans la température prise à deux heures d'intervalle ont pu suffire à orienter le diagnostic vers l'hypothèse d'une méningite cérébro-spinale. Ces variations perpétuelles de la température expliquent pourquoi il n'est point de courbe thermique particulière à la méningite cérébro-spinale.

Il n'y a pas de relation absolue entre la température du corps et les autres symptômes de la méningite cérébro-spinale. Il n'y a pas non plus de relation absolue entre la température et la gravité plus ou moins grande de la situation du patient : malgré une température normale ou subnormale, la ponction lombaire peut fort bien donner issue à un liquide céphalo-rachidien purulent. Inversement, les ascensions thermométriques ne correspondent pas toujours à une attaque microbienne.

Quelque importante que soit cette notion de la discordance entre la température et l'état anatomique des méninges, il n'en faut pas moins tenir grand compte de la fièvre, qui dans certains cas a été la seule manifestation d'une reprise offensive du mal.

Urines. — L'albuminurie est assez rare au cours de la méningite cérébro-spinale ; lorsqu'elle existe, elle est peu abondante ; par exception, dans quelques cas graves, on peut observer une albuminurie intense. La présence de cylindres et de cellules dans le dépôt est également exceptionnelle. L'hématurie n'a été signalée que dans des cas qui s'accompagnaient de purpura.

Sans être constante, la polyurie, qui peut atteindre trois et quatre litres, s'observe assez souvent dans la méningite cérébro-spinale, malgré une température assez élevée. Les méningitiques boivent abondamment, et il est difficile de savoir lequel est le premier en date des deux symptômes, polyurie ou polydypsie. Les urines sont claires et leur densité est normale. La polyurie s'accompagne d'une élimination exagérée de l'azote et des phosphates. La rétention des chlorures serait moins accentuée que dans la plupart des autres maladies infectieuses. Une glycosurie transitoire a été observée dans des cas exceptionnels. L'indicanurie a été signalée surtout dans les cas graves. La diazoréaction d'Erlich est inconstante.

Sang. — La méningite cérébro-spinale s'accompagne de leucocytose et de polynucléose. Le nombre relatif des grands mononucléaires diminue. La polynucléose peut être très accentuée (30 000, 40 000, 60 000 globules blancs par millimètre cube). Les éosinophiles sont absents dans les cas aigus à allure foudroyante. Le nombre des polynucléaires neutrophiles varie d'un jour à l'autre, sans qu'il y ait de relation visible entre ces variations et les phénomènes cliniques. Dans les cas à évolution très prompte (cas abortifs), la leucocytose persiste après la disparition des phénomènes méningés.

La valeur pronostique de l'examen du sang est assez réduite, la disparition de l'éosinophilie caractériserait les formes graves à allure rapide, la disparition de la polynucléose n'indique pas forcément la guérison, car on l'observe dans les cas qui évoluent vers la chronicité.

La valeur diagnostique de cette étude hématologique est

médiocre, car les autres méningites suppurées ont une formule identique et la formule hématologique de la méningite tuberculeuse est des plus variables ; cependant cet examen a un certain intérêt pour le diagnostic avec la fièvre typhoïde et avec la paralysie infantile, qui montrent constamment une leucopénie avec mononucléose.

Le sérum sanguin des méningitiques présente une augmentation de la quantité de fibrine, comme l'indiquent les analyses chimiques et l'étude microscopique de la coagulation.

IV. *Convalescence, Rechutes et Récidives*. — Lorsque la méningite cérébro-spinale guérit, l'amélioration se manifeste parfois très rapidement et « le malade peut passer brusquement d'un danger imminent à un rétablissement presque complet » (Tourdes). Le plus souvent les symptômes diminuent petit à petit et la convalescence n'est point franche ni prompte, la souplesse de la nuque ne revient que lentement et le signe de Kernig peut fort bien être retrouvé plusieurs jours après un retour complet à la santé. Lorsque le sujet se lève pour la première fois, il ressent souvent une certaine raideur dans la région lombaire, qui rend la marche pénible. La céphalée peut durer également ou réapparaître pendant la convalescence, quelquefois les réflexes sont brusques, beaucoup plus souvent abolis, fréquemment les membres sont maladroits et la démarche incertaine, le moindre mouvement provoque une fatigue extrême avec des sueurs abondantes. Quelques troubles psychiques, plus rares et plus inquiétants, peuvent s'observer pendant la convalescence : ainsi un état de tristesse, d'abattement et de torpeur intellectuelle, tel que le malade reste immobile dans son lit sans un geste et sans une parole. Dans d'autres cas on est frappé d'un véritable état de puérilisme psychique. Ces troubles persistent rarement (v. p. 170).

Le pouls peut conserver pendant la convalescence une tendance à l'accélération ou aux irrégularités. La température peut osciller entre 57°,5 et 58° pendant quelques jours, alors que la ponction lombaire indique nettement la fin du processus infectieux.

Le symptôme le plus frappant et le plus constant, chez les convalescents de méningite cérébro-spinale, est leur extrême amaigrissement ; même après une évolution morbide fort courte, la fonte graisseuse est très prononcée.

Depuis l'emploi de la sérothérapie, la guérison est obtenue plus rapidement et la convalescence est souvent très brève.

La méningite cérébro-spinale procédant volontiers par poussées successives, on ne doit pas s'étonner de la fréquence relative des rechutes. On les observe peut-être davantage depuis l'emploi de la sérothérapie, qui permet la survie à un grand nombre de malades, sans aboutir toujours à la destruction immédiate des foyers microbiens. Ces rechutes peuvent survenir après un long temps d'apyrexie et après la disparition complète de tous les symptômes de la maladie. On peut voir une rechute se produire après que le malade a été considéré comme guéri pendant dix jours, quinze jours et même trois ou quatre mois, et les cas ne sont pas absolument exceptionnels de sujets considérés comme guéris, sortis de l'hôpital, qui y sont revenus après de longues semaines atteints d'une rechute de méningite cérébro-spinale.

Les rechutes peuvent débuter comme l'attaque initiale d'une façon brusque ou bien au contraire insidieusement; le plus souvent elles surviennent sans causes occasionnelles apparentes, dans quelques cas rares elles sont consécutives à une imprudence du convalescent qui se remet à travailler trop tôt ou se livre à un exercice physique trop violent.

Les rechutes peuvent être très légères ou très graves ; dans les cas les plus bénins, le malade ressent simplement une vive douleur lombaire, une céphalée intense, la nuque est un peu raide pendant vingt-quatre ou quarante-huit heures, puis tout rentre dans l'ordre. Les rechutes graves, au contraire, présentent tous les symptômes de la première atteinte et peuvent conduire à la mort. On n'observe le plus souvent qu'une seule rechute, mais dans quelques cas elles se répètent, prolongeant l'évolution de la méningite cérébro-spinale (formes prolongées à rechutes ou formes intermittentes de la maladie. V. p. 118).

Il est difficile de considérer comme des rémissions de longue durée les cas absolument exceptionnels où la méningite cérébro-spinale a frappé le même sujet à des intervalles de un ou deux ans ou même quatre ou cinq ans. Dans ces cas il faut bien prononcer le mot de récidive (1).

1. Pour les *Documents et Bibliographie* de ce chapitre, voir p. 129.

CHAPITRE II

FORMES CLINIQUES PARTICULIÈRES

I. *Forme suraiguë.*

II. *Forme foudroyante.* — Sa fréquence au début des épidémies. — Mort subite ou bien phénomènes prodromiques plus ou moins intenses. — Éruptions purpuriques. — Inconstance de la raideur rachidienne. — Importance médico-légale des formes foudroyantes de la méningite cérébro-spinale : diagnostic avec les fractures du crâne, les empoisonnements, etc.

III. *Forme atténuée et forme abortive.* — Fréquence des formes atténuées au cours des épidémies de méningite cérébro-spinale. — Début traînant, fréquence du catarrhe rhinopharyngé. — Douleurs, troubles digestifs, fièvre et raideurs légères. — Durée éphémère de ces troubles, les rapprocher des malaises décrits chez les porteurs de germes. — Formes abortives : méningite cérébro-spinale qui commence brusquement, puis tourne court. — Fréquence des rechutes dans les formes abortives.

IV. *Forme prolongée à rechutes ou forme intermittente.* — Rechutes successives, avec rémissions absolument franches. — Diagnostic avec les fièvres pernicieuses palustres.

V. *Méningite cérébro-spinale prolongée à forme cachectisante (méningite cérébro-spinale chronique).* — Importance des troubles trophiques (amyotrophie diffuse, escarres). — Obnubilation intellectuelle. — Raideur extrême. — Fréquence des complications oculaires et auditives. — Évolution prolongée pendant des mois. — Crises de céphalée et de vomissements. — Mort dans le marasme. — Guérison possible, mais avec persistance de sequelles.

VI. *La méningite cérébro-spinale du nourrisson* — Fréquence du début insidieux, caractérisé par une torpeur progressive et des troubles digestifs. — Erreurs de diagnostic. — Durée prolongée de la période des symptômes frustes : troubles vasomoteurs, irrégularités du pouls et de la respiration, tension de la fontanelle, raideur légère de la nuque. — Période des symptômes confirmés : position caractéristique de l'enfant. — Évolution durable, par poussées successives, vers la cachexie et l'hydrocéphalie. — Difficultés du diagnostic (troubles digestifs, tétanie, etc.).

VII. *La méningite cérébro-spinale de la femme enceinte.* — Diagnostic avec l'éclampsie.

VIII. *La méningite cérébro-spinale du vieillard.* — Difficultés du diagnostic de la méningite cérébro-spinale sénile.

DOCUMENTS ET BIBLIOGRAPHIE.

Les auteurs ont multiplié le nombre des formes cliniques de la méningite cérébro-spinale. Bien des distinctions nous apparaissent aujourd'hui comme trop artificielles pour pouvoir être conservées. Nous ne décrirons que les formes cliniques les plus nettes, dont l'allure évolutive est bien particulière. Il faut cependant savoir que toute distinction en formes cliniques conserve un caractère tout à fait relatif et que de nombreux cas intermédiaires rapprochent les uns des autres les types de description que nous essayons d'isoler.

Nous avons étudié la méningite cérébro-spinale aiguë. L'évolution de la maladie peut être beaucoup plus rapide, sa gravité beaucoup plus grande : la méningite tue en quelques heures (*forme foudroyante*), ou en quelques jours (*forme suraiguë*). Au contraire la méningite cérébro-spinale peut être bénigne : ou bien tous ses symptômes sont discrets et évoluent à bas bruit (*forme fruste, forme atténuée*), le malade continue à vaquer à ses occupations malgré le malaise qu'il ressent (*forme ambulatoire*), ou bien la méningite commence d'une façon presque aussi intense que la méningite aiguë, mais on voit bientôt les symptômes morbides cesser brusquement (*forme abortive*).

La méningite cérébro-spinale se prolonge assez souvent pendant un temps fort long, soit qu'on observe des rechutes successives (*forme prolongée à rechutes, forme intermittente*), soit que l'évolution chronique aboutisse à un état profond de cachexie vraiment caractéristique (*forme prolongée cachectisante*).

Cette simple énumération de formes cliniques si diverses fait pressentir combien la méningite cérébro-spinale est polymorphe.

Cette affection varie également avec l'âge des sujets atteints : elle a chez le *nourrisson* une allure très spéciale, sur laquelle on ne saurait assez insister. Chez le *vieillard*, chez la *femme enceinte* quelques caractères particuliers méritent une courte mention.

I. **Forme suraiguë**. — On dit que la méningite cérébro-spinale a une évolution suraiguë, lorsqu'elle tue en quelques jours.

Dans ces cas, d'emblée l'aspect du malade est inquiétant : la température est très élevée, la raideur de la nuque extrême, le signe de Kernig très prononcé. Mais ce qui est surtout frappant, c'est que le malade n'a plus conscience de ce qui l'entoure, il délire souvent et presque toujours est en proie à une agitation des plus vives ; la figure est grimaçante, sans cesse les jambes rejettent les couvertures, les bras font des gestes désordonnés, le corps est pris d'une sorte de tremblement irrégulier et discontinu. La face est le plus souvent rouge et vultueuse, les extrémités sont cyanosées, le pouls et la respiration sont irréguliers, les sphincters incontinents.

Dans ces formes les localisations métastatiques (notamment les suppurations oculaires) ne sont pas rares. Les éruptions purpuriques témoignent également de l'existence d'une septicémie.

La ponction lombaire montre un liquide purulent extrêmement riche en méningocoques, sur lesquels le traitement sérique se montre sans action efficace.

En présence d'un tel tableau clinique, il faut, malgré tous les efforts thérapeutiques, porter un pronostic très sombre.

II. *Forme foudroyante.* — La méningite cérébro-spinale peut débuter brusquement avec une violence inouïe au milieu d'une santé en apparence parfaite et entraîner la mort après quelques heures d'évolution. Telle est la méningite cérébro-spinale foudroyante. On doit réserver à ce terme imagé la signification que lui attribuaient les vieux cliniciens français, qui l'ont employé pour la première fois en décrivant cette forme clinique, et l'on doit ranger au contraire dans les formes suraiguës, différentes de la méningite cérébro-spinale foudroyante par leur symptomatologie, leurs lésions et leur physiologie pathologique, les cas très graves qui tuent en quelques jours.

La méningite est plus fréquemment foudroyante au début des épidémies que dans leur décours. Cette constatation a été faite en France et dans les différents pays pendant les épidémies anciennes et vérifiée récemment. Il n'est pas rare de voir se succéder à de courts intervalles dans un même foyer ou un même groupe épidémique des méningites cérébro-spinales foudroyantes. On peut ainsi assister à la mort en quelques jours de plusieurs soldats dans une même caserne, de plusieurs enfants d'une même école ou d'une même famille.

Si l'épidémie de méningite n'est pas encore reconnue à ce moment, on conçoit combien il est difficile de diagnostiquer la cause de ces morts soudaines et imprévues, d'autant plus que les symptômes de la méningite cérébro-spinale foudroyante sont bien différents de ceux qu'on observe dans les formes habituelles de la maladie.

La méningite foudroyante frappe au milieu de leurs occupations des sujets qui jusqu'alors ne se plaignaient d'aucun trouble morbide. « Des militaires ont été frappés dans la rue, à l'exercice, dans les casernes pendant leur repos; ils tombaient comme foudroyés et on transportait à l'hôpital dans un état désespéré des hommes qui, peu auparavant, faisaient leur service sans se plaindre » (Tourdes). Les enfants sont atteints au milieu de leurs jeux; des malades ont été frappés pendant leur sommeil.

Plus rarement le sujet a présenté quelques troubles prodromiques, analogues à ceux que nous avons signalés au début de la méningite cérébro-spinale aiguë; tel malade, soigné un jour ou deux pour « une grippe », sort de l'hôpital guéri en apparence; on l'y ramène au bout de vingt-quatre heures en état de coma agonique. Il importe de signaler enfin la possibilité, très exceptionnelle, il est vrai, d'un traumatisme sur la tête dans les heures qui ont précédé l'apparition des symptômes foudroyants de la méningite. L'importance médico-légale de ces faits est telle que nous y insisterons plus loin.

Le début de la méningite foudroyante peut être marqué par des vomissements inopinés, qui font croire à une indigestion, ou bien c'est une céphalée atroce qui prend le malade tout à coup, s'accompagne de troubles de la vue, de sensations vertigineuses, de douleurs diffuses le long du rachis et dans les membres. Beaucoup plus souvent le sujet tombe, en proie à une crise de convulsions généralisées très violentes. Lorsqu'on examine ces malades, ils sont presque toujours dans un état de torpeur intellectuelle profonde et l'on est aussitôt frappé de la gravité de leur état. Leur respiration est pénible, affectant souvent le rythme de Cheyne-Stokes; les extrémités sont cyanosées, froides, couvertes de sueurs, le pouls est petit, irrégulier, parfois imperceptible. De temps en temps les malades sont pris de convulsions plus ou moins violentes. La mort peut survenir au bout de quatre à huit heures, plus souvent au bout de dix à trente heures.

L'herpès est tout à fait exceptionnel dans la méningite foudroyante; au contraire les éruptions congestives ou hémorragiques sont la règle. Presque toujours les membres et la peau de l'abdomen se marbrent d'une éruption purpurique à teinte cyanique, dont la présence a une grande valeur diagnostique. Dans certaines épidémies (Irlande) les méningites foudroyantes se sont accompagnées d'un véritable syndrome hémorragique.

Nous avons vu que la perte de conscience était en général promptement totale; quelquefois, cependant, le sujet reste lucide pendant assez longtemps pour éprouver un sentiment intense de malaise et d'angoisse. Certains malades répètent « je suis très mal, je vais mourir » quelque temps avant de tomber dans le coma.

Le délire est tout à fait rare chez l'enfant, il a été observé chez l'adulte, surtout chez les soldats; il affecte l'allure d'un délire furieux. Il peut s'accompagner d'hallucinations.

La raideur manque le plus souvent dans la méningite foudroyante, ce qui augmente les difficultés du diagnostic.

La méningite foudroyante s'accompagne presque toujours de fièvre. Dès le début des accidents, la température monte à 40° et même au delà. Plus rarement la température reste normale jusqu'à la fin.

On peut observer des formes foudroyantes plus soudaines et plus frustes encore dans leur évolution : un sujet se couche légèrement mal à l'aise; on le trouve le lendemain matin comateux dans son lit. Il est enfin des malades qui après quelques instants de vertige et de titubation tombent terrassés par une véritable attaque apoplectique, entrent d'emblée dans un coma qui se termine par la mort en quelques heures.

Nous avons déjà insisté sur l'importance médico-légale de cette forme de la méningite cérébro-spinale; différentes erreurs de diagnostic présentent un grand intérêt à ce point de vue particulier. Dans le cas de méningite foudroyante post-traumatique, seule l'autopsie peut éliminer l'hypothèse d'une fracture des os du crâne.

« Les malades meurent, disait Tourdes, comme empoisonnés. » Aussi le diagnostic d'empoisonnement, évoqué par les vomissements soudains du début, l'évolution si rapide vers la mort a-t-il plusieurs fois été porté.

Enfin on a pu accuser des parents d'avoir tué par leurs mauvais traitements un enfant mort de façon inattendue et mystérieuse, et sur le corps duquel des taches purpuriques simulaient des ecchymoses traumatiques.

Nous ne saurions étudier le diagnostic de la méningite cérébro-spinale foudroyante avec toutes les autres causes de crises convulsives ou de comas soudains survenant chez l'enfant ou l'adulte. Dans ces circonstances, l'hypothèse de méningite cérébro-spinale foudroyante ne vient à l'esprit que si l'on constate une éruption purpurique, de la raideur vertébrale ou bien si l'on est avisé d'une recrudescence de la méningite cérébro-spinale.

Nous verrons plus loin dans quelles circonstances la ponction lombaire permet de poser dans les formes foudroyantes un diagnostic certain, et comment l'anatomie pathologique conduit à distinguer d'une part *les méningites ambulatoires à terminaison foudroyante* et d'autre part les *méningites foudroyantes* proprement dites. Enfin nous montrerons le rôle que joue la septicémie méningococcique dans l'évolution de ces méningites [1].

III. **Formes atténuées et abortives.** — La méningite cérébro-spinale atténuée est très fréquente; elle s'observe surtout au

1. Cette étude des méningites cérébro-spinales foudroyantes est complétée p. 154, p. 178, p. 220 et p. 279.

moment où la maladie manifeste une certaine recrudescence ; il en est de ces formes atténuées ou légères comme des embarras gastriques, des fièvres synoques, des fébricules typhoïdes, qui accompagnent, avec une fréquence bien connue, toutes les épidémies de fièvre typhoïde éberthienne, comme des diarrhées cholériformes ou dysentériformes, qui s'observent pendant les épidémies de dysenterie, de choléra.

Ces méningites cérébro-spinales légères peuvent atteindre un nombre considérable de sujets, appartenant aux agglomérations infestées par l'épidémie. Dans certains régiments, on a pu observer trente, quarante atteintes méningées légères, au cours d'une même période et même davantage. Dans quelques villages, on a pu dire que presque pas un habitant n'avait été épargné, tous ayant été, à un moment donné, plus ou moins fortement incommodés. Il arrive même que, dans les contrées où règne la méningite cérébro-spinale, certains groupements (école, régiment) ne comptent que des formes atténuées de la maladie.

Si les méningites atténuées ont été surtout observées dans les classes aisées, c'est que, par sa bénignité même, la maladie n'a pas conduit les sujets pauvres à l'hôpital. Il est vraisemblable au contraire que les méningites cérébro-spinales sont plus fréquentes dans les milieux malheureux, où les porteurs de germes sont si nombreux.

Nous avons en effet déjà insisté en étudiant les *porteurs de germes* sur les malaises fréquents qu'ils ressentent et indiqué qu'il existe une série de manifestations morbides intermédiaires entre les troubles vagues de leur état général et les méningites cérébro-spinales atténuées (v. p. 37).

Les méningites cérébro-spinales atténuées, surtout décrites chez les adultes, se rencontrent également chez les grands et les petits enfants.

La méningite cérébro-spinale atténuée a presque toujours un début traînant, ce qui contribue à en rendre le diagnostic des plus délicats ; l'angine et la rhinopharyngite sont constatées avec une fréquence particulière chez ces malades, fait à rapprocher de ce que nous venons de dire au sujet des *porteurs de germes.*

Puis le malade se plaint de fatigue, de sensations vertigineuses, de malaise général, et surtout de douleurs le long des membres et au niveau de la région lombaire ; la céphalée est très fréquente, elle est le plus souvent intermittente. Le malade est anorexique, il vomit rarement. Si la température est prise, elle indique 37°,5 ou 38°.

Il arrive que ces malades, lorsqu'ils continuent à aller et venir,

se rendent fort bien compte de la raideur de leur colonne vertébrale; ils se plaignent de raideur dans la région de la nuque et se
croient atteints de torticolis.

Parfois ces sujets, se sentant peu malades, vaquent à leurs occupations, d'où le nom de *méningite cérébro-spinale ambulatoire* qu'on
a donné à cette forme clinique.

Ces méningites légères sont brèves; au bout de quatre ou cinq
jours tous les symptômes ont disparu.

A côté de ces méningites cérébro-spinales atténuées et éphémères, il est des cas plus rares où la méningite atténuée se prolonge
au delà d'une semaine. En règle générale, dans cette dernière éventualité, les symptômes s'accentuent et le malade finit par entrer à
l'hôpital. Il s'agit plus, à vrai dire, d'une méningite cérébro-spinale
à début lent que d'une forme atténuée de la maladie.

Nous avons signalé que l'évolution atténuée de ces méningites
cérébro-spinales peut précéder une manifestation foudroyante de
la méningite cérébro-spinale, ce sont des *méningites cérébro-spinales
latentes* ou *ambulatoires à terminaison foudroyante.*

On conçoit combien, en dehors de la notion d'épidémie, le
diagnostic de ces méningites cérébro-spinales atténuées est
difficile à poser : on croira à un embarras gastrique, quand les
troubles digestifs dominent, à une polyarthrite subaiguë, quand
le malade accuse surtout des douleurs le long des membres. Un
seul signe — capital, il est vrai — oriente le médecin vers le
diagnostic de méningite cérébro-spinale, c'est la constatation de
la raideur rachidienne et du signe de Kernig. La ponction lombaire confirme souvent cette impression, car dans ces méningites
cérébro-spinales, malgré leur allure clinique atténuée, le liquide
céphalo-rachidien est souvent trouble et contient des germes pathogènes (p. 155). Dans les cas où la ponction lombaire ne fournit
pas de résultats bien nets, d'autres méthodes de laboratoire (agglutination), jointes à la notion d'épidémicité, permettront cependant
de poser un diagnostic précis.

Les symptômes qui caractérisent la *méningite abortive* n'ont rien
de particulier : on retrouve après un début violent, d'une grande
valeur séméiologique, les signes principaux de la méningite cérébro-
spinale : les vomissements, l'éruption herpétique, la céphalée et la
raideur vertébrale. Ce qui est caractéristique, c'est l'évolution
clinique, qui dans ces cas est toujours identique à elle-même.

Les symptômes persistent, plus ou moins intenses, généralement nets, de deux jours à cinq ou six jours, puis la méningite
« tourne court »; tout à coup, le tableau clinique change de façon

complète; l'étonnement du médecin est toujours très vif, en voyant que le sujet, qu'il a quitté la veille dans un état sérieux, se plaignant d'une céphalée vive, enraidi, répondant de mauvaise grâce aux questions, se trouve le lendemain assis sur son lit, souriant et ne souffrant plus d'aucun trouble morbide; il ne persiste plus que les cicatrices de l'éruption herpétique et parfois un léger degré de contracture des membres inférieurs en flexion.

L'évolution morbide peut s'arrêter là. Mais il faut bien savoir que les rechutes sont extrêmement fréquentes. Ce dernier élément concourt à caractériser ce type morbide. Il n'est même pas rare d'observer plusieurs rechutes successives (fig. 19). Ces rechutes ne

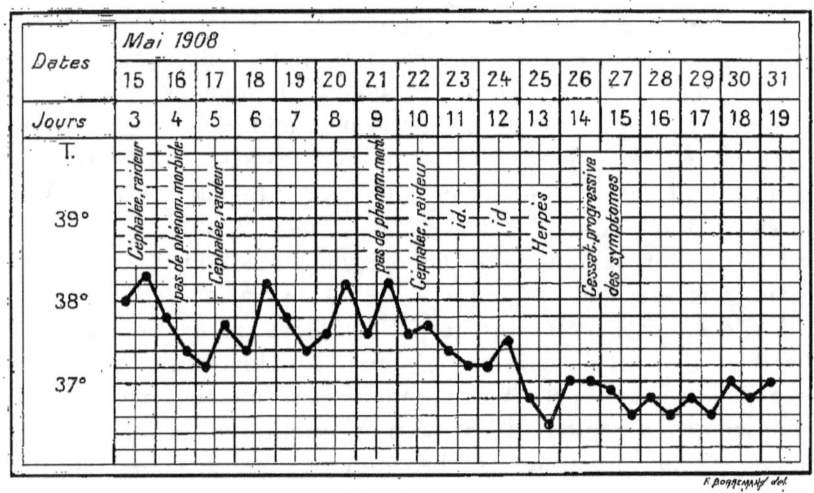

Fig. 19. — Méningite cérébro-spinale abortive, avec rechutes successives.

sont pas graves, mais elles frappent comme la première atteinte, par la soudaineté de leur apparition, l'intensité de leurs symptômes, la cessation brusque des accidents. Le pronostic de la méningite cérébro-spinale abortive est essentiellement bénin. Une telle atteinte cependant n'immunise pas toujours et on a pu signaler des rechutes très graves, même mortelles.

On conçoit l'extrême difficulté du diagnostic dans ces formes de méningite cérébro-spinale : la grippe, l'angine, le rhumatisme articulaire aigu, la pneumonie sont évoqués tout d'abord. On parle de « fièvre éphémère », de « fièvre catarrhale », de « fièvre de surmenage », surtout de « fièvre herpétique », Ces dénominations insuffisantes ne désignent pas une entité clinique. Il est vraisemblable que mainte « fièvre éphémère » accompagnée d'herpès, de vomissements, de symptômes nerveux : céphalalgie extrême, agitation, insomnie, devrait être considérée comme une méningite cérébro-spinale abortive, épidémique ou sporadique. Sans doute il est difficile dans bien des cas de fournir une justification formelle à cette assertion, d'autant plus que les résultats de la ponction lombaire sont, le plus souvent, peu probants (v. p. 155). Cependant les notions d'épidémie et de saison, les ressemblances cliniques sont des arguments de haute valeur. Différentes réactions biologiques, comme la réaction d'agglutination, peuvent fournir, quand elles sont pratiquées dans de bonnes conditions, un élément de diagnostic très important.

On a décrit récemment des méningites bénignes et éphémères qui, par leur allure clinique, tantôt rappellent la méningite tuberculeuse, tantôt la méningite cérébro-spinale et notamment les formes atténuées et abortives de cette affection. Ces méningites ne présentent pas, en général, le liquide trouble des méningites cérébro-spinales atténuées, ni l'herpès, ni la fréquence des rechutes, si caractéristiques des méningites cérébro-spinales abortives. Ces méningites ont été observées en dehors des conditions saisonnières habituelles de la méningite cérébrospinale. La nature exacte de ces méningites éphémères n'est pas déterminée à l'heure actuelle. Certaines d'entre elles sont des formes méningées frustes de la poliomyélite épidémique. Le diagnostic de ces méningites avec les méningites cérébro-spinales atténuées et abortives est surtout basé sur les considérations étiologiques et les épreuves de laboratoire.

IV. *Forme prolongée à rechutes ou forme intermittente*. — On peut décrire sous le nom de méningites cérébro-spinales prolongées à rechutes les méningites dont la durée est augmentée par une série de rechutes successives.

Nous avons déjà insisté sur la marche saccadée de la méningite cérébro-spinale aiguë. Il arrive assez souvent que l'évolution par poussées successives se traduise d'une façon plus nette encore; il ne s'agit plus seulement d'une série de reprises, mais de véritables rechutes. Les anciens auteurs, frappés par cette allure intermittente de la maladie, avaient rapproché la méningite à rechutes des fièvres intermittentes palustres, et ils insistaient sur le diagnostic entre la méningite épidémique et la malaria pernicieuse.

Parfois les rechutes sont peu nombreuses, on en compte deux ou trois. Parfois elles se répètent avec une extrême fréquence. Entre ces rechutes, les rémissions sont franches, le retour à la santé paraît complet. Les rémissions peuvent être brèves ou prolongées, durer de cinq et six jours à trois ou quatre mois.

V. *Méningite cérébro-spinale prolongée à forme cachectisante (méningite cérébro-spinale chronique)*. — Le début et les premiers jours des méningites chroniques rappellent absolument les manifestations morbides des méningites cérébro-spinales aiguës et en ont l'allure bruyante si caractéristique. Puis, au bout d'un temps variable, de quinze jours à un mois, les différents symptômes s'atténuent et une rémission semble annoncer la guérison prochaine. Cette rémission, il faut le noter, est bien rarement tout à fait franche et il persiste presque toujours quelques symptômes du mal : une raideur de la nuque parfois très manifeste, qui immobilise la tête rejetée en arrière, ou bien une raideur de la colonne dorso-lombaire, une maladresse des membres inférieurs qui rend la démarche hésitante ou impossible. Parfois, c'est l'état psychique qui, pendant ces périodes d'amélioration, se montre altéré : le malade se montre inattentif, oublieux, sa vivacité intellectuelle est amoindrie.

Après quelques jours ou quelques semaines d'une amélioration relative, les accidents aigus reprennent : fièvre, raideur extrême, douleurs, céphalée et délire réapparaissent. On observe ainsi pendant des semaines et des mois des alternatives de sédation et d'aggravation, et c'est petit à petit, au cours de ces reprises successives, que se constituent ce qu'on pourrait appeler les stigmates de cette infection méningée subaiguë. Les caractères principaux en sont : des *troubles trophiques* extrêmement accentués, notamment une amyotrophie diffuse, une fonte graisseuse considérable, des escarres; des *troubles psychiques* constants, caractérisés par l'obnubilation intellectuelle, qu'accompagne parfois du délire; des *troubles sphinctériens*, qui ne manquent jamais; des *troubles moteurs*, où s'associent une impotence plus ou moins complète des mouvements, une raideur toujours vive, du tremblement; des *troubles sensitifs* fréquents : céphalée, douleurs spontanées et provoquées au niveau de la région dorso-lombaire et des membres. Enfin, l'*état général* de ces malades est profondément altéré : une adynamie profonde, une véritable cachexie peuvent s'accentuer jusqu'à déterminer, après une évolution très durable, la mort dans le marasme.

Ces différents symptômes doivent être étudiés d'un peu plus près. Celui qui domine est peut-être la fonte musculaire et graisseuse : les membres sont d'une gracilité excessive, l'abdomen est creusé, et sous la peau se dessinent les muscles de la paroi abdominale. Au thorax, les côtes marquent leur relief; au niveau de la face, la peau est ridée à tel point que le visage grimaçant prend une expression simiesque. Ces malades arrivent à donner une impression de maigreur plus grande que les cancéreux ou les tuberculeux phtisiques. La peau est sèche, rugueuse, écailleuse, elle a perdu son élasticité normale, elle est parfois le siège d'une hypertrichose plus ou moins accentuée. Elle se couvre par moments de fines efflorescences cutanées ou de placards érythémateux, qui réalisent de véritables éruptions des types les plus divers. Enfin et surtout, apparaissent des escarres, elles siègent à la région occipitale, à la région sacrée, fessière ou trochantérienne, ou enfin au talon et se creusent promptement comme un véritable mal perforant. Ces escarres peuvent guérir ou au contraire s'étendre, s'accompagner de décollements profonds, se compliquer de lymphangites et de phlegmons et contribuer par leur gravité à amener la mort.

Des troubles psychiques observés chez ces différents malades, la torpeur intellectuelle est le plus important. Elle peut être plus ou moins intense. Chez certains sujets, l'obnubilation de l'intelligence n'est pas absolument complète : on peut constater, qu'immobiles dans leur lit, ils suivent du regard les personnes de leur entourage et semblent en comprendre vaguement les gestes et le langage. Mais nulle émotion ne se montre sur leur visage figé, sauf dans une circonstance cependant : lorsqu'on leur apporte à boire et à manger, leur regard s'anime et leur face grimaçante exprime une joie très vive : ils ne bougent point pour saisir les aliments qu'on leur tend, mais les engloutissent comme « à la becquée ». La joie animale devant la nourriture est le seul sentiment qui paraisse persister en eux. La perte de conscience est si profonde que certains sujets ne prononcent aucune parole. Tranquilles tant qu'on ne les approche pas, ils gémissent et pleurent dès qu'on les touche.

Chez quelques malades, on peut observer par périodes un délire tranquille. Ces malades prostrés et subconscients ne semblent pas souffrir et leur physionomie hébétée ne traduit aucun malaise. Cependant, dès que leur intelligence se ranime (et durant certaines périodes de cette longue évolution, on observe des phases de lucidité plus ou moins parfaite), la scène se modifie ; les souffrances qu'endurent les malades sont alors, par contre, extrêmement vives. Le plus souvent, il ne leur est pas possible de localiser le siège de leurs douleurs, mais ils peuvent expliquer qu'ils ont mal et parfois même ils poussent, des heures durant, des cris déchirants. Lorsqu'on peut obtenir d'eux une réponse, ils accusent une vive céphalée, ou des douleurs irradiant le long des membres inférieurs. Même en dehors de ces périodes, la peau de ces malades est sensible au moindre contact, La malaxation des masses musculaires. le moindre geste pour modifier la position qu'ils ont prise, sont extrêmement douloureux. Mais aussitôt qu'on cesse l'examen, le calme revient, les cris de douleur cessent et le malade reprend une expression de tranquille hébétude.

Un caractère important qui frappe, dès qu'on approche de ces malades, est la raideur extrême de leur corps amaigri : la nuque rejetée en arrière s'enfonce dans l'oreiller, l'avant-bras est fléchi sur le bras, la jambe fléchie sur la cuisse ; la contracture en flexion des membres inférieurs s'exagère, quand on fait asseoir le sujet. Au repos, le malade est recroquevillé sur lui-même ; nous avons vu que tous les mouvements provoqués modifiant cette position sont douloureux. Aussi, pelotonné dans son lit, reste-t-il immobile, craignant tout examen, évitant tout effort.

Cet enraidissement, joint à la maigreur squelettique, rend tout examen de la motilité et de la réflectivité bien difficile. Cependant, dans les périodes où la raideur est moins accentuée, on peut constater que celle-ci n'est pas la seule cause de l'immobilité des malades : il existe en général une véritable parésie des quatre membres, qui se manifeste surtout par une maladresse excessive dans l'accomplissement des mouvements. La main est incapable de saisir correctement un objet ; elle plane au-dessus de lui, les doigts se ferment imparfaitement, le membre supérieur tout entier tremble et semble ne pas avoir la force de soulever un poids minime.

On observe chez ces malades, en dehors du tremblement limité que détermine le mouvement volontaire, de véritables crises de tremblement, s'accompagnant de claquement de dents et se généralisant au corps tout entier. Ces crises, qui se prolongent quelques minutes, sont provoquées par une émotion, un effort ou un simple examen médical.

Les troubles sphinctériens (incontinence permanente des matières et des urines) sont constants. Ils doivent pour une grande part être rattachés à l'état psychique des malades. Cependant ces troubles des réservoirs peuvent persister après le retour de l'intelligence ; ils s'accompagnent alors de troubles moteurs, qui atteignent principalement les membres inférieurs et doivent être attribués à des altérations de la moelle ou plutôt, comme nous le verrons plus loin, des nerfs de la queue de cheval.

Lorsqu'on peut étudier les réflexes tendineux, on constate souvent leur diminution et même leur abolition, plus rarement ils sont exagérés, en général d'une façon passagère. La même diversité dans la modalité des réflexes tendineux se trouve dans cette forme de méningite cérébro-spinale chronique et dans les formes à allure aiguë. Le clonus du pied est exceptionnel. Le réflexe de Babinski en extension ne s'observe pour ainsi dire jamais. Les réflexes cutanés peuvent être nuls ou exagérés : ils varient d'un jour à l'autre. Les réflexes pupillaires sont en général normaux : cependant la réaction à la distance et même à la lumière peut être paresseuse. Cette diminution de la réflectivité est presque toujours passagère. Les pupilles sont rarement inégales, parfois elles sont l'une et l'autre en mydriase. Mais des troubles plus graves attirent dans un grand nombre de cas l'attention sur l'appareil oculaire.

En effet un dernier trait complète ce tableau clinique : il est extrêmement fréquent d'observer chez ces malades une grave atteinte d'une des fonctions sensorielles : vision ou audition. C'est en général dès les premiers jours, parfois un peu plus tard, au cours d'une poussée morbide aiguë, que le malade très rapidement devient sourd ou aveugle. Le plus souvent cécité ou surdité sont complètes, le plus souvent aussi incurables. Dans aucune forme de méningite cérébro-spinale ces complications ne sont aussi fréquentes que dans les formes cachectisantes prolongées.

Il ne faudrait pas croire que l'évolution prolongée de ces méningites cérébro-spinales se poursuive de façon régulière et progressive. Après les phases aiguës du début, entrecoupées d'améliorations relatives, l'affection prend une marche plus insidieuse : toutes les réactions semblent atténuées au cours de cette véritable cachexie méningée. Il n'en est pas moins vrai, qu'à des intervalles variables, toutes les deux, trois ou quatre semaines, la température s'élève au-dessus de la normale (38°,5, 39°), la raideur s'accentue, les douleurs, les troubles vaso-moteurs s'exagèrent; enfin, symptôme qui manque rarement, le malade est pris de vomissements répétés. La crise aiguë dure quelques jours et laisse le sujet encore plus amaigri, plus raide et plus cachectique qu'il n'était auparavant. Dans les intervalles qui séparent ces crises, les fonctions de la vie végétative s'exercent à peu près normalement : les malades continuent de s'alimenter, n'ont pas de troubles digestifs, leur température ne dépasse guère 37°.

La durée des méningites cérébro-spinales à forme cachectisante peut être fort longue : parfois, elles évoluent pendant six, sept mois, dix mois, même au delà d'une année. Dans les cas à évolution relativement courte, le syndrome se constitue en deux mois et demi à trois mois.

La terminaison est le plus souvent fatale : la mort ne survient guère au cours des poussées aiguës, mais fait suite à un marasme progressivement croissant.

Il est plus rare d'observer la mort à la suite de convulsions qui, d'abord légères puis plus accentuées, peuvent devenir subintrantes. Une autre éventualité redoutable, assez peu fréquente il est vrai, est la mort subite de ces malades ou mieux une mort inattendue enlevant tout à coup ces sujets cachectiques depuis des semaines. La mort subite est, en général, annoncée par des irrégularités du pouls.

Il ne faut cependant pas porter un pronostic toujours fatal en présence des cas de méningite cérébro-spinale prolongée à allures cachectisantes, car on peut voir les crises fébriles s'espacer, puis disparaître, la raideur, les douleurs diminuer petit à petit, l'intelligence reprendre sa lucidité ; le sujet entre peu à peu en convalescence, profondément amaigri, parésié, atteint de troubles sphinctériens, présentant des escarres plus ou moins profondes. Mais ce convalescent est dans un état précaire, à la merci d'une reprise.

S'il y échappe, il peut guérir : devenu véritablement vorace, il se nourrit abondamment et engraisse assez vite. Mais malheureusement, si l'on peut voir régresser les troubles intellectuels, moteurs, sphinctériens et trophiques, il n'en est pas de même des troubles sensoriels, généralement incurables (1).

VI. *La méningite cérébro-spinale du nourrisson.* — La méningite cérébro-spinale est, chez le nourrisson, fréquente, extrêmement grave et d'un diagnostic particulièrement délicat.

A l'inverse de l'adulte, chez le nourrisson, le début brusque est l'exception et le début insidieux la règle. Dans la première alternative, l'enfant est pris tout à coup de vomissements, puis, dans les heures qui suivent, il s'agite, devient grognon, sa peau est chaude, la température centrale s'élève, l'enfant refuse le sein. Dans d'autres circonstances, au vomissement se joint un second symptôme : les convulsions. La crise convulsive est en général courte et le plus souvent unique.

Le début insidieux présente une allure bien faite pour dérouter le clinicien, car le symptôme dominant en est, non point l'agitation, mais la torpeur. L'enfant est abattu, somnolent des heures entières. La température est peu élevée. Des troubles digestifs coexistent avec le malaise général : l'enfant refuse de boire, les vomissements, une diarrhée souvent glaireuse, retiennent l'attention. Ces symptômes, en rapport avec les lésions intestinales presque

1. Cette étude des formes prolongées de la méningite cérébro-spinale est complétée p. 155, p. 217, p. 237, p. 241, p. 242 et p. 271.

constantes dans la méningite cérébro-spinale infantile, font songer plutôt à un embarras gastrique ou à une entérite qu'à une méningite cérébro-spinale.

Ainsi, la symptomatologie méningée des plus frustes est masquée par les troubles digestifs pendant une période en général fort longue. Cependant, dès ce moment le médecin devra songer à la possibilité d'une méningite cérébro-spinale et par conséquent en rechercher les signes : les irrégularités du pouls et plus encore de la respiration sont importantes à étudier : la tension de la fontanelle est un symptôme de grande valeur.

Chez le nourrisson, l'exploration de la souplesse vertébrale est bien utile pour faire un diagnostic précoce de méningite cérébro-spinale, car, à cet âge, le signe de Kernig est tout à fait rare et des plus difficiles à constater. Pour essayer de dépister d'un coup d'œil une raideur commençante, on pourra employer la manœuvre suivante : à la fin d'un examen complet, quand on aura « manipulé » l'enfant de toutes façons, le mettre nu sur une table et l'observer avec soin : on verra alors souvent la tête se rejeter en arrière, le tronc se cambrer. Cette esquisse de rétraction de la nuque, cette ébauche de « colonne dorsale en arc » ne doivent pas passer inaperçues.

Il est vraisemblable que cette « manipulation » prolongée du sujet a augmenté l'excitabilité du système nerveux, comme font les manœuvres usuelles en clinique pour la recherche d'un réflexe, du signe de Chvostek, de Trousseau, comme le simple attouchement chez un tétanique, comme font en médecine expérimentale la simple préhension d'un animal en imminence d'une crise de tétanos ou de tétanie.

Mais la raideur de la nuque, ce signe d'une importance capitale, peut faire défaut, en ce sens que la contracture des muscles de la nuque est remplacée, dans des cas rares, par une parésie telle que l'enfant ne peut plus soulever sa tête ballante. Il nous a semblé bien souvent qu'il s'associait un certain degré de parésie à la raideur : alors, si on soulève le nourrisson, la tête est rejetée en arrière, plus parce que la nuque est molle que parce qu'elle est raide. Mais, lorsque ensuite on passe la main sous le vertex et qu'on fléchit la tête suivant la manœuvre indiquée, on sent une résistance très appréciable.

Plusieurs jours, plusieurs semaines se passent pendant lesquels on note des alternatives d'amélioration et d'aggravation dans l'état de l'enfant. Enfin, de fruste qu'elle était, la symptomatologie devient franche. Le nourrisson présente alors un aspect typique, tel que le diagnostic est évident pour tous les yeux (fig. 20).

Les symptômes de réaction générale du système nerveux, qui ont caractérisé la période précédente, ne font que s'accentuer. On observe une torpeur continue, que seuls interrompent quelques cris perçants, lorsqu'on vient à toucher l'enfant. Celui-ci refuse le sein ; l'asthénie générale est telle, qu'à certains moments, on a l'impression d'un véritable collapsus : la respiration se ralentit, la figure est pâle, les extrémités froides.

Ou bien, au contraire, l'agitation est extrême, les douleurs se

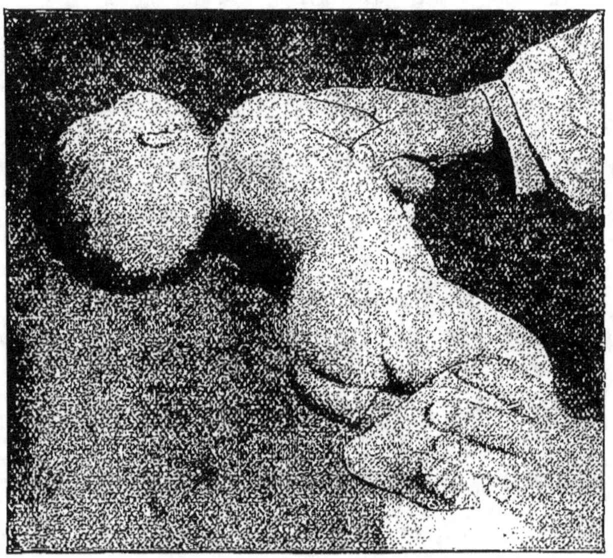

Fig. 20. — Nourrisson de 4 mois, atteint de méningite cérébro-spinale, présentant une attitude caractéristique.

traduisent par des cris incessants, le moindre examen, le moindre attouchement les exagère.

Les différents symptômes et les complications des méningites cérébro-spinales du grand enfant et de l'adulte s'observent chez le nourrisson. Nous avons insisté sur l'importance des troubles digestifs ; leur apparition précoce peut faire errer le diagnostic ; s'ils surviennent, plus tard, ils ont une signification pronostique très fâcheuse.

Avant l'emploi du sérum, la méningite cérébro-spinale était presque toujours mortelle chez les nourrissons (v. p. 208, p. 250 et p. 251).

Ceux qui ne succombaient pas devenaient hydrocéphales. Le nourrisson présente alors les symptômes que nous avons vus dominer dans les formes prolongées cachectisantes de l'adulte, à savoir la stupeur, la raideur et la maigreur. Cependant, l'attitude des

petits enfants immobiles dans leur berceau, tant qu'on ne vient pas
à les toucher, est très particulière : ils n'ont presque jamais les
membres inférieurs pliés — genou et hanche fléchis — comme les
sujets plus âgés. Au contraire, les membres inférieurs sont immo-
bilisés en extension ; le pied même se place dans la continuité de la
jambe étendue, comme dans la tétanie. L'augmentation de volume
de la tête, conséquence de l'hydrocéphalie, est considérable ; les
fontanelles sont élargies et, si les sutures sont peu solides, on voit
certains os (les deux pariétaux et les deux moitiés de l'écaille de

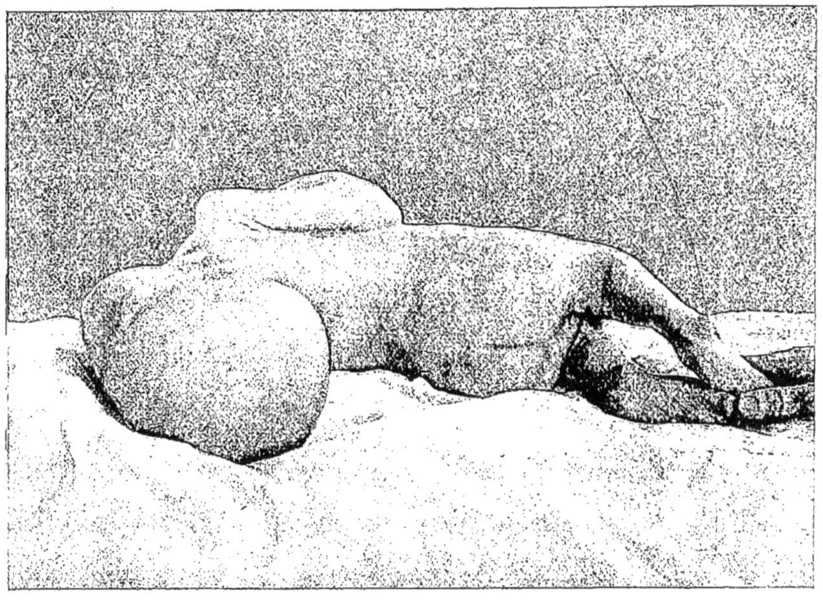

Fig. 21. — Enfant atteint de méningite cérébro-spinale prolongée à forme cachectisante
avec hydrocéphalie.

l'occipital) s'écarter, laissant entre eux un sillon dépressible. A ce
moment, la fontanelle est beaucoup moins saillante qu'aux premiers stades de la maladie ; en effet, la boîte cranienne s'élargit au
fur et à mesure qu'augmente la quantité de liquide cérébral sous-
arachnoïdien et intra-ventriculaire. Le crâne peut devenir énorme,
il contraste alors avec l'aspect squelettique du tronc et des membres (fig. 21 et 21bis). Ces enfants vivent ainsi pendant des mois dans
un état précaire : des phases d'agitation avec grincement des dents,
insomnie, vomissements et fièvre, viennent interrompre la torpeur
profonde dans laquelle ils sont habituellement plongés. En règle
générale, une infection accidentelle finit par emporter ces enfants
profondément cachectiques.

Depuis l'emploi judicieux du sérum, on n'observe plus guère
cette évolution, et on peut voir le plus souvent les nourrissons
guérir et se développer par la suite comme les enfants de leur âge
(v. p. 209).

On lira plus loin une étude sur le diagnostic de la méningite
cérébro-spinale, nous signalerons seulement, ici, les erreurs de
diagnostic le plus fréquemment commises au sujet de la méningite
cérébro-spinale chez le nourrisson.

Tout d'abord, il ne faudra jamais se contenter de diagnostics im-

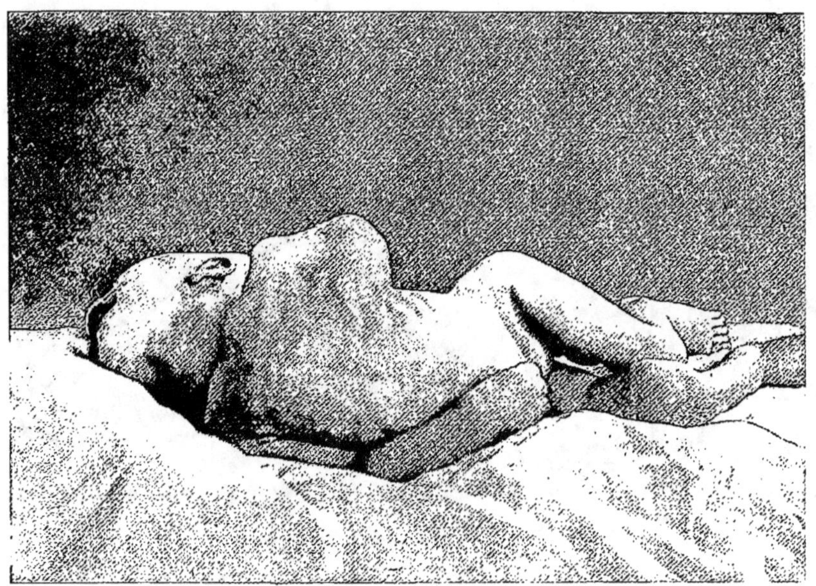

Fig. 21 *bis*. — Le même enfant, vu de face.

précis tels que méningisme ou convulsions essentielles. Il ne faudra
pas attribuer trop aisément les accidents méningés que l'on observe
à une éruption dentaire, à des vers intestinaux, à une intoxication
ou une infection digestive. Cette dernière interprétation des faits
mérite qu'on la signale tout particulièrement : en effet, le diagnostic le plus souvent porté à la période fruste de la méningite
cérébro-spinale du nourrisson est celui de gastro-entérite, erreur
banale et grave qui conduit à une thérapeutique désastreuse.

Un diagnostic d'une grande difficulté, dans les premiers âges de
la vie, est le diagnostic entre les accidents méningés, notamment
la méningite cérébro-spinale et la tétanie : on peut en effet observer chez le nourrisson, au cours d'une méningite cérébro-spinale,
des signes d'hyperexcitation mécanique du facial (signe de Chvostek-

Weiss), manifestation assez banale de spasmophilie, qui seule ne doit, en aucun cas, suffire à justifier le diagnostic de tétanie. Inversement, une tétanie complète et franche peut s'accompagner de phénomènes convulsifs et d'une raideur aussi marquée au niveau de la nuque et du tronc qu'au niveau des extrémités.

On tiendra compte, pour éliminer le diagnostic de méningite cérébro-spinale de la position spéciale de la main et des pieds, des phénomènes manifestes d'hyperexcitation mécanique, et électrique, caractéristiques de la tétanie, de l'absence de fièvre et de tension de la fontanelle.

Cependant, on conçoit que, dans certains cas, l'hésitation soit telle que la ponction lombaire seule y puisse mettre fin. Il faut toujours la pratiquer, dès qu'il y a doute.

VII. *La méningite cérébro-spinale de la femme enceinte.*— La méningite cérébro-spinale peut s'observer chez la femme enceinte. La grossesse aggrave peut-être le pronostic de cette affection, quoique le traitement sérique, s'il est pratiqué en temps opportun, puisse fort bien guérir la mère, qui pourra mettre au jour un enfant sain.

S'il faut insister sur la méningite cérébro-spinale chez la femme enceinte, c'est parce que, dans cette circonstance, le médecin, appelé pour des phénomènes d'agitation, des accidents convulsifs ou comateux, songe beaucoup plus à une attaque éclamptique qu'à la méningite cérébro-spinale. La tension artérielle normale, l'absence d'albumine dans les urines, les caractères particuliers de la céphalée, de l'état psychique conduiront à douter du diagnostic d'éclampsie et, par conséquent, à pratiquer une ponction lombaire exploratrice.

VIII. *La méningite cérébro-spinale du vieillard.* — La méningite cérébro-spinale est extrêmement rare chez les sujets âgés, et, comme elle est fruste à cet âge de la vie, elle peut fort bien passer inaperçue.

La forme sénile de la méningite cérébro-spinale a les caractères suivants : le début en est lent et insidieux. Pendant toute la période prodromique, la tendance aux vomissements, à la céphalée, est fort accusée. Puis la conscience s'obscurcit. Enfin, le coma complet précède la mort de quelques heures ou de quelques jours. La raideur de la nuque et du tronc est médiocre. Le signe de Kernig, par contre, est toujours constaté. La température peut être élevée (39°, 39°,5), mais elle peut aussi fort bien être subfébrile ou même normale, tandis que le pouls est toujours accéléré, la respiration presque toujours troublée. Les complications pulmonaires sont fréquentes. L'hyperleucocytose sanguine, de règle chez l'enfant et l'adulte, fait défaut chez le vieillard.

Dans certains cas, la méningite peut, chez le sujet âgé, débuter par un ictus apoplectique, suivi de l'établissement d'une hémiplégie. Seule la ponction lombaire permet de faire le diagnostic de la méningite cérébro-spinale chez le vieillard.

DOCUMENTS ET BIBLIOGRAPHIE

Il est impossible de relater ici les très nombreux travaux cliniques qui ont été publiés sur la méningite cérébro-spinale. On trouvera plus haut (p. 9 et p. 10), les noms des principaux auteurs qui sont parvenus à préciser les caractères de cette maladie et les indications bibliographiques qui les concernent. Les contributions les plus importantes à cette étude ont été fournies par les médecins français, de 1837 à 1848, notamment par Lespès (1858), Tourdes (1842), Chauffard (1842), Faure-Villars (1844), Forget (1842), Corbin (1848), Boudin (1849), Michel-Lévy (1849), Maillot (1848), Mafail (1848), par les auteurs italiens, notamment De Renzi (1840), Mercurio (1846), par les auteurs suédois : Lindström (1857) ; irlandais : Gillkrest (1844), Mayne (1846) ; allemands : Niemeyer (1865), Pfeiffer (1865), Frentzel (1864), Hirsch (1866); par les américains : Ams (1848), Jenks (1863), Upham (1863).

Plus récemment, les caractères cliniques de la méningite cérébro-spinale ont été étudiés par différents médecins, notamment par Mallory, Councilmann et Wright (1898), et par Netter (1899) [1]. Enfin, cette année même, ont paru quelques études de Göppert (Sur la méningite cérébro-spinale. *Ergebnisse d. innere Medizin.* T. IV, 1909, p. 165); de Busse (Sur la méningite cérébro-spinale. *Klin. Jahrb.*, juillet 1910); de Moussous et Rocaz (*Rapport à l'Associat. franç. de Pédiatrie.* Paris, 1910); de R. Debré (*loc. cit.*).

Le signe clinique, si important, de la *contracture des membres inférieurs en flexion* a été décrit pour la première fois par Kernig en 1883 à la Société médicale de Saint-Pétersbourg (Sur un signe peu connu de la méningite, *Berl. Klin. Wochen.*, 29 décembre 1884, *Wratch* 1884, n° 2). La communication du médecin russe attira peu l'attention (malgré quelques communications de Henoch, Blumm, Hort, Strumpell), jusqu'au travail de Netter paru sur ce sujet en 1898 (Diagnostic de la méningite cérébro-spinale, signe de Kernig, ponction lombaire, *Semaine médicale*, 29 juin 1898). Depuis ce moment ce signe a été étudié au point de vue clinique et au point de vue physiologique par un nombre considérable d'auteurs, en France et à l'étranger. Sa valeur, comme signe d'irritation méningée, n'est pas contestée. Son importance, comme signe révélateur de la méningite cérébro-spinale, est très grande, quoiqu'on l'observe dans plusieurs autres états pathologiques.

1. Les indications bibliographiques concernant ces différents auteurs sont relatées ailleurs (p. 8, p. 9 et p. 76.)

D'autres signes de contracture, beaucoup moins importants, ont été récemment décrits par Brudzinski (Réflexe contralatéral, *Wien. Klin. Woch.*, 1908, n° 8. — Signe nouveau dans les méningites. *Arch. de Méd. des enfants*, n° 10, octobre 1909, p. 745).

Sur les autres troubles nerveux on trouvera des renseignements dans les ouvrages des différents auteurs que nous avons cités. Göppert a insisté sur le tremblement. Nous avons étudié les troubles vasomoteurs, la recherche des raideurs légères, etc.

L'*herpès* a été noté souvent par les auteurs français, de 1837 à 1849, ainsi que par les médecins allemands, scandinaves, américains. Dans la petite épidémie parisienne de 1898, l'herpès fut remarquablement rare. Il a été observé fréquemment lors de la recrudescence récente. On trouvera des renseignements intéressants sur cette question dans une étude récente de Einhorn (*Wiener Klin. Woch.*, 1907, n° 23, p. 700).

Les *éruptions hémorragiques* sont décrites avec d'amples détails dans les relations irlandaises et suédoises. Pendant l'épidémie américaine de 1806-07, ce symptôme ne manqua presque jamais (North). Ce sont ces éruptions qui ont valu à la méningite cérébro-spinale les dénominations de fièvre tachetée (*spotted fever*, en Amérique), fièvre noire (*febris nigra*, en Écosse). Les caractères de ces éruptions ont été étudiés dans la thèse récente de Mlle Hurschmann (Les éruptions dans la méningite cérébro-spinale, *Thèse, Genève*, 1906). Les auteurs français ont peu étudié les éruptions purpuriques, qu'ils ont moins souvent observées. Ils signalent au contraire les taches rosées lenticulaires et des érythèmes divers.

Les anciens auteurs ont insisté sur la *polyurie* dans la méningite cérébro-spinale. « La sécrétion de l'urine, loin d'être suspendue, présente une activité nouvelle, une quantité considérable d'urines pâles et limpides était rejetée dans les premiers jours, la teinte rouge et foncée formait l'exception » (Tourdes). Lœper et Gouraud (Polyurie et éliminations urinaires dans la méningite cérébro-spinale. *La Presse médicale*, 1ᵉʳ février 1905), ont fait une étude systématique du syndrome urinaire (polyurie, azoturie avec coexistence de polydypsie seraient les manifestations d'un véritable diabète méningitique, peut-être causée par l'irritation du plancher du IVᵉ ventricule).

L'étude du *sang* dans la méningite cérébro-spinale était déjà ébauchée par les cliniciens d'autrefois, qui pratiquaient systématiquement la saignée. Tourdes et d'autres insistent sur l'augmentation de fibrine. Les modifications de la formule leucocytaire ont été étudiées notamment par Lenhartz (*Arch. f. Kl. Med.*, 1905), Schottmuller, Franklin Roger, Dow (*Lancet*, 20 mars 1909, p. 829), Zand (*Virchows Archiv*. Bd 192, H. I., 1908).

Le *début brusque* de la méningite a été vu par tous les cliniciens. Récemment Devé et Dalmenesche ont étudié le début foudroyant des méningites cérébro-spinales aiguës (Dalmenesche. Méningite cérébro-spinale à début foudroyant. *Thèse, Paris*, 1910).

L'évolution saccadée de la méningite a été reconnue par nombre d'auteurs. Hirsch y insiste.

Quelques observations typiques de *rechutes* de méningite cérébro-spinale ont été publiées par Boudin, qui a soigné à quatre reprises, à l'hôpital du Roule (en 1850) un soldat qui, dans l'intervalle des rechutes, reprenait son service; la quatrième atteinte fut mortelle. Rendu, Vincent, Londe, Achard et Grenet, Cochez et Lemaire, de Massary, ont publié des faits du même ordre. Nous en avons observé plusieurs exemples.

Les cas de *récidives* sont des raretés cliniques : Boudin a traité, en 1851, un soldat qui avait été atteint deux fois à Gap en 1849, et une troisième fois à Paris en 1850. North a observé une récidive après 25 mois, Hermann et Kober après un an, Warshauer après 5 ans. Un sujet soigné en 1904 par Letulle et Lemierre (*Soc. Méd. des Hôp.*, 10 mars 1905), pour une méningite cérébro-spinale à rechutes présenta, à la suite de celle-ci, de la raideur du tronc et une gêne de la marche telle qu'on l'hospitalisa à Brévannes. Il semble avoir présenté une récidive de méningite cérébro-spinale l'an dernier, au moment de la recrudescence de la méningite en France.

Après les auteurs français (Lespès, Faure-Villars, Tourdes, etc.), qui les ont décrits et dénommés, tous les historiens de la méningite cérébro-spinale ont signalé des *cas foudroyants* (*Fulminating case, Meningitis epidemica siderans*) et en ont même relaté de petites épidémies (Woodward. North : une épidémie maligne de fièvre dénommée fièvre bigarrée, New-York, 1811). Gordon cite une épidémie de « morts noires ». Tout récemment, Duchamp, à Marseille, Denéchau et Mérand, à Nozay (Loire-Inférieure), en ont étudié des foyers (v. p. 19). De nombreux auteurs ont relaté des observations de cas isolés (notamment Göppert, Dopter et nous-même).

Sous la dénomination de méningites *cérébro-spinales frustes*, les auteurs français, qui en ont fourni la première description (Faure-Villars, Gasté, etc.), confondaient les formes légères, ambulatoires et les méningites cérébro-spinales abortives. La dénomination de méningites cérébro-spinales frustes fit fortune et les auteurs étrangers publièrent sous ce titre maintes observations. Hirsch les a fort bien rappelées, et complétées. En 1898, Netter insista sur leur importance et sur la valeur du signe de Kernig pour les dépister. Sicard et Brécy, puis Rendu, Vincent, Apert et Griffon, Launois et Camus publièrent en 1904 des observations de méningites cérébro-spinales ambulatoires (Sicard), vérifiées par la ponction lombaire (*Bulletin de la Soc. Méd. des hôp.*, 19 avril, 3 mai, 21 juin, 5 juillet 1904). Au cours des recrudescences récentes en France et à l'étranger, les médecins militaires ont signalé de véritables petites épidémies de méningites cérébro-spinales légères, à liquide céphalo-rachidien clair; ainsi, par exemple, Jäger et Rautenberger dans un régiment allemand à Kehl

(Épidémie de méningite dans un régiment de pionniers badois. Berlin 1905), Comte et Vack dans la garnison d'Angoulême (*Arch. Méd. milit.*, 1905); Salebert, Monziols et Louis dans la garnison de Rennes (Salebert et Monziols, Épidémie de Rennes en 1907, *Arch. méd. mil.*, février 1908, n° 2. Salebert et Louis, *Soc. méd. des hôp.*, 11 juin 1909). Nous avons rapproché ces méningites légères des modifications de l'état général chez les porteurs de germes comme Schneider, Sicre et E. Combe (*Soc. Méd. des hôp.*, 20 mai 1910, p. 667). Dans les régions où la méningite cérébro-spinale fut légère, les cas de ce genre furent nombreux (Herford, Schröder à Altona, près de Hambourg).

Les *méningites cérébro-spinales prolongées* à forme cachectisante ont été assez souvent observées. On en trouve aisément des exemples en lisant les différents mémoires qu'a inspirés dans de nombreux pays la recrudescence récente de la méningite cérébro-spinale : Wieland en Suisse, Mac Lean à Glascow (un cas de méningite cérébro-spinale guéri après 7 mois d'une évolution grave, *Glascow medical Journal*. Mai 1909, p. 562), Bettencourt et França au Portugal (Zeitsch. f. Hyg. U. Infekt., t. XLVI, p. 465, 1904), Droba et Kucera en Galicie, Mallory, Councilmann et Wright, Knox, Cushing, Sladen Huber, Joslin en Amérique, Rohm à Prague, Schulzte et Werner Wimmer, Koch, Göppert, en Allemagne et en Autriche, Scherb à Alger, et d'autres auteurs encore ont signalé ces dernières années des faits du même ordre. R. Debré a fait une étude d'ensemble de cette forme clinique : (La méningite cérébro-spinale prolongée à forme cachectisante, *Presse médicale*, 5 septembre 1910). On y trouvera les principales indications bibliographiques.

La *méningite cérébro-spinale du nourrisson*, par contre. n'a été étudiée que ces dernières années. Il n'en est pas fait mention dans les travaux anciens, et la méningite cérébro-spinale était, chez les sujets de cet âge. confondue avec d'autres manifestations nerveuses (convulsions, encéphalite). plus ou moins bien déterminées. Au contraire, depuis ces dernières années les observations cliniques de méningite cérébro-spinale dans le bas âge sont devenues plus nombreuses, mais les descriptions d'ensemble sont fort rares. Progulsky (*Jahrb. f. Kinderheilk.*, 1907, I, p. 762), Göppert (*loc. cital.*), Raczyuski (*Jahrb. f. Kinderheilk.*, 1908, p. 106), Lesage *Bull. med.*, 15 septembre 1909), R. Debré (*Thèse de Paris*, 1911) ont essayé d'en fixer les principaux caractères. Babonneix et Tixier ont montré les difficultés de diagnostic entre la méningite cérébro-spinale et la tétanie.

La question de la méningite basilaire postérieure. — En 1878, Gee et Barlow (*St Bartholomew Hospital Rep.*, 1878, XIV) ont rapporté 25 observations concernant des enfants de moins de deux ans qui présentèrent un syndrome morbide essentiellement caractérisé par la projection de la tête en arrière et accessoirement de la raideur des membres, parfois des convulsions, de la fièvre. Souvent terminé par l'hydrocéphalie, ce syndrome clinique se compliquait fréquemment de localisations oculaires. Ce syndrome retrouvé par de nombreux auteurs, a été décrit dans les pays anglo-saxons sous le nom de *méningite basilaire postérieure* (Lee et Barlow, *Syst. of med.* de Cliffort Albutt, 1898, t. VII).

La lecture des observations anglaises montre combien ce syndrome clinique se rapproche de la méningite cérébro-spinale du nourrisson peu étudiée et peu connue autrefois, et on comprend que les auteurs aient séparé nettement le type clinique qu'ils isolaient de la méningite cérébro-spinale classique (avec son début brusque, son évolution aiguë, son herpès et ses éruptions cutanées, l'importance des phénomènes d'excitation du système nerveux, l'absence d'hydrocéphalie cliniquement constatable). Cependant, dès que la méningite cérébro-spinale fut étudiée chez le nourrisson, plusieurs médecins conclurent à l'identité entre les deux syndromes morbides (Koplik, Holt, Netter, Comby). Les auteurs anglais n'ont pas volontiers accepté cette manière de voir (Hildesheim, Houston et Raukin, Eve et Cléments, Ker), ils invoquent les différences des résultats de la ponction lombaire (méningite cérébro-spinale caractérisée par un liquide purulent, méningite basilaire caractérisée par un liquide clair). Or nous insistons plus loin sur les caractères et la fréquence des liquides clairs dans la méningite cérébro-spinale. Les mêmes auteurs mettent également en avant des différences bactériologiques qui existeraient entre le microbe isolé chez les malades de Gee et Barlow par Still (*Journ. of. Pathology.*, 1898), et le diplocoque décrit par Weichselbaum dans la méningite cérébro-spinale (grande vitalité, culture aisée en bouillon, virulence inconstante pour les animaux de laboratoire, non-agglutination par les sérums antiméningococciques et différences dans l'indice opsonique, tels sont les caractères qui distingueraient ces deux diplocoques). L'étude que nous avons faite plus haut du méningocoque de Weichselbaum montre qu'il ne faut pas attribuer une grande valeur à ces caractères différentiels. Mlle M. Wollstein et nous-même avons constaté que le sérum antiméningococcique de Flexner était capable d'agglutiner des diplocoques de la méningite basilaire postérieure. Différents auteurs (Pointon et Jeffries et nous-même) ont constaté la guérison de méningites basilaires postérieures par le sérum antiméningococcique usuel. L'identité absolue de la « *simple méningite basilaire postérieure* » et de la méningite cérébro-spinale du nourrisson est donc prouvée par des arguments cliniques, anatomiques, bactériologiques et thérapeutiques. (V. R. Debré, *Thèse de Paris*, 1911).

____

Quelques cas de méningite cérébro-spinale chez les vieillards ont été observés par Schlesinger (*Wiener med. Woch*, n° 14, 1908), Reiche (*Munch. med. Woch.*, 1909, p. 1829). Ils ont décrit la forme sénile de la méningite cérébro-spinale.

____

On trouvera des renseignements sur la méningite cérébro-spinale chez la femme enceinte dans les communications ou articles de Commandeur (l'*Obstétrique*, juin 1908, n° 5, p. 289), Bard (*Soc. d'Obstétrique*, 1ᵉʳ juillet 1909), dans la thèse de Dalmenesche (Paris, 1910), l'article de Cochez et Lemaire (*Arch. génér. de Méd.*, 1902, p. 504), de Wiliamson (*Brit. med. Journ.*, n° 2445, p. 1295, 9 novembre 1907).

CHAPITRE III

DIAGNOSTIC CLINIQUE

I. La méningite cérébro-spinale est confondue avec les affections et les syndromes morbides les plus divers.

II. Étude du diagnostic entre la méningite cérébro-spinale et la fièvre typhoïde, le typhus exanthématique, le tétanos, la pneumonie, la grippe.

III. Diagnostic différentiel entre la méningite cérébro-spinale et l'hémorragie méningée, la méningite tuberculeuse, les méningites otitiques, les méningites microbiennes diverses, la poliomyélite aiguë épidémique à forme méningée.

Documents et Bibliographie.

I. *La méningite cérébro-spinale est confondue avec les affections et les syndromes morbides les plus divers*. — A propos de chaque symptôme, nous avons indiqué que, s'il prédominait, il pouvait faire négliger par le médecin la présence des autres manifestations morbides et conduire ainsi à une erreur de diagnostic. Il serait long et fastidieux d'énumérer et de discuter les nombreuses fautes cliniques qui ont été commises à propos de la méningite cérébro-spinale. Rappelons seulement que les éruptions ont pu évoquer le purpura, l'érythème noueux, la scarlatine maligne ; les vomissements et la diarrhée font croire à un embarras gastrique, les douleurs articulaires à une polyarthrite rhumatismale aiguë, les douleurs abdominales à l'appendicite.

A propos de chaque forme un peu particulière nous avons insisté sur les diagnostics les plus épineux, montrant comment les méningites cérébro-spinales foudroyantes rappellent les crises nerveuses de l'épilepsie, de l'urémie surtout, ou les manifestations d'un empoisonnement, d'une commotion cérébrale par traumatisme. Les formes intermittentes ont été confondues avec les fièvres palustres pernicieuses. Les formes chroniques cachectisantes simulent une tumeur ou un abcès du cerveau.

La méningite cérébro-spinale atténuée, ambulatoire est presque toujours prise pour une grippe, un embarras gastrique, une fièvre éphémère mal déterminée. Chez le vieillard on pense à une attaque d'apoplexie due à une lésion cérébrale en foyer ; chez la femme enceinte à une crise d'éclampsie gravidique ; chez le nourrisson, on croit à des troubles digestifs.

Cette rapide évocation d'affections et de syndromes morbides si divers montre à quel point la méningite cérébro-spinale, si polymorphe dans sa symptomatologie, prête à des difficultés de diagnostic.

Pour vaincre ces difficultés, on devra chercher les signes caractéristiques que nous avons longuement étudiés et avant tout, la raideur rachidienne, surtout marquée par le manque de souplesse de la nuque et la contracture des membres inférieurs en flexion (signe de Kernig). Dès que l'on constate, même ébauchés, ces symptômes, on sera tenu de pratiquer une ponction lombaire qui seule permet d'arriver à une certitude diagnostique.

II. *Étude du diagnostic entre la méningite cérébro-spinale et la fièvre typhoïde, le typhus exanthématique, la pneumonie, la grippe et le tétanos*. — Cinq affections surtout, où les méninges sont saines ou fort peu altérées, simulent la méningite cérébro-spinale aiguë de l'adulte, du grand et du petit enfant. Ce sont : la fièvre typhoïde, le typhus exanthématique, le tétanos, la pneumonie et la grippe.

On a souvent pris une *pneumonie* pour une méningite cérébro-spinale et inversement. Dans les deux cas le début est violent et se caractérise par des frissons, une brusque ascension de la température, des vomissements et même des convulsions chez certains enfants. Dans les deux cas on observe de l'herpès. Dans la pneumonie de l'adulte, surtout chez les alcooliques, le délire et l'agitation sont plus frappants que les signes thoraciques. Chez beaucoup de pneumoniques (surtout dans les premiers âges de la vie) le signe de Kernig est tout à fait net, un certain degré de raideur du tronc peut se rencontrer, les signes nerveux sont très marqués. La dyspnée qui est caractéristique de la pneumonie peut se voir tout au début de la méningite cérébro-spinale. Les difficultés sont encore accrues de ce fait que les recrudescences saisonnières de la pneumonie coïncident souvent avec des recrudescences de la méningite cérébro-spinale et de ce fait aussi que la pneumonie peut se compliquer de méningite à pneumocoques.

Dans les cas douteux l'examen attentif du poumon permet, en général, de constater assez vite des signes physiques, s'il existe un foyer de pneumonie. La ponction lombaire à laquelle il faut recourir sans hésiter dans les cas difficiles, renseigne sur l'état des méninges.

La *fièvre typhoïde* a un début insidieux, ce qui est rare dans la méningite cérébro-spinale. Il faut savoir cependant qu'en période épidémique, dans les milieux militaires notamment, la fièvre typhoïde peut avoir un début assez violent. Les épistaxis, la céphalée, l'agitation, l'insomnie, le délire, l'obnubilation intellectuelle. le signe de Kernig, la diarrhée, même les taches rosées peuvent se voir dans la méningite cérébro-spinale comme dans la fièvre typhoïde. Mais la céphalée des méningitiques est beaucoup plus intense que celle des typhiques, les vomissements sont rares dans la fièvre typhoïde, la diarrhée médiocre dans la méningite. Dans cette dernière affection la raideur de la nuque est manifeste, le ventre n'est point ballonné, ni la rate augmentée de volume, les taches rosées sont bien rares, la fièvre et le pouls n'ont pas les caractères que l'on rencontre dans la dothiénentérie.

Dans les cas où la fièvre typhoïde affectant une allure méningée s'accompagne d'une réaction du liquide céphalo-rachidien, ou inversement dans les cas où la méningite cérébro-spinale prend une allure typhoïde, l'examen du sang peut être d'un puissant secours (séro-réaction de Widal, mononucléose dans la fièvre typhoïde).

Entre le *typhus exanthématique* et la méningite cérébro-spinale accompagnée d'éruptions, la confusion est plus facile encore.

Dans les deux cas le début est ordinairement brutal. Il y a du purpura, le malade présente du délire, de la carphologie, de la raideur musculaire, de la prostration.

Les principaux éléments du diagnostic différentiel sont fournis par le caractère tardif du délire, l'absence de raideur dans le typhus exanthématique, la contagiosité extrême dans cette dernière infection.

La *grippe* dans sa forme nerveuse présente des symptômes qui offrent une grande analogie avec ceux de la méningite. Ce sont en particulier la douleur de tête, le sentiment de brisement, le délire; les vomissements n'y sont pas rares, le début est souvent aussi soudain. Enfin les épidémies de méningites cérébro-spinales ont, à maintes reprises, coincidé avec des épidémies de grippe. La grippe peut d'ailleurs s'accompagner de lésions suppurées des méninges.

Le *tétanos* et la méningite cérébro-spinale peuvent se ressembler. Dans ces deux affections, les raideurs rachidiennes aboutissent à l'opisthotonos, les douleurs sont vives tout le long des membres, la fièvre est élevée.

Dans le tétanos, la conscience est parfaite. On sait que dans la méningite cérébro-spinale il peut en être de même. Mais dans cette dernière affection manque le trismus, symptôme initial et dominant, et l'on n'observe point ces paroxysmes de contracture et de douleur si fréquents chez les tétaniques. Enfin ni la céphalée, ni l'herpès n'existent dans le tétanos.

Telles sont les principales affections dont le tableau clinique peut faire croire à une atteinte accentuée des méninges et notamment à une méningite cérébro-spinale. L'étude attentive du malade et la ponction lombaire montrent dans chacun de ces cas particuliers que les méninges sont peu ou point intéressées.

III. ***Diagnostic différentiel entre la méningite cérébro-spinale et d'autres affections ou syndromes méningés***. — Dans d'autres circonstances le syndrome méningé n'est pas douteux, le signe de Kernig, la raideur lombaire permettent d'en affirmer l'existence. A quel signe reconnaîtra-t-on la méningite cérébro-spinale proprement dite? Diagnostic capital, puisqu'il conduit à une interprétation du pronostic et à une intervention thérapeutique.

Il ne faut pas se contenter dans les cas de ce genre de pratiquer une ponction lombaire et d'examiner le liquide céphalo-rachidien. Nous le verrons, cette recherche de laboratoire, qui est du plus puissant secours et qu'il ne faut jamais négliger, peut ne fournir que des renseignements insuffisants, incomplets, ou même trompeurs, s'ils ne sont pas étayés sur une étude clinique du malade.

Entre l'*hémorragie méningée* et la méningite cérébro-spinale, la confusion est souvent inévitable, sans l'aide de la ponction lombaire. Dans quelques cas cependant, certains indices aident à poser un diagnostic clinique : la fièvre est élevée dans la méningite cérébro-spinale, l'hémorragie méningée est le plus souvent apyrétique, parfois même la température est au-dessous de la normale. Le pouls est accéléré dans la méningite cérébro-spinale et fréquemment irrégulier, dans l'hémorragie méningée, le pouls est souvent ralenti et dur (pouls cérébral). L'état psychique n'est guère modifié dans l'hémorragie méningée, au contraire dans la méningite cérébro-spinale on peut observer du délire; le sujet atteint de méningite cérébro-spinale est hostile à tout examen, car tout contact lui est douloureux. Il n'en est pas de même dans l'hémorragie méningée, où l'hyperesthésie n'existe pas.

L'albuminurie massive, les ecchymoses sous-conjonctivales sont des signes inconstants, mais de grande valeur en faveur de l'hémorragie méningée, tandis que l'herpès, les arthropathies, les érythèmes sont des manifestations caractéristiques de l'infection méningococcique.

Entre la *méningite tuberculeuse* et la méningite cérébro-spinale le problème angoissant du diagnostic se pose bien souvent; seule la connaissance de certaines nuances cliniques peut, dans les cas où la ponction lombaire ne donne pas de résultats décisifs, permettre d'éviter une grave méprise. Au cours de la moyenne et de la grande enfance un certain nombre de signes différentiels sont tout à fait nets.

Il faut tout d'abord tenir compte des antécédents familiaux du malade, sans cependant y attacher trop d'importance : on observe assez fréquemment des méningites cérébro-spinales chez des enfants dont les aînés sont morts de méningite tuberculeuse.

Le début de la méningite tuberculeuse est lent et insidieux, l'enfant « traîne » pendant plusieurs semaines avant de s'aliter, on n'observe point les accidents soudains qui marquent le début de la méningite cérébro-spinale. Pendant cette phase prodromique, le petit tuberculeux maigrit d'une façon extrême, alors que l'enfant atteint de méningite cérébro-spinale ne présente d'amaigrissement qu'à une période assez tardive de la maladie.

La température d'emblée très élevée est le fait de la méningite cérébro-spinale. Dans la méningite tuberculeuse on n'observe qu'une fièvre moyenne (38°, 38°,5), jusqu'à la période terminale. Les vomissements cérébraux, la constipation opiniâtre avec rétraction du ventre sont le propre de la méningite tuberculeuse.

Les troubles vaso-moteurs, les modifications du pouls, les irrégularités respiratoires sont plus importantes et plus précoces dans la méningite tuberculeuse que dans la méningite cérébro-spinale. Dans cette dernière, on n'observe guère les bouffées de chaleur, les rougeurs subites, qui modifient tout d'un coup la face pâle des enfants atteints de méningite tuberculeuse. Dans la méningite cérébro-spinale les sujets sont en effet plutôt rouges et s'ils ne maigrissent pas trop au cours de la maladie, ils conservent un certain degré de bonne mine assez caractéristique.

La photophobie constitue enfin à notre avis un signe de valeur au point de vue du diagnostic : elle est très fréquente dans la méningite tuberculeuse et, au contraire, d'une extrême rareté dans la méningite cérébro-spinale.

Il est classique de considérer les paralysies des nerfs craniens — symptômes basilaires — comme caractéristique de la méningite tuberculeuse. Cette opinion n'est pas absolument juste, car la paralysie faciale, l'inégalité des pupilles, le strabisme sont à peine plus fréquents dans la méningite tuberculeuse que dans la méningite cérébro-spinale.

L'herpès, symptôme fréquent de la méningite cérébro-spinale, est tout à fait exceptionnel dans la méningite tuberculeuse. Dans la méningite tuberculeuse on n'observe ni éruptions, ni arthropathies.

La raideur vertébrale de la méningite tuberculeuse est à coup sûr moins vive que celle de la méningite cérébro-spinale; l'opisthotonos, la rétraction intense de la nuque en arrière ne se voient, pour ainsi dire, jamais dans la méningite tuberculeuse.

L'état psychique des malades est bien différent dans ces deux sortes de méningites : l'agitation, l'excitation cérébrale consciente de la méningite cérébro-spinale s'opposent à la torpeur intellectuelle si profonde dans la méningite tuberculeuse; même s'il paraît dans le coma, l'enfant atteint de méningite cérébro-spinale, peut être amené à répondre, à la suite d'une injonction un peu forte. Le cri perçant que certains enfants atteints de méningite cérébro-spinale ne cessent de pousser nuit et jour est bien différent du cri hydrencéphalique, observé parfois dans la méningite tuberculeuse.

De tous ces traits cliniques opposés se dégage une impression d'ensemble assez différente dans l'un et l'autre cas : malgré la brutalité et l'intensité des troubles nerveux et infectieux, l'enfant atteint de méningite cérébro-spinale a gardé un bon aspect et le plus souvent une parfaite conscience, l'enfant atteint de méningite tuberculeuse avec une fièvre peu vive et des symptômes méningés peu bruyants est pâle, profondément amaigri et a perdu bien vite sa complète lucidité.

Chez l'adulte le polymorphisme de la méningite tuberculeuse en rend le diagnostic avec la méningite cérébro-spinale plus difficile que dans l'enfance. Chez le nourrisson le diagnostic est peut-être plus malaisé encore, car la méningite cérébro-spinale commence bien souvent par une longue période de torpeur et de somnolence, et inversement à cet âge de la vie la méningite tuberculeuse peut fort bien s'accompagner de troubles digestifs et d'une hyperthermie accentuée.

Les *otites* sont susceptibles de se compliquer de *méningites séreuses et suppurées*. Si la méningite aiguë est à peu près contemporaine de l'otite aiguë, le diagnostic est aisé. Le diagnostic est plus épineux si l'on observe une méningite chez un sujet atteint d'une otite ancienne. Souvent on a, dans ces circonstances, attribué à tort une méningite cérébro-spinale authentique due au diplocoque de Weichselbaum, à une infection auriculaire qui n'était nullement en cause et l'on a fait chez certains malades des trépanations, des évidements pétromastoïdiens inutiles, alors que le traitement sérique était indiqué.

Quelques signes peuvent orienter le diagnostic : ainsi l'existence d'une mastoïdite, une paralysie du nerf facial, du moteur oculaire externe ou des troubles unilatéraux de l'oreille interne siégeant du même côté que l'otite feront penser à une méningite otogène. Au contraire l'herpès, les éruptions cutanées conduisent à soupçonner une infection méningococcique, malgré l'existence d'une otite chronique. Mais ces caractères cliniques inconstants ne suffisent pas à poser un diagnostic, pour lequel l'examen bactériologique du liquide céphalo-rachidien est nécessaire.

Les *autres méningites aiguës* ressemblent fort à la méningite cérébro-spinale. L'histoire morbide, les antécédents du malade, les signes concomitants aident à distinguer la méningite cérébro-spinale d'une méningite séreuse ou suppurée compliquant une fièvre typhoïde, une fièvre puerpérale, une grippe, une pneumonie, des oreillons, un zona.

Mais un grand nombre de germes pathogènes sont capables de provoquer une infection méningée primitive ou tout au moins dominante (streptocoque, entérocoque, et surtout bacille de Pfeiffer, etc.). Parmi ceux-ci il faut faire une place à part au pneumocoque de Talamon-Fraenkel en raison des affinités cliniques et épidémiologiques qui ont été exposées plus haut.

Peut être dans *la méningite à pneumocoques* la perte de conscience est-elle plus prompte, plus complète, la raideur moins prononcée, les paralysies des nerfs craniens plus rares, ainsi que les éruptions (l'herpès, mis à part) et les arthropathies ; l'état général du sujet est toujours très grave. Pour poser un diagnostic, ces distinctions ne sauraient suffire. L'examen bactériologique du liquide céphalorachidien est indispensable.

Il n'est peut-être aucune infection qui soit plus difficile à distinguer de la méningite cérébro-spinale que la *poliomyélite aiguë à forme méningée*. L'épidémie récente de poliomyélite a permis d'observer plusieurs faits, où le diagnostic de méningite cérébro-spinale avait paru évident pendant plusieurs jours.

Les enfants présentaient de la céphalée, des vomissements, de l'agitation, quelquefois même des convulsions et surtout une raideur de la nuque tout à fait nette, accompagnée du signe de Kernig. Souvent ils accusaient des douleurs diffuses ou localisées à certains groupes musculaires, l'hyperesthésie n'était pas très rare. Ces symptômes associés à une fièvre élevée persistaient pendant plusieurs jours et conduisaient à l'application inutile d'un traitement sérique antiméningococcique. Lorsqu'apparaissaient les phénomènes paralytiques, on croyait avoir à faire a une méningite cérébro-spinale compliquée de lésions médullaires. L'étude du liquide céphalo-rachidien était bien faite pour favoriser cette erreur. Dans cette *forme méningitique* de la polyomyélite aiguë, le liquide céphalo-rachidien présente en effet la réaction albumineuse, contient souvent des lymphocytes, certains auteurs ont cru voir dans plusieurs cas des cocci qui rappelaient le méningocoque [1].

Le diagnostic peut être rendu plus difficile encore par l'existence de cas frustes de poliomyélite, où la paralysie n'est qu'ébauchée, alors que la réaction méningée est intense. La notion d'une épidémie de poliomyélite permet de songer au diagnostic exact, encore faut-il savoir que les années où l'on observe des recrudescences de méningite cérébro-spinale, la poliomyélite se montre sous forme épidémique, ce qui contribue à augmenter les difficultés du diagnostic bien que, en vérité, la méningite cérébro-spinale domine au printemps et la poliomyélite en été.

Les symptômes moteurs analysés avec soin peuvent-ils montrer quelques caractères différentiels ?

La méningite cérébro-spinale peut se compliquer de phénomènes paralytiques ; mais dans ce cas, comme nous le montrerons plus loin (p. 167), les paralysies sont presque toujours d'origine radiculaire, elles s'accompagnent de troubles de la sensibilité, d'une atrophie musculaire diffuse et ont une tendance à évoluer vers la guérison. Au contraire les paralysies de la poliomyélite ne sont point doulou reuses, une fois établies, et après une phase de régression se localisent sur un groupe musculaire définitivement atrophié et paralysé.

Cette notion nouvelle des poliomyélites à forme méningée conduit à faire des réserves sur un certain nombre d'observations anciennes considérées comme des méningites cérébro-spinales compliquées de paralysies définitives. Nous pouvons penser que la plupart d'entre elles sont de véritables poliomyélites à formes méningées. A l'heure actuelle, en présence d'un syndrome méningé qui s'accompagne de phénomènes paralytiques, on doit songer bien plutôt à une poliomyélite qu'à une méningite cérébro-spinale, et, pour

1. La présence de ces germes s'explique par une erreur de technique ou par une infection secondaire.

être légitimement fixé, pratiquer avec le plus grand soin l'examen bactériologique du liquide céphalo-rachidien.

DOCUMENTS ET BIBLIOGRAPHIE

Tous les cliniciens ont insisté sur les difficultés du diagnostic de la méningite cérébro-spinale.

Ainsi Tourdes relate une observation de méningite cérébro-spinale présentant « un appareil de symptômes qui appartient bien plus à la fièvre typhoïde qu'à la méningite cérébro-spinale ». Il ajoute « à toute autre époque que pendant le règne d'une épidémie, le diagnostic (de fièvre typhoïde) n'eût point été douteux. » Schillizi, Faure-Villars, Gasté signalent et étudient plusieurs erreurs de diagnostic. Schottmuller (Sur la méningite cérébro-spinale, *Münch. med. Wochen.*, 1905, p. 1617) expose les difficultés du diagnostic avec la fièvre typhoïde, le tétanos, la pneumonie.

Les analogies de la méningite cérébro-spinale avec le *typhus exanthématique* ont amené des auteurs très compétents, et en particulier Murchinson à refuser toute individualité à la méningite et à la considérer comme une variété de typhus exanthématique, opinion partagée par Webber. Boudin rappelle avec raison l'instruction du 27 janvier 1814, adressée lors de la manifestation du typhus à Mayence, à tous les préfets de l'Empire. On y relève les passages suivants : « le typhus s'annonce ordinairement par une pesanteur le long de l'épine, par des douleurs lombaires, des vomissements, une douleur de tête, des convulsions, des exacerbations régulières, du délire pendant la nuit, une déglutition difficile..., à Mayence, le typhus paraît souvent sous la forme d'une encéphalite avec mal de tête, s'étendant du vertex à l'occiput et se prolongeant le long de la colonne épinière. Il y a état comateux ou délire féroce, dans quelques cas tétanos général.... »

Boudin qui reconnaît dans cette description les traits essentiels de la méningite, semble porté à croire que le typhus pendant les guerres de l'Empire n'était autre que de la méningite cérébro-spinale, faisant ainsi, en sens inverse, le même raisonnement que Murchinson.

Différentes observations de méningite cérébro-spinale simulant le *tétanos* ont été publiées (notamment par Leroux et Violet, Méningite cérébro-spinale simulant le tétanos. *La Presse médicale*, 1898).

Le diagnostic de la méningite cérébro-spinale avec l'*hémorragie méningée* a été étudié par Chauffard et Froin (*La Presse médicale*, 28 octobre 1903). L'albuminurie massive a été signalée dans l'hémorragie méningée par Guillain et Vincent. Les ecchymoses sous-conjonctivales par Follet et Chevrel.

Le diagnostic de la méningite cérébro-spinale avec les *méningites otogènes* a été étudié par R. Broca et A. Debré.

Netter a montré l'existence de *poliomyélites épidémiques à forme méningée* et a insisté, avec J. Tinel, sur les difficultés de leur diagnostic différentiel (*Association française de Pédiatrie*, Paris, 1910

CHAPITRE IV

LE LIQUIDE CÉPHALO-RACHIDIEN
RETIRÉ PAR PONCTION LOMBAIRE

I. *Étude du liquide céphalo-rachidien purulent retiré par ponction lombaire à la période d'état d'une méningite cérébro-spinale aiguë. —Aspect macroscopique :* l'opacité du liquide, la viscosité du dépôt, sa coloration. Les flocons, fleur de soufre. — Comparaison avec les autres liquides céphalo-rachidiens purulents. — *Examen microscopique :* les cellules, les polynucléaires en histolyse plus ou moins prononcée. — Les lymphocytes et les grands éléments mononucléés. — Les microbes. — Leur caractère intra et extracellulaire. — Leur abondance variable. — Les afflux microbiens. — Diagnostic bactériologique sur les lames. — Importance de la méthode de Gram. — *Formule chimique des liquides céphalo-rachidiens purulents.* —Dose d'albumine considérable. — Abaissement de la teneur en sucre, en chlorures.

II. *Les liquides céphalo-rachidiens limpides au cours de la méningite cérébro-spinale aiguë. — Liquides clairs des vingt-quatre premières heures :* le liquide céphalo-rachidien est albumineux, riche en microbes, pauvre en cellules, à formule mononucléaire. — *Liquides clairs dans le cas de méningite aiguë ponctionnée à une période avancée de la maladie.* — Liquide céphalo-rachidien albumineux, souvent pauvre en cellules, à formule leucocytaire variable, très pauvre en germes microbiens. — Grandes difficultés du diagnostic.

III. *Étude des modifications du liquide céphalo-rachidien, au cours de l'évolution d'une méningite cérébro-spinale aiguë.* —Au début : Liquides purulents dans 25 pour 100 des cas ponctionnés durant les vingt-quatre premières heures. Discussion. — A la période d'état, le liquide purulent typique.— Les afflux de polynucléaires neufs. — Les afflux microbiens et la disparition provisoire des germes dans leur intervalle. — État du liquide à une période avancée. — Persistance de la mononucléose après la guérison clinique. — Cas exceptionnels : absence totale des cellules dans le liquide retiré par ponction lombaire. — Liquides clairs à formule lymphocytaire pendant toute l'évolution de la méningite.

IV. *Le liquide céphalo-rachidien dans les formes cliniques particulières de la méningite cérébro-spinale. — Formes foudroyantes.* Cas où le liquide céphalo-rachidien est purulent (méningite cérébro-spinale ambulatoire à terminaison foudroyante); cas où le liquide est clair, albumineux, pauvre en cellules (presque exclusivement des lymphocytes) et pauvre en germes microbiens (méningites foudroyantes proprement dites); cas où le liquide est à peu près normal (méningococcémie foudroyante). — *Méningites cérébro-spinales atténuées et ambulatoires.* — Liquides purulents ou troubles. — *Méningites abortives.* — Liquide clair, albumineux, pauvre en cellules, de formule cytologique variable. — *Méningites cérébro-spinales prolongées à forme cachectisante.* — Discordance entre les résultats de la ponction cranienne et de la ponction rachidienne. — *Présence simultanée, dans le liquide retiré par ponction lombaire, de méningocoques et de microbes divers, notamment du bacille de Koch.* — Difficultés du diagnostic.

DOCUMENTS ET BIBLIOGRAPHIE.

Dès qu'on soupçonne une méningite cérébro-spinale, il faut pratiquer une ponction lombaire.

Le liquide coule en général très aisément, car sous l'influence du processus inflammatoire, il y a sécrétion exagérée du liquide céphalo-rachidien et passage de sérosité dans la cavité arachnoïdo-pie-mérienne. Le liquide s'écoule en jet ou en gouttes pressées, si bien que, sans aspirer et en fort peu de temps, on recueille de très grandes quantités de liquide. On peut recueillir ainsi vingt, trente centimètres cubes, parfois le double et même le triple.

Pratiquée avec précautions ([1]), même après la soustraction d'une quantité considérable de liquide céphalo-rachidien, la ponction lombaire n'a jamais déterminé d'accidents, ni légers, ni graves au cours de la méningite cérébro-spinale. Elle constitue, au contraire, un adjuvant très précieux au traitement sérique.

La ponction peut être blanche, l'aiguille ayant pénétré au milieu de fausses membranes épaisses et sèches. Cette éventualité ne se rencontre que dans les cas de méningite cérébro-spinale chronique. En dehors de cette circonstance on devra répéter la ponction jusqu'à ce qu'il s'écoule du liquide.

I. *Étude du liquide céphalo-rachidien purulent retiré par ponction lombaire à la période d'état d'une méningite cérébro-spinale aiguë.* — Nous étudierons tout d'abord l'aspect d'un liquide céphalo-rachidien retiré par ponction lombaire à la période d'état d'une méningite cérébro-spinale aiguë.

L'aspect macroscopique du liquide recueilli dans les tubes est du plus haut intérêt : le liquide est trouble, d'une couleur gris-jaunâtre, il peut être franchement purulent et très épais. Abandonné à lui-même dans un tube, ce liquide subit une décantation spontanée, qu'accélère la centrifugation. La partie supérieure du tube s'éclaircit et finit même par prendre l'aspect tout à fait limpide d'un liquide céphalo-rachidien normal, cependant qu'au fond du tube s'est formé un culot très visqueux, jaune-verdâtre et fort abondant dans le cas de liquide très purulent. Sur les bords du

1. Quelques particularités de technique seront indiquées à propos du Traitement (p. 253 et p. 254).

tube, à la partie supérieure, se sont déposés quelques flocons jaune clair, ressemblant à de la fleur de soufre (v. Pl. II). Assez souvent un fin coagulum vermiculaire traverse l'axe du tube depuis le fond jusqu'à la surface libre.

On ne peut tirer aucune conclusion, au point de vue du pronostic, de la plus ou moins grande purulence du liquide. Certaines formes graves ont un liquide très peu trouble, et au contraire, on voit fort bien guérir des cas où le liquide a été extrêmement purulent.

Le seul aspect macroscopique de ce liquide a une grande valeur au point de vue du diagnostic de la méningite cérébro-spinale. Il est, en effet, tout à fait rare que la méningite tuberculeuse donne un liquide franchement trouble. Au contraire, les méningites suppurées, dues aux divers germes pathogènes, présentent un liquide ressemblant beaucoup au liquide de la méningite cérébro-spinale, l'aspect du pus est cependant un peu différent, notamment l'aspect du pus des méningites à streptocoque et à pneumocoque qui sont les plus fréquentes. La couleur en est plus grise, la consistance en est moins homogène, plus pulvérulente ; en aucun cas ce dépôt n'a la consistance visqueuse et la couleur verdâtre si particulières du pus méningococcique [1]. Ces légers indices, tout à fait nets pour un œil exercé, sont précieux à connaître, étant donné la hâte avec laquelle on désire toujours faire le diagnostic de la nature d'une méningite.

Examen histologique. — Dans les liquides céphalo-rachidiens louches et purulents, on constate une forte prédominance de leucocytes polynucléaires altérés. Ces éléments ont les caractères suivants : les limites de la cellule sont floues et irrégulières, le protoplasme est homogène et ne présente pas de granulations, on peut y voir des vacuoles. Le noyau forme une tache foncée bien limitée où l'on ne distingue pas de réseau chromatinien. Ces cellules, comme gonflées, sont plus volumineuses que les globules blancs polynucléaires du sang (fig. 22). Les globules du pus peuvent être encore plus altérés : leur contour est absolument déchiqueté, leur noyau a disparu, certains ne constituent même plus que de véritables débris cellulaires (fig. 23).

A côté de ces éléments dont l'histolyse est très accentuée, on rencontre des leucocytes peu altérés, ils sont de petite taille, de contours nets et bien arrondis ce qui les rapproche des polynucléaires normaux du sang. Cependant si on les regarde d'un peu

1. Dans la méningite suppurée due au coccobacille de Pfeiffer, les caractères macroscopiques du pus sont, en revanche, très semblables à ceux du pus méningococcique ; seul l'examen microscopique peut faire éviter la confusion.

près, avec des colorants délicats comme la solution triacide d'Ehrlich, on se rend vite compte que leur noyau n'a pas la même finesse de contour et de détails que celui des polynucléaires normaux. Il est également impossible d'apercevoir les granulations du protoplasme. Dans quelques cas rares, la forme du noyau rappelle celle des polynucléaires éosinophiles, et cependant aucune granulation n'apparaît.

Comme le montrent les colorations vitales, ces polynucléaires sont encore vivants, mais l'homogénéisation de leur noyau et de leur protoplasme montre bien qu'ils ne sont pas tout à fait intacts.

Le nombre de ces polynucléaires peu altérés est très variable, parfois on en constate à peine un ou deux pour cent, parfois ils sont très nombreux comme s'il venait de se produire un exode leucocytaire tout récent. On ne constate, pour ainsi dire jamais, la présence de polynucléaires ayant tout à fait l'aspect des polynucléaires normaux du sang.

Les autres éléments cellulaires rencontrés dans ces épanchements purulents sont beaucoup moins abondants que les précédents. Ce sont des lymphocytes, à peu près normaux d'aspect, ou bien présentant des altérations analogues à celles des polynucléaires, mais moins nettement perceptibles. Leur nombre est variable, ils atteignent en général 10 à 15 pour 100, très rarement 30 à 50 pour 100 du chiffre total des éléments cellulaires.

Enfin, on rencontre de grands éléments mononucléaires, dont le protoplasme homogène a des contours parfois nets, le plus souvent flous, dont le noyau est réniforme ou arrondi, médiocrement coloré et sans filament. Ce noyau peut disparaître, et on ne voit plus qu'un placard protoplasmique souvent très altéré. Ces grands éléments mononucléés présentent souvent des vacuoles, et on peut y constater nettement la présence d'éléments cellulaires reconnaissables qui ont été phagocytés ([1]). Le nombre de ces grandes cellules est variable (de 5 à 20 pour 100).

Les microbes. — L'aspect du diplocoque de Weichselbaum sur les lames de liquide céphalo-rachidien purulent a été suffisamment décrit (p. 48 et suiv.).

Dans la majorité des cas, ces germes sont abondants et peuvent même pulluler sur les lames où ils sont disposés, comme il a été dit précédemment, en amas intra-cellulaires. Mais ils peuvent tous être extra-cellulaires. On ne doit pas tirer de ce caractère ni un argument diagnostic contre l'hypothèse d'une méningite cérébro-spinale,

---

1. La nature de ces grandes cellules mononucléées est discutée plus loin (p. 158).

ni un argument pronostic sur l'évolution de cette méningite.

Il importe de savoir que les méningocoques peuvent être extrêmement rares sur les lames, et qu'il faudra dans ce cas une patience très grande pour arriver à trouver un ou deux germes typiques ; étant donné l'importance de cette constatation, il faudra toujours pratiquer cette recherche avec persévérance.

Dans des circonstances tout à fait exceptionnelles, il est impossible de trouver sur les lames des méningocoques bien nets. Mais à un examen attentif on voit des grains, ayant les caractères des

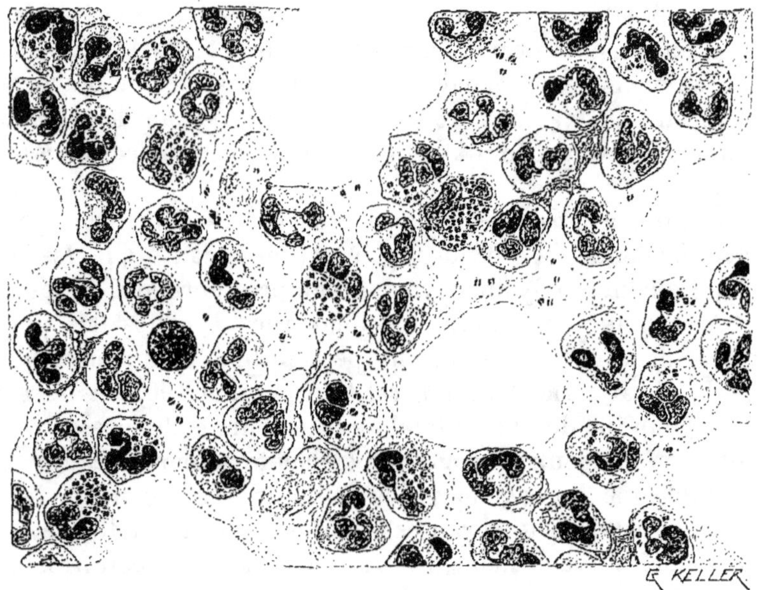

Fig. 22. — Frottis de liquide céphalo-rachidien purulent, au 5e jour
d'une méningite cérébro-spinale.

méningocoques altérés que nous avons décrits plus haut (fig. 23). Dans ces circonstances, on devra redoubler de soins dans la mise en culture (mise à l'étuve immédiate, emploi de milieux de choix, ensemencement abondant, atmosphère humide de l'étuve, etc.). Malgré ces précautions, le méningocoque peut ne pas pousser, il faut renouveler alors tous les examens le lendemain et les jours suivants. On parviendra ainsi à constater sa présence. Il peut arriver que le lendemain d'un jour où l'on n'avait point trouvé de germes, on en voit sur les lames une abondance telle que tout d'abord on soupçonne une erreur de technique.

Le méningocoque se distinguera des différents germes pathogènes intra-rachidiens par les caractères que nous avons étudiés, c'est surtout la méthode de Gram appliquée soigneusement qui permettra de distinguer le diplocoque de Weichselbaum du pneumocoque, du streptocoque, du staphylocoque, car dans le liquide rachidien, le pneumocoque est souvent difficile à reconnaître (capsule peu nette, forme allongée ou arrondie et non pas lancéolée, disposition en courtes chaînettes), le streptocoque est souvent intracellulaire, les staphylocoques enfin, s'ils n'ont pas la délicatesse de forme et de taille du méningocoque ordinaire, peuvent être confondus avec des méningocoques gonflés et géants.

Le diagnostic bactériologique sur les lames est plus délicat

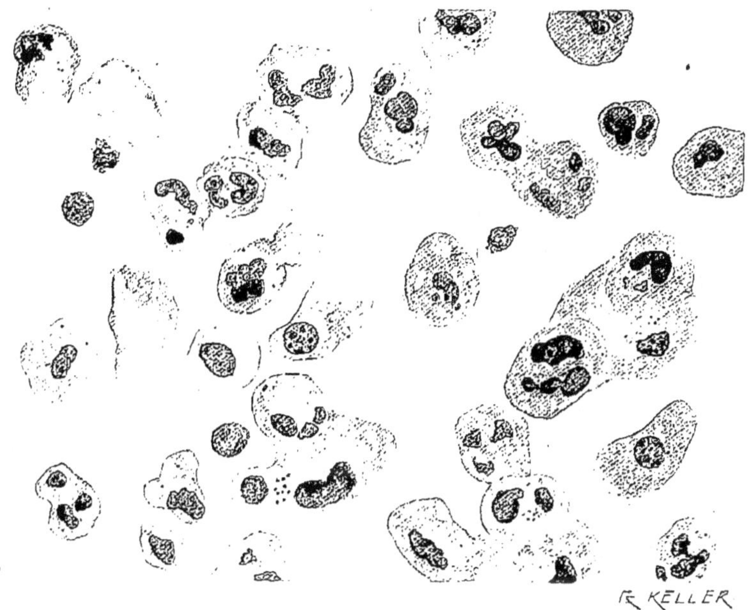

Fig. 25. — Frottis de liquide céphalo-rachidien purulent, au 15° jour d'une méningite cérébro-spinale. On aperçoit, inclus dans les globules blancs dégénérés, des « grains » microbiens.

entre le diplocoque de Weichselbaum et certains germes qui ne prennent pas le Gram, parmi lesquels il faut citer avant tout le cocco-bacille de Pfeiffer. Plus petit, plus ténu que le méningocoque, on pourra le prendre pour ces grains de microbes qui correspondent à des méningocoques en autolyse.

Il est inutile de dire combien les cultures sont indispensables pour l'identification et le diagnostic de ces germes. Mais l'examen extemporané des lames suffit à orienter le diagnostic dans la plupart des cas ([1]).

1. Pour le diagnostic entre le diplocoque de Weichselbaum et les cocci appartenant à la même famille microbienne, v. p. 65.

Formule chimique des liquides purulents. — La formule chimique de ces liquides purulents de la méningite cérébro-spinale a été établie complètement.

La dose d'albumine est élevée, elle atteint en général de deux à trois grammes par litre, peut même dépasser ce chiffre. Dans la méningite tuberculeuse, la quantité d'albumine est moins abondante.

La teneur du liquide céphalo-rachidien en sucre est abaissée dans toutes les méningites, notamment dans la méningite cérébro-spinale (chiffre normal : 0 gr. 50 à gr. 60 par litre de glucose. Dans les méningites : 0 gr. 20 à 0 gr. 30).

Le chiffre des chlorures est légèrement abaissé (chiffre normal : 7 à 8 grammes de chlorure par litre. Dans la méningite cérébro-spinale : 5 grammes). Dans les liquides fortement purulents, ce taux d'abaissement des chlorures est moins marqué que dans les liquides simplement troubles. Dans la méningite tuberculeuse le chiffre des chlorures est plus abaissé encore.

La recherche du point cryoscopique a fait l'objet de nombreux travaux ; le Δ est abaissé dans tous les états méningés d'une façon à peu près constante.

II. *Liquides clairs au cours de la méningite cérébro-spinale aiguë.*

— Nous avons vu les caractères macroscopiques et microscopiques d'un liquide céphalo-rachidien typique, mais ces caractères ne sont pas constants et on peut retirer par les ponctions lombaires des liquides clairs dont l'apparition surprend au premier abord au cours d'une méningite cérébro-spinale aiguë. Il faut connaître ces faits de *méningites cérébro-spinales à liquides clairs* pour ne pas négliger ou retarder le traitement sérique.

Tout d'abord, on peut observer des liquides clairs chez les malades ponctionnés dans les vingt-quatre premières heures de leur méningite. On fera cette constatation dans 75 pour 100 des cas.

Voici les caractères essentiels de ces liquides clairs des vingt-quatre premières heures. Leur limpidité frappe tout d'abord, et ce n'est qu'en les examinant de très près qu'on peut constater qu'ils n'ont plus la transparence parfaite, la clarté « eau de roche » d'un liquide normal ; mais en réalité leur opalescence est extrêmement légère et leur coloration bien discrète : ou bien ils ont des reflets plutôt jaunes, ou bien une teinte grise très peu marquée. Si on les regarde par transparence, on peut en les agitant obtenir un reflet irisé, et l'on voit se mouvoir une quantité infinie de minimes particules, comparables aux poussières microscopiques et ultramicroscopiques qui jouent dans un rais de soleil. On voit également dans ces liquides flotter de tout petits flocons, que l'examen histologique montre essentiellement constitué par de la fibrine.

Les réactions usuelles décèlent la présence d'une petite quantité d'albumine, qui est constante dans ces liquides et fournit un indice de premier ordre sur la nature pathologique du liquide.

L'examen microscopique est du plus haut intérêt. La centrifugation du liquide est nécessaire. Elle ne permet d'obtenir qu'un culot minime; parfois celui-ci n'est même pas visible. Sur les frottis obtenus, on voit que le liquide contient des microbes et des cellules (fig. 24).

Les cellules sont peu abondantes. Avec un grossissement au 1/100 on en constate sur chaque champ de microscope un nombre moyen qui varie entre trois et quinze. Elles peuvent être plus rares encore. Ces cellules sont peu altérées, peu déformées. Ce sont essentiellement des *cellules mononucléées*. Les monucléaires représentent dans tel cas 100 pour 100, dans tel autre 80, dans tel autre 75 pour 100 des cellules colorées. Ce sont surtout des lymphocytes (de 35 à 50 pour 100). On constate un nombre appréciable de moyens mononucléaires (de 20 à 50 pour 100) et une certaine quantité de grandes cellules mononucléaires (10 à 15 pour 100). Très nettement, mais très rarement il est vrai, ces grandes cellules présentent un aspect macrophagique. Un peu plus souvent, elles contiennent des microbes phagocytés.

Les polynucléaires sont rares (de 0 à 25 pour 100).

Les *microbes* sont, en général, extrêmement abondants : ils forment parfois des amas de diplocoques en tétrades, souvent de taille inégale. On en peut voir 200 sur un champ de microscope (avec un grossissement de 1/1000).

En résumé, on constate fréquemment *au début de la méningite cérébro-spinale la présence d'un liquide céphalo-rachidien clair, albumineux, riche en microbes, pauvre en cellules, à formule mononucléaire*.

On est également frappé de la *fréquence avec laquelle le liquide céphalo-rachidien est clair, si l'on ponctionne pour la première fois des sujets atteints depuis longtemps d'une méningite cérébro-spinale en pleine évolution*.

Dans les méningites cérébro-spinales ponctionnées plus de deux semaines après le début de la maladie, le liquide est clair 55 fois sur 100.

Par leurs caractères macroscopiques, ces liquides céphalo-rachidiens rappellent ceux que nous venons de décrire : liquides clairs ou légèrement opalescents, quelquefois discrètement colorés en jaune et tenant en suspension de petits flocons fibrineux. La présence d'une certaine proportion d'albumine est également constante. Les éléments cellulaires sont assez rares et peuvent même être absents. La proportion des mononucléaires est en général très forte (75 à 95 pour 100). Elle peut n'atteindre que 20 pour 100 dans certains cas.

Les autres cellules sont des polynucléaires extrêmement altérés,

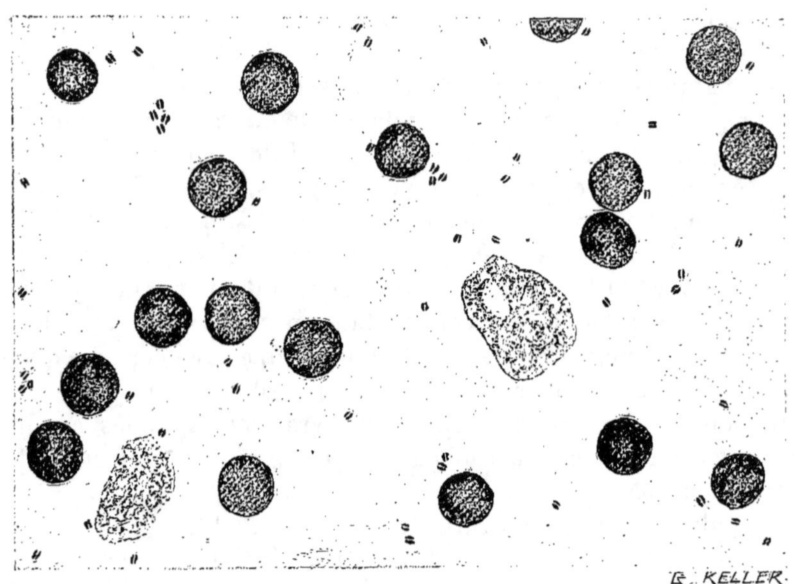

Fig. 24. — Frottis de liquide céphalo-rachidien retiré dans les 24 premières heures d'une méningite cérébro-spinale aiguë. Lymphocytose presque exclusive. Quelques grandes cellules mononucléées. Nombreux microbes. Noter qu'ici les diplocoques sont allongés. Ils ont l'aspect en « petit pain fendu » plutôt que l'aspect en « grain de café ».

parfoi sà peine reconnaissables. Les grandes cellules mononucléées sont extrêmement rares, le plus souvent absentes.

Dans la plupart des cas, il est impossible, au premier examen, de déceler soit par la recherche directe, soit par la culture, la présence du diplocoque de Weichselbaum. Celui-ci, au contraire, est assez abondant dans les cas plus rares, où domine la polynucléose.

Le méningocoque, absent lors du premier examen, est en revanche trouvé d'une façon constante dans le liquide des ponctions ultérieures, en même temps, du reste, que ce liquide change d'aspect et de formule cellulaire.

Ces sujets atteints d'une méningite cérébro-spinale non traités sont en général dans un état grave; étant donné l'allure traînante de leur affection méningée, la prédominance des phénomènes cérébraux, qui est constante chez eux (nous verrons plus loin pourquoi) et les caractères déconcertants du liquide céphalo-rachidien, on est tout naturellement conduit à les considérer, à tort, comme atteints de méningite tuberculeuse.

III. *Étude des modifications du liquide céphalo-rachidien au cours de l'évolution d'une méningite cérébro-spinale aiguë.* — Nous avons étudié l'aspect clair du liquide céphalo-rachidien retiré par ponction lombaire dans les vingt-quatre premières heures du début de la méningite. Il peut arriver que, même dès ce moment, le liquide céphalo-rachidien soit franchement purulent. On suppose dans ces cas que le processus méningé évolue depuis plus de vingt-quatre heures, mais que la remarquable tolérance du système nerveux a permis au méningocoque de se développer d'une façon latente dans les espaces sous-arachnoïdiens. La purulence initiale du liquide céphalo-rachidien ne se rencontre guère que dans 25 pour 100 des cas, et en règle générale dans les vingt-quatre premières heures le liquide est clair, albumineux, riche en microbes, pauvre en cellules, à formule mononucléaire.

Si le liquide a été clair à la première ponction, à la suivante il est trouble et ensuite franchement purulent. Déjà abondants dans le liquide clair du début, les méningocoques se retrouvent aisément dans les liquides purulents des ponctions ultérieures. Souvent au bout de peu de temps, leur nombre diminue et leur aspect devient moins net, puis tout à coup une ponction lombaire montre qu'ils fourmillent dans le liquide céphalo-rachidien, quelquefois même sans qu'aucune manifestation clinique appréciable fasse prévoir cet afflux microbien. On peut observer une série d'afflux microbiens de ce genre au cours de l'évolution d'une méningite cérébro-spinale aiguë.

Dans quelques cas, l'afflux microbien se produit malgré l'injection intra-rachidienne de sérum anti-méningococcique le lendemain même du jour où le malade a reçu son injection, si bien que certains auteurs ont pu parler d'un afflux paradoxal de microbes, à la suite de l'injection de sérum anti-microbien.

On observe également, de temps à autre, des afflux de leucocytes polynucléaires neufs, caractérisés par l'intégrité relative de leur noyau et de leur protoplasme; les afflux leucocytaires sont parfois en rapport avec l'accentuation des phénomènes morbides, presque jamais ils ne sont consécutifs aux injections intra-rachidiennes de sérum.

Les afflux de polynucléaires neufs et la disparition passagère du méningocoque expliquent qu'un premier examen du liquide céphalo-rachidien, fait à certaines périodes de la maladie, puisse fort bien montrer des cellules à peu près intactes et un liquide provisoirement stérile.

Peu à peu le liquide céphalo-rachidien s'éclaircit, les germes disparaissent, les ensemencements faits avec le liquide rachidien ne cultivent plus, le nombre des cellules diminue. En règle presque absolue, le nombre des mononucléaires augmente au fur et à mesure que les polynucléaires diminuent, si bien qu'au bout d'un certain temps la formule leucocytaire devient exclusivement mononucléaire et à prédominance lymphocytaire.

Cette réaction histologique du liquide céphalo-rachidien persiste un certain temps, et huit ou dix jours après la guérison clinique de la méningite cérébro-spinale, on peut encore observer la présence de cellules en nombre anormal dans le liquide céphalo-rachidien.

Plus rarement le stade lymphocytaire terminal n'apparait pas nettement, et les dernières ponctions lombaires, faites dans le décours de la maladie, montrent seulement la présence de cellules altérées, méconnaissables, véritables débris cellulaires, au milieu desquelles on voit quelques cellules mononucléaires de grande taille, qui ont encore une limite protoplasmique visible, mais floue et un noyau coloré, mais pâle.

Ces apparences du liquide céphalo-rachidien indiquent la régression de l'inflammation méningée, mais il faut cependant continuer, pendant tout le décours de la maladie et même après une guérison apparemment tout à fait complète, à pratiquer des ponctions lombaires : on pourra être surpris tout à coup par une abondante invasion de microbes, alors que l'étude clinique du malade ne permettait pas de prévoir encore une reprise ou une rechute.

Tel est normalement le cycle cytologique et bactériologique du liquide céphalo-rachidien au cours d'une méningite aiguë. On peut observer quelques modalités exceptionnelles, utiles à connaître.

Tout d'abord l'*absence de cellules* dans le liquide retiré par ponction lombaire. Une telle constatation difficile à expliquer, quoique relativement fréquente au cours des envahissements de l'espace arachnoïdo-pie-mérien par le pneumocoque, est tout à fait exceptionnelle avec le diplocoque de Weichselbaum. Il n'en existe qu'une observation nette à l'heure actuelle.

Peut-on observer des méningites cérébro-spinales ayant l'évolution clinique des méningites *aiguës* dont le *liquide céphalo-rachidien reste clair* et ne contienne que des lymphocytes pendant tout le cours de l'évolution, et par conséquent ne passe pas par les étapes que nous avons décrites ? Cette alternative, tout en étant exceptionnelle, n'est pas à écarter d'une façon absolue, car elle a été signalée.

IV. *Le liquide céphalo-rachidien dans les formes cliniques particulières de la méningite cérébro-spinale.* — 1° *Formes foudroyantes.* Dans les cas que nous avons décrits comme *formes foudroyantes* de la méningite cérébro-spinale, les résultats de la ponction lombaire sont assez variables.

Ainsi, on peut être étonné de constater que, malgré l'évolution clinique si prompte, le liquide céphalo-rachidien est trouble ou purulent. Dans ce cas, les phénomènes prodromiques, que nous avons signalés dans l'étude clinique, doivent être considérés comme les symptômes d'une méningite ambulatoire dont la terminaison a été foudroyante (*méningite cérébro-spinale ambulatoire à terminaison foudroyante*).

Beaucoup plus souvent, **dans les méningites foudroyantes**, le liquide est clair, il coule en jet, il est albumineux et contient des méningocoques plus ou moins abondants et de rares cellules, pour la plupart mononucléaires, souvent exclusivement des lymphocytes. L'autopsie montre alors une congestion excessive des réseaux vasculaires pie-mériens et parfois un début d'inflammation purulente, décelable histologiquement au niveau des méninges craniennes. Il est vraisemblable que, dans ces cas, un germe particulièrement virulent a produit la mort du patient par l'intoxication de son nevraxe, avant que les lésions méningées, traces d'un effort défensif, aient eu le temps de se développer[1]. Cette éventualité correspond aux *méningites foudroyantes proprement dites*.

Enfin, il est des cas où le liquide retiré par ponction lombaire

---

1. Il ne faut pas croire cependant que la constatation d'un liquide céphalo-rachidien clair ou à peine trouble suffise à nier la possibilité d'une infiltration purulente autour du cerveau et de la moelle. Il arrive que le pus se concrète à la partie profonde du tissu sous-arachnoïdien, dont les mailles sont finement tressées, au lieu que dans la partie superficielle, le tissu est lâche, les mailles larges, et le liquide qui y circule, relativement indépendant des couches profondes, peut rester clair. Dans ces cas, malgré la constatation d'un liquide clair ou légèrement trouble, on peut affirmer qu'il s'agit de méningites ambulatoires à terminaison foudroyante. Nous reviendrons plus loin sur ce point (p. 220 et 221).

est presque normal, on ne peut arriver à y déceler le méningocoque. A l'autopsie, les méninges sont très congestionnées mais ne présentent pas de trace d'infiltration purulente. Ces faits sont difficiles à interpréter. Si on rapproche ces constatations de l'étude clinique qui sera faite plus loin, on en arrive à penser que dans ces cas, le sujet est mort de méningococcémie suraiguë et que la localisation méningée n'a pas eu le temps de se développer. Il s'agit d'une *méningococcémie foudroyante*.

2° Dans les méningites cérébro-spinales *ambulatoires* et atténuées, on a très souvent la surprise de trouver à la ponction lombaire un liquide trouble ayant les caractères des liquides purulents des méningite cérébro-spinales aiguës les plus nettes. On peut cependant observer aussi dans ces cas des liquides clairs albumineux à formule cytologique variable, généralement pauvres en germes.

Dans les méningites cérébro-spinales *abortives*, le liquide est toujours clair et généralement fort peu pathologique, il coule sous pression, contient de l'albumine, très peu de cellules. La formule leucocytaire est tout à fait variable (depuis la lymphocytose pure jusqu'à une polynucléose exclusive). Les éléments cellulaires sont peu altérés, les germes pathogènes ne sont pas décelables sur les lames. Dans certains cas, le liquide est tout à fait normal au point de vue chimique comme au point de vue histologique et il est même stérile au moment de la ponction lombaire, tant l'infection méningée a été passagère.

3° *Méningites cérébro-spinales prolongées à forme cachectisante.* — Tout le long de l'évolution des méningites subaiguës, les caractères du liquide céphalo-rachidien varient peu. Sans doute, à la phase initiale de la méningite, le liquide céphalo-rachidien est purulent, et plus ou moins riche en méningocoques, mais peu à peu les germes pathogènes disparaissent. Les cas sont tout à fait rares, où 60, 70 jours après le début de la méningite, on a pu encore les déceler dans le liquide obtenu par ponction lombaire.

Le liquide s'éclaircit, il prend une teinte légèrement jaune ou grise. Il contient une proportion anormale, mais le plus souvent faible d'albumine et enfin, comme dans le décours de la plupart des méningites aiguës, à la formule polynucléaire initiale fait suite une mononucléose presque exclusive. Si bien que les caractères de ces liquides céphalo-rachidiens rappellent ceux des liquides retirés à une période avancée des méningites cérébro-spinales aiguës.

Dans les circonstances, encore assez exceptionnelles, où l'on a pu pratiquer une ponction cranienne, presque toujours le liquide ventriculaire s'est montré trouble, ou même purulent, alors que le liquide rachidien était clair; les cultures faites avec le liquide ventriculaire ont mis en évidence le diplocoque de Weichselbaum, tandis que le liquide rachidien ensemencé se montrait absolument stérile. Sur ce point particulier, nous reviendrons plus loin (p. 217).

Présence simultanée dans le liquide retiré par ponction lombaire, de méningocoques et de microbes divers, notamment de bacilles de Koch. — Enfin, une dernière alternative mérite d'être signalée dans cette étude du liquide céphalo-rachidien : on a observé assez fréquemment des cas de méningites au cours desquelles le liquide céphalo-rachidien contenait le diplocoque de Weichselbaum, associé à d'autres germes : pneumocoque, streptocoque, staphylocoque, bacille de Koch même et enfin diplocoques voisins du germe de Weichselbaum, mais différents plus ou moins du méningocoque typique. Certaines de ces observations doivent être rejetées, ce sont celles où la présence de l'un des deux germes est due très probablement à une infection accidentelle qui a pu se produire au cours des recherches de laboratoire. Il est cependant des faits indiscutables, où le méningocoque s'est trouvé associé à d'autres microbes. Ainsi, on a vu des méningites accompagnées d'otites, où le streptocoque et le méningocoque étaient simultanément présents, dans le liquide céphalo-rachidien.

La plus importante de toutes les associations microbiennes est celle du diplocoque de Weichselbaum et du bacille de Koch. Les observations indiscutables n'en sont pas extrêmement rares : c'est surtout au moment des recrudescences de la méningite cérébro-spinale qu'on observe cette sorte d'infection mixte.

Voici comment les faits se présentent en général : Un sujet atteint de méningite, que l'on croit presque toujours de nature tuberculeuse est ponctionné : le liquide céphalo-rachidien retiré est opalescent ou clair, il contient des lymphocytes ou bien à la fois des lymphocytes et des polynucléaires. On y constate la présence de rares méningocoques, aussitôt le traitement sérique de la méningite est institué. Aucune amélioration ne se manifeste. Aux ponctions ultérieures, le diplocoque de Weichselbaum peut être retrouvé plus ou moins abondant ou bien disparaître. Le sujet succombe et, à l'autopsie, on constate les lésions habituelles de la méningite tuberculeuse.

L'interprétation des cas de ce genre est assez délicate : on peut admettre, qu'à la faveur d'une méningite tuberculeuse, et par un processus encore inconnu, les diplocoques, hôtes du rhino-pharynx ont émigré vers les espaces sous-arachnoïdiens. C'est l'hypothèse la plus vraisemblable. On peut supposer aussi qu'une infection atténuée et passagère des méninges par le diplocoque de Weichselbaum a favorisé l'éclosion et la prompte évolution d'une granulie méningée.

Quelle que soit l'interprétation pathogénique de ces infections mixtes, le diagnostic en est extrêmement malaisé. Une méningite cérébro-spinale, dont la symptomatologie est anormale, dont le liquide est clair, pauvre en méningocoques, dont l'évolution n'est nullement influencée par les injections répétées de sérum, peut être considérée comme suspecte, et l'on doit alors rechercher le bacille de Koch dans le liquide céphalo-rachidien. La constatation de sa présence modifiera le diagnostic et le pronostic, et rendra inutile le traitement sérique.

DOCUMENTS ET BIBLIOGRAPHIE

C'est en décembre 1890 que Quincke, de Kiel, montra qu'on pouvait, sans danger et sans peine, pratiquer une ponction des espaces sous-arachnoïdiens dans la région lombaire. D'abord employée exclusivement comme méthode thérapeutique, la rachicentèse est devenue aujourd'hui une des méthodes les plus précieuses de séméiologie clinique et de traitement.

L'étude des cellules dans le liquide céphalo-rachidien par la ponction lombaire, à peine ébauchée par Wentworth, Bernheim et Moser, Lichteim, Stadelmann, a été faite par Widal et ses élèves, Sicard et Ravaut (Widal et Sicard, Ponction lombaire, *Traité de Pathol. génér.*, t. VI, p. 623). Ces auteurs ont indiqué que, dans les méningites aiguës, la formule cytologique du liquide céphalo-rachidien était en général la polynucléose. Cette notion a été confirmée dans son ensemble par un grand nombre d'auteurs français et étrangers. Labbé et Castaigne ont complété cette formule en indiquant que dans le déclin des méningites aiguës la lymphocytose remplaçait bien souvent la polynucléose de la période d'état (*Soc. méd. des hôp.*, 29 mars 1901).

Netter et Debré ont étudié les liquides clairs au cours de la méningite cérébro-spinale, montrant qu'il ne fallait pas toujours s'attendre à trouver un liquide à formule polynucléaire (*Soc. de Biol.*, 29 mai, 19 juin et 24 juillet 1910). Les observations anciennes de Councilmann, Mallory et Wright (à Boston, en 1898), de Faber (à Copenhague, en 1900), de Silberschmidt (à Zurich, en 1906) de Hajeck (à Milan, en 1907), de Shenan et Richie (à Edimbourg, en, 1907), de Choupin (à Saint-Étienne, en 1909); les faits plus récents de Claisse, Teissier, Dopter et Vincent (*Soc. méd des hôp.*, 1909), de Flexner et Jobling, Rogier, Cordier, Rimaud (*Lyon Médical*, 20 mars 1910), de Mongour et Brandeis, de Firmin, Carles et Duperié (*Journal de Médecine de Bordeaux*, 23 janvier 1910), confirment ces données.

Jaeger et Rautenberger, Salebert et Louis (*Société médicale des hôpitaux*, 11 juin 1909), ont insisté sur le liquide clair des méningites abortives.

Les grandes cellules mononucléées, dont nous avons signalé la présence dans le liquide céphalo-rachidien, ont attiré l'attention des différents auteurs. Flexner et Barker (*American Journal of med. science*, 1894, VIII, 155), Mallory, Councilmann et Wright, Helly (*Wien. Kl. Woch.*, 1904, n° 23), Maximow (*Zieglers Beitr. z. allgem. Path.*, 1905, Bd 57), les considèrent comme des grands mononucléaires du sang. Marchand et Orth (*Deutsch. Med. Woch.*, 1906, n° 5), les considèrent comme des cellules d'origine vasculaire. Speroni (*Société anatomique*, janvier 1907. *La Presse Médicale*, 6 février 1907), croit qu'il s'agit de cellules des vaisseaux de la pie-mère. Il est vraisemblable que ces cellules, qui sont avant tout des macrophages, sont des cellules conjonctives mobilisées (adventice des vaisseaux, tissu conjonctif sous-arachnoïdien).

Widal et ses élèves ont insisté sur l'état des polynucléaires contenus dans le liquide céphalo-rachidien. Ils distinguent les polynucléaires intacts, les polynucléaires avariés et les polynucléaires sénescents.

Widal a été frappé par l'existence d'états méningés au cours desquels la ponction lombaire ramène un liquide puriforme aseptique, à polynucléaires intacts. Ces états méningés, malgré la gravité apparente des symptômes cliniques, se terminent par la guérison. Ces états méningés peuvent s'accompagner d'arthrites suppurées dont le pus est également constitué par des polynucléaires intacts (Widal. Les épanchements puriformes aseptiques des méninges, *Revue de médecine interne*, avril 1909). Dévé a observé un cas de méningite cérébro-spinale aiguë terminé par la mort, où le liquide retiré par la première ponction lombaire était stérile et ne contenait que des polynucléaires intacts.

Les modifications chimiques du liquide céphalo-rachidien ont fait l'objet de plusieurs recherches. L'albumine a été dosée par Widal et Sicard, Concetti, Mestrezat et Gaujoux (*Soc. de Biol.*, 31 juillet 1909). La diminution du glucose a été signalée par Combe, Sicard et Rousseau-Langwelt, Mestrezat, Gaujoux et Roger; les chlorures par Nobécourt et Voisin, Mestrezat et ses élèves. La cryoscopie a été étudiée par Widal et ses élèves, par Achard, Laubry, Bailey.

Mestrezat, Gaujoux et Roger ont fait des analyses complètes du liquide céphalo-rachidien dans la méningite cérébro-spinale et ont très bien précisé la formule chimique de ce liquide. On trouvera la bibliographie de cette question dans l'article de Mestrezat et Gaujoux (*Revue neurol.*, n° 21, 30 juin 1909).

Pathoir et Dehon (*Écho médical du Nord*, 15 janvier 1905), ont publié une observation de méningite cérébro-spinale, due au méningocoque de Weichselbaum, où il y avait un véritable envahissement massif du liquide céphalo-rachidien par les microbes et points de réaction cellulaire.

L'association du diplocoque de Weichselbaum avec d'autres germes dans le liquide céphalo-rachidien de méningitiques a été signalée par de nombreux auteurs. On trouvera la liste des principales observations dans les articles déjà cités de Weichselbaum et de Kutscher. L'association du bacille de Koch et du méningocoque a été récemment signalée par Paisseau et Tixier. Sur nos conseils, Lutaud a étudié cette question (Lutaud. Sur la présence simultanée dans le liquide céphalo-rachidien de méningitiques, du méningocoque de Weichselbaum et du bacille de Koch. *Thèse*, Paris, 1910, contient la bibliographie de la question).

CHAPITRE V

LES RÉACTIONS BIOLOGIQUES
UTILES AU DIAGNOSTIC

I. *L'agglutination du méningocoque par le sérum du méningitique.* — Taux de l'agglutination. — Inconstance de la réaction. — Son apparition relativement tardive. — Son caractère éphémère. — Valeur considérable des réactions positives. Leur intérêt pour le diagnostic des cas frustes, abortifs.

II. *Pouvoir opsonique du sérum sanguin.* — *Déviation du complément.*

III. *Précipito-réaction.* — Sa technique. Sa valeur relative.

Documents et Bibliographie.

Nous avons vu que l'examen du liquide céphalo-rachidien absolument indispensable pour établir fermement un diagnostic, peut ne donner que des résultats insuffisants, lorsque les germes pathogènes sont absents ou extrêmement rares, comme à certaines périodes de l'évolution des méningites cérébro-spinales aiguës, ou bien au cours des méningites atténuées, abortives ou encore des formes prolongées. C'est surtout dans ces circonstances que certaines réactions biologiques seront d'un puissant secours pour poser un diagnostic clinique.

Ces réactions biologiques sont les réactions d'agglutination, de déviation du complément, de précipitation, la recherche du pouvoir opsonique.

On pourrait ajouter à ces méthodes certaines recherches pratiquées au laboratoire comme l'étude de la formule hématologique, ou la mise en culture du sang. Leur importance est beaucoup moindre. Nous avons exposé ailleurs les résultats de ces investigations (p. 107 et p. 240).

I. *Épreuves d'agglutination.* — *L'agglutination du méningocoque par le sérum du méningitique* se pratique suivant la technique qui a été déjà vue au chapitre premier (p. 80). Il faudra choisir avec un soin particulier le germe avec lequel on pratiquera l'agglutination, employer de préférence des échantillons de cultures jeunes — cultures de 12 à 26 heures — provenant d'un ensemencement direct ou à la rigueur d'un premier ou d'un deuxième repiquage. Il est bon de pratiquer l'épreuve avec des échantillons différents. Enfin, étant données les variations entre les méningocoques des différentes souches, il est préférable d'employer des germes isolés du même foyer épidémique. On pourra contrôler la réaction en employant un méningocoque d'une origine différente, conservé au laboratoire. Il sera toujours nécessaire de faire les épreuves de contrôle, qui ont été indiquées plus haut.

Les propriétés d'agglutination du sérum sont plus ou moins intenses. On ne doit pas considérer comme positive une réaction qui n'atteint pas 1/50e, car le sérum humain normal peut, exceptionnellement il est vrai, agglutiner le méningocoque à ce taux. L'agglutination à 1/100e doit être considérée comme ayant une grande valeur. On peut observer des agglutinations à un taux plus élevé 1/200e, 1/400e et même 1/1000e.

Certains auteurs n'ont trouvé la réaction d'agglutination positive que dans la moitié des cas environ. Ce chiffre est certainement trop faible, car si la réaction positive est rare les deux ou trois premiers jours, elle est fréquente du quatrième au sixième jour, et à peu près constante à partir de la première semaine ; elle disparaît assez vite, et après quelques jours de convalescence, manque presque toujours, elle ne peut donc guère servir à un diagnostic rétrospectif, quoique, dans quelques cas rares, on l'ait trouvée positive plusieurs mois après la guérison.

L'agglutination existe dans les formes frustes, atténuées et abortives et présente, dans ces cas, un réel intérêt diagnostique. Elle manque volontiers dans les formes chroniques. On rencontre également cette agglutination souvent à un taux élevé dans les méningococcémies sans méningite. L'agglutination manque en général dans les formes foudroyantes.

La réaction d'agglutination n'a donc pas, dans la méningite, la même valeur que dans les infections typhiques ou paratyphiques, par exemple. Elle n'en a ni la netteté, ni la simplicité, ni la constance ; et comme elle est assez tardive en général, il faudra avoir fait un diagnostic net avant son apparition ; mais sa constatation a cependant un grand intérêt car elle ne se rencontre point chez l'homme normal ni dans d'autres états pathologiques ; elle servira surtout dans les cas de méningite suppurée, où l'on ne pourra pas mettre en évidence le germe pathogène, ou bien dans certains cas particuliers : formes frustes, abortives, méningococcémie.

II. *Pouvoir opsonique du sérum sanguin*. — *Le pouvoir opsonique* du sérum vis-à-vis du méningocoque est très accentué dans la méningite cérébro-spinale, alors que chez l'homme normal il est à peu près nul, par conséquent la recherche de l'indice opsonique n'est pas sans intérêt au cours de cette maladie. On emploiera la technique usuelle de Wright et Douglas, en se servant de cultures jeunes de méningocoques. Il est préférable de chauffer les germes à 60°-65°.

Les remarques signalées à propos de l'agglutination s'appliquent aux propriétés opsonisantes du sérum. Elles n'apparaissent pas d'une façon constante, sont un peu tardives, sont plus accentuées vis-à-vis de germes provenant du même foyer épidémique.

Les comparaisons entre les opsonines de l'homme sain et celles du méningitique sont quelquefois délicates. Aussi un indice opsonique peu élevé n'a pas de valeur diagnostique, au contraire un indice opsonique très élevé a une grande valeur. La constatation simultanée d'une agglutination positive et d'un indice opsonique élevé, impose le diagnostic de méningite cérébro-spinale.

Déviation du complément. — La réaction de fixation a été employée pour le diagnostic de la méningite cérébro-spinale et a donné, entre les mains de quelques auteurs, des résultats positifs probants.

III. *Précipito-réaction*. — Les propriétés d'agglutination, de fixation du complément, le pouvoir opsonique, sont des propriétés exclusives du sérum sanguin, que le liquide céphalo-rachidien ne possède point. Si dans des cas exceptionnels, le liquide rachidien de méningitique a pu présenter, à un très faible degré, l'une ou l'autre de ces propriétés, c'est qu'il contenait une certaine quantité de sérum ayant transsudé, grâce à l'inflammation des méninges.

Mais on peut constater avec le liquide céphalo-rachidien une réaction de précipitation (Vincent et Bellot). La technique de cette épreuve est la suivante : le liquide céphalo-rachidien retiré par ponction lombaire est éclairci par centrifugation. A L ou C gouttes de ce liquide on ajoute II ou V gouttes d'un sérum précipitant. On emploiera le sérum de Flexner ou bien le sérum de Dopter non chauffé ou mieux le sérum d'un lapin préparé avec une culture de méningocoques autolysés dans l'eau distillée.

Ce mélange est mis à l'étuve à 50° pendant huit à quatorze heures. On peut aussi utiliser l'étuve à 37°-38°, mais dans ce cas, différents germes peuvent se développer dans les tubes et troubler le liquide. Dans le cas de méningite cérébro-spinale, le mélange devient louche, ou prend une opalescence tantôt très légère, tantôt très nette. Pour juger cette réaction. il faut placer dans l'étuve comparativement deux tubes, l'un contenant uniquement du liquide céphalo-rachidien, l'autre du sérum précipitant. Les deux tubes doivent rester limpides. Il faut utiliser le liquide céphalo-rachidien très peu de temps après sa récolte, ne pas l'exposer trop longtemps à la lumière ni à l'air avant de l'utiliser, enfin avoir soin d'obturer le tube mis à l'étuve avec un bouchon de caoutchouc pour éviter l'évaporation du liquide.

Exceptionnellement la précipitation ne se manifeste que tardivement, après vingt-quatre ou trente-six heures d'étuve.

Cette réaction de précipitation apparaît dans le liquide céphalo-rachidien peu de temps après le début des accidents (dès la onzième heure) et ne s'atténue que vers le douzième, quinzième, vingtième jour. Elle disparaît, dès que l'on injecte au malade du sérum. Cette réaction d'une exécution facile a aidé, dans un certain nombre de cas, à poser le diagnostic de méningite cérébro-spinale.

Elle est passible cependant d'un certain nombre de critiques. Ainsi le liquide céphalo-rachidien de méningitique, simplement exposé à l'étuve, peut se troubler spontanément. En outre, dans certaines méningites, notamment dans les méningites à pneumocoque, l'addition de sérum antiméningococcique peut déterminer un trouble. Enfin, au cours des méningites cérébro-spinales confirmées, la précipito-réaction est souvent douteuse ou négative. La précipito-réaction n'a donc qu'une valeur relative.

DOCUMENTS ET BIBLIOGRAPHIE

Les réactions d'agglutination ont été pratiquées par de nombreux cliniciens, notamment Lingelsheim, Kirchner, Houston et Rankin (*Brit. Med. Journ.*, 1907, II, p. 1414). David, J. Davis (*Journ. of. diseases*, 4, 1907, p. 558), Netter et Debré (méningococcémie et formes abortives).

L'étude de l'indice opsonique a surtout été faite par Alice Taylor *Lancet*, 6 juillet 1907), Houston et Rankin (*ibid.*), Mac Grégor (*Lancet*, 8 octobre 1908).

La recherche de la déviation du complément a été pratiquée par Cohen (*La Presse méd.*. 2 novembre 1909), et Schumann (*Mediz. Klinik*, 1908, n° 45).

Il faut signaler que Saint-Clair Simmonds et Wilson ont constaté l'agglutination à un faible taux de microbes divers (Eberth, colibacille. etc.), par le sérum de méningitiques (*Jour. of Hygiene*, avril 1909, volume 9, n° 1, p. 9).

La réaction de précipitation, imaginée par Vincent et Bellot (*Acad. de Méd.*, 16 mars 1909 et *Soc. méd. des hôp.*, 21 mai 1909), a été confirmée par Lemoine, Gaehlinger et Tilman (*Soc. méd. des hôp.*, 21 mai 1909). Louis (*Soc. de Biol.*, 22 mai 1909). Letulle et Lagane (*Soc. de Biol.*, 15 mai 1909), ont signalé les premiers le trouble spontané du liquide céphalo-rachidien abandonné à l'étuve. Dopter a insisté sur l'existence de coprécipitines (*Soc. de Biol.*, 26 juin 1909).

CHAPITRE VI

LES COMPLICATIONS
DE LA MÉNINGITE CÉRÉBRO-SPINALE

COMPLICATIONS NERVEUSES

I. *Notions générales.* — Rareté des complications nerveuses. — Leur date d'apparition : complications simultanées ou immédiates, complications d'apparition tardive.

II. *Complications simultanées ou immédiates. Complications motrices :* paralysies des nerfs craniens, fréquentes, passagères. — *Hémiplégies :* A) phénomènes hémiplégiques précédant la mort ; B) hémiplégie légère guérissant dans la convalescence de la méningite; C) ou enfin plus rarement, hémiplégie évoluant vers la contracture et la chronicité. — *Paralysies flasques, localisées à un membre ou à un segment de membre,* avec atrophie et abolition des réflexes; leur rareté, leur origine radiculaire, leur évolution, lente mais sûre vers une guérison complète ou presque complète. — *Paralysies légères, limitées. éphémères.* — *Cas de paralysies définitives incurables avec fonte atrophique, massive.* Leur rareté, contrairement aux opinions classiques — *Paralysies spasmodiques.* Observations discutées — *Complications sensitives :* céphalée persistante. Douleurs dans les membres (névralgie sciatique, etc.). — *Complications psychiques.*

III. *Complications d'apparition tardive.* — Modification du caractère, de l'intelligence. — Troubles vertigineux. — Crises délirantes. — Syndromes nerveux les plus divers. — Nécessité de contrôler les observations au point de vue de la nature de la méningite initiale.

Documents et Bibliographie.

I. *Notions générales.* — Les symptômes nerveux de la méningite cérébro-spinale sont conditionnés par des altérations du cerveau, de la moelle et des racines rachidiennes. Ces lésions légères évoluent rapidement vers la guérison, dès que cesse l'inflammation aiguë des méninges. Mais, au cours de la méningite, il peut se constituer une lésion nerveuse plus grave.

La lésion est toujours concomitante de la phase aiguë de la méningite. Elle se traduit en général par un trouble nerveux immédiatement perceptible : *telles sont les complications nerveuses simultanées.* Celles-ci, l'inflammation méningée éteinte, peuvent persister ou disparaître plus ou moins vite.

Au contraire, il peut arriver que la lésion nerveuse, inaperçue à son apparition, produise une série d'altérations secondaires (dégénérescence secondaire, organisation scléreuse, etc...), si bien qu'il se constituera un syndrome nerveux, plus ou moins complexe, dont la constatation clinique sera tardive : telles sont les *complications nerveuses lointaines*.

Fait curieux, malgré l'intensité du processus inflammatoire méningé, malgré l'existence constante d'altérations nerveuses éphémères, les lésions graves du tissu nerveux sont rares au cours de la méningite cérébro-spinale, partant les complications nerveuses exceptionnelles (si l'on met à part les troubles visuels et auditifs).

Les complications nerveuses s'observent également chez l'adulte et chez l'enfant. Les complications psychiques sont plus fréquentes chez l'enfant. Les antécédents personnels de chaque malade jouent peut-être un rôle, délicat à préciser. L'injection intra-rachidienne de sérum, à condition qu'elle soit pratiquée d'assez bonne heure et poursuivie avec assez de persévérance, diminue grandement le danger des complications nerveuses.

Les complications nerveuses sont plus fréquentes au cours des méningites graves, mais on peut les observer dans les formes légères de la maladie.

II. **Complications immédiates ou simultanées**. — Elles apparaissent en pleine période d'état de la méningite. C'est donc à ce moment qu'il faudra surveiller la motilité des membres, comparer les réflexes d'un côté à l'autre, rechercher le signe de Babinski, vérifier la vision et l'audition. Beaucoup plus rarement l'apparition de ces complications est précoce, on les constate à un moment où les symptômes méningés sont encore frustes plus souvent au contraire ces troubles nerveux ne deviennent nets que dans le décours de la méningite (ainsi certains phénomènes douloureux ou psychiques). Pour les troubles moteurs, l'apparition dans le décours de la maladie provient souvent de ce fait qu'ils ont passé inaperçus à la période d'état, au milieu des symptômes bruyants de la méningite.

Complications motrices. — Nous avons signalé déjà les troubles paralytiques consécutifs aux crises convulsives (comme l'hémiplégie transitoire, par exemple).

Les paralysies des nerfs craniens sont assez fréquentes à la période aiguë de la maladie : la paralysie faciale est expressément notée dans plusieurs observations, les paralysies, de beaucoup les plus fréquentes, sont celles qui frappent la musculature de l'œil. Elles seront étudiées plus loin (p. 196).

Les paralysies des nerfs craniens, contrairement aux opinions classiques, sont à peu près aussi fréquentes dans la méningite cérébro-spinale qu'au cours des méningites tuberculeuses. Ces différents phénomènes paralytiques sont transitoires; même s'ils ne sont pas parfaitement guéris à la fin de l'évolution de la méningite aiguë, ils disparaissent par la suite.

Les paralysies des membres sont fort rares dans la méningite cérébro-spinale.

Les *hémiplégies* en représentent le type clinique le moins exceptionnel.

Dans certaines méningites cérébro-spinales très graves, on voit se produire une hémiplégie qui précède de quelques jours la mort. A l'autopsie, on constate l'existence d'une hémorragie cérébrale avec ou sans inondation ventriculaire.

Plus fréquemment, au cours de l'évolution d'une méningite de moyenne gravité, se constitue une paralysie plus ou moins accentuée de la moitié du corps, puis, au bout de deux ou trois jours, les symptômes régressent, si bien que le sujet, guéri de sa méningite, ne présente plus aucun trouble moteur. L'hémiplégie peut n'être point aussi éphémère, elle persiste après la guérison de la méningite, caractérisée par une faiblesse musculaire et une maladresse des mouvements dominant au membre supérieur, sans modification des réflexes. Ces troubles disparaissent, en quelques semaines, dans la majorité des cas.

Enfin, il existe quelques exemples tout à fait nets d'hémiplégie apparue au cours de la méningite cérébro-spinale, s'accompagnant assez rapidement d'exagération des réflexes, puis de contracture et pouvant être compliquée de phénomènes aphasiques : ce sont des hémiplégies définitives et incurables.

Ainsi, sauf dans les cas où l'hémiplégie évolue nettement et rapidement vers la contracture, on peut considérer l'hémiplégie d'origine méningitique comme particulièrement curable. La nature de la lésion cérébrale conditionnant les hémiplégies doit être variable, comme nous le montrerons en étudiant l'anatomie pathologique. La participation d'une lésion radiculaire est rendue vraisemblable par certaines observations où l'on a pu constater une abolition des réflexes et des modifications électriques du côté qui n'était pas paralysé.

Les paralysies flasques localisées à un membre ou à un segment de membre sont un peu plus rares encore que les hémiplégies. C'est du troisième au dixième jour de la méningite, qu'on s'aperçoit, en examinant systématiquement le malade, d'une faiblesse au niveau d'un membre ou d'un segment de membre. Si le sujet est un adulte, il attire souvent l'attention lui-même sur ce symptôme, d'autant plus que le trouble moteur est accompagné, en règle générale, de phénomènes douloureux au niveau du membre malade. Dans quelques cas, le sujet s'est plaint, pendant les jours qui précédèrent la paralysie, de douleurs violentes au niveau de la racine et tout le long du membre. Quelquefois il n'y a point de douleurs spontanées, mais on provoque son apparition par les mouvements ou par la simple palpation. L'abolition des réflexes est constante et immédiate.

Dans les jours qui suivent, les troubles moteurs s'accentuent, tandis que les douleurs diminuent. On observe alors une perte complète de la motilité, une abolition des réflexes tendineux, une atrophie musculaire progressive, des modifications des réactions électriques qui, au moins pour certains groupes musculaires, vont jusqu'à la réaction de dégénérescence.

Ces troubles persistent, la méningite une fois guérie, pendant quelques semaines et même quelques mois; mais *même quand les progrès paraissent tardifs, paralysie et atrophie régressent, et l'on peut arriver à obtenir une guérison complète ou presque complète.*

Dans certains cas, les paralysies flasques sont beaucoup plus légères, limitées à un groupe musculaire, ne s'accompagnant ni d'atrophie ni de modification appréciable de la réaction électrique, ces paralysies sont très rapidement curables dans les quelques semaines qui suivent la méningite.

Tels sont les types évolutifs les plus ordinaires des paralysies flasques de la méningite cérébro-spinale, qui correspondent presque toujours à des altérations radiculaires ou névritiques.

A ces formes curables, on peut opposer les cas; tout à fait exceptionnels, où la *paralysie et la fonte atrophique du membre sont définitives* et aboutissent à une infirmité d'autant plus grave que le sujet est fréquemment un enfant, qui continue à grandir. Cette dernière forme clinique correspond à des lésions de poliomyélite analogues à celles de la paralysie infantile.

L'anatomie pathologique et la clinique montrent que, dans la méningite cérébro-spinale, ce sont les radiculites qui conditionnent la presque totalité des paralysies flasques (v. p. 227 et p. 228). Ainsi s'explique le pronostic relativement bénin des paralysies avec atrophie survenant au cours de la méningite cérébro-spinale. Au contraire, les lésions graves des cornes antérieures sont absolument exceptionnelles dans la méningite cérébro-spinale, et de fait les paralysies flasques avec atrophie définitive qu'on a considérées comme assez fréquentes à la suite des méningites cérébro-spinales sont tout à fait rares.

Cette erreur s'explique par les raisons suivantes : on a décrit, comme méningites cérébro-spinales suivies de paralysies, un grand nombre de cas qui, pour la plupart, doivent être rattachés aux poliomyélites épidémiques accompagnées de réaction méningée (p. 140).

En présence d'une paralysie flasque et atrophique survenant au cours d'une méningite cérébro-spinale non douteuse, le médecin est donc en droit d'espérer qu'elle est due à une lésion radiculo-névritique, lentement mais sûrement curable plutôt qu'une lésion médullaire. Aussi doit-il chercher à s'en assurer en essayant de pratiquer un diagnostic de localisation nerveuse. Ce diagnostic est délicat, car la topographie des paralysies est la même, les troubles réflexes et trophiques, identiques. Peut-être les troubles vaso-moteurs sont-ils plus accentués dans les lésions de la moelle que dans les lésions des racines. Les phénomènes douloureux ont une valeur beaucoup plus grande, puisqu'ils caractérisent les syndromes radiculaires et sont absents dans le cas de lésions localisées exclusivement à la moelle. C'est surtout l'évolution progressant lentement, mais régulièrement vers l'amélioration qui confirmera le diagnostic topographique de paralysie radiculaire et le pronostic relativement bon qu'on était en droit de porter.

Paralysie spasmodique. — Nous avons étudié les cas où la méningite cérébro-spinale, devenant subaiguë ou chronique, s'accompagnait d'une raideur persistante des membres avec atrophie musculaire et modification des réflexes (le plus souvent abolition, quoiqu'on puisse observer l'exagération des réflexes avec trépidation épileptoïde). Quand la méningite guérit, les raideurs disparaissent, et petit à petit les réflexes redeviennent normaux.

En dehors de ces faits de contracture légère et éphémère, on a publié un certain nombre d'observations de paralysies spasmodiques typiques consécutifs à la méningite cérébro-spinale, mais aucune des observations connues n'est à l'abri de critiques. Si un syndrome de paralysie spasmodique peut compliquer la méningite cérébro-spinale, cette éventualité est, en tout cas, exceptionnelle.

Complications sensitives. — La céphalée, qui est un symptôme capital de la méningite cérébro-spinale, peut persister après la guérison de celle-ci ; généralement il s'agit de crises douloureuses atténuées et espacées. Cette éventualité est d'ailleurs des plus rares. On a signalé également la persistance de douleurs dans les membres, notamment de névralgies sciatiques, qui peuvent s'accompagner d'atrophie musculaire et de modifications des réflexes. Il peut persister également, après la méningite cérébro-spinale des douleurs dans la région lombaire qui s'accompagnent d'un certain degré de raideur du tronc et de difficulté de la marche. Ces complications sont rares.

Complications psychiques. — Les troubles psychiques accompagnant l'hydrocéphalie des nourrissons ont été étudiés.

On a signalé (surtout après les formes graves, chez les adultes) ou bien une période d'amnésie, ou bien une bouffée délirante survenant au moment de la convalescence. Ces manifestations morbides sont passagères.

On a pu observer aussi, dans la convalescence de la méningite, des modifications du caractère (puérilité, colère, émotivité), ces troubles ne sont pas très rares, ils sont également transitoires, en règle générale.

Telles sont les complications nerveuses simultanées ou immédiates, se manifestant pendant l'évolution même ou la convalescence de la méningite.

III. *Complications d'apparition tardive.* — Parfois, quelque temps après la guérison de la méningite cérébro-spinale, lorsque les sujets reprennent leurs occupations habituelles, on constate des troubles psychiques. Ces accidents sont rares et en général peu accentués. Cependant certains troubles de la mémoire, une diminution réelle de l'intelligence et de la faculté d'attention, ont pu empêcher tout travail intellectuel régulier. L'instabilité psychique avec émotivité, irritabilité, impatience sont un peu plus fréquents. Les colères faciles et violentes constituent le trouble du caractère prédominant, chez les enfants surtout. Certains deviennent nerveux, indociles, bizarres. Ces troubles psychiques sont moins fréquents depuis l'emploi du sérum : souvent ils sont dus en partie à l'indulgence des parents pour des enfants, qui viennent d'échapper à une maladie grave. Ces troubles ont une tendance nette à s'atténuer et à disparaître avec le temps.

On a signalé des absences rappelant le mal comitial, plus rarement des accidents vertigineux avec vomissements incoercibles (ces derniers sont peut-être d'origine labyrinthique. V. p. 188).

Enfin de véritables crises délirantes ont été observées par certains auteurs.

Les lésions qui conditionnent ces différents troubles sont bien difficiles à préciser, mais la filiation entre ces accidents légers ou graves et la méningite cérébro-spinale n'est pas douteuse. Il n'en est pas de même pour une série de syndromes nerveux apparus plus ou moins tardivement après une méningite cérébro-spinale et qu'on a voulu rattacher à celle-ci.

On a observé les troubles moteurs les plus variés, des syndromes rappelant le tabes ou bien ayant l'allure d'une paraplégie spasmodique, d'une paraplégie myélitique avec troubles sphinctériens ; on a décrit des lésions de myélite centrale, ou de sclérose combinée etc. Pour un grand nombre de ces observations la méningite cérébro-spinale initiale est des plus douteuses, il s'est agi vraisemblablement d'un épisode méningé au cours d'une inflammation aiguë du cerveau ou de la moelle.

De telles lésions nerveuses tardives sont possibles ; pour être fixé sur leur fréquence, il faudra suivre de longues années après leur guérison, des sujets soignés pour une méningite cérébro-spinale, confirmée cliniquement et bactériologiquement.

DOCUMENTS ET BIBLIOGRAPHIE

La rareté des paralysies des membres dans la méningite cérébrospinale ainsi que leur curabilité avaient été reconnues autrefois par tous les auteurs qui avaient assisté à des épidémies. On trouvera l'écho de cette opinion dans les monographies de Tourdes, de Hirsch, de Renzi, de Leyden par exemple. Malheureusement, par la suite la notion de la méningite cérébro-spinale s'est obscurcie et on a publié comme « méningites cérébro-spinales, compliquées de paralysies » ou « suivies de séquelles motrices » un grand nombre d'observations relatant des syndromes disparates, qui n'étaient nullement causés par le diplocoque de Weichselbaum. Un certain nombre de ces cas doivent être rattachés à la poliomyélite épidémique ou sporadique à forme méningée. On trouvera tous ces faits colligés dans la thèse de Courtellemont (Accidents nerveux consécutifs aux méningites aiguës, *Thèse*, Paris 1904).

A l'heure actuelle, nous sommes revenus à l'opinion ancienne. Voici quelques chiffres empruntés soit à des cliniciens qui ont assisté à des épidémies, soit à des auteurs ayant vérifié bactériologiquement la nature de la méningite. *Ces chiffres mettent très nettement en évidence l'extrême rareté des complications et séquelles paralytiques de la méningite cérébro-spinale.*

Mallory, Councilmann et Wright (1898), sur 111 cas observent 2 hémiplégies guéries, une monoplégie crurale guérie.

Niemeyer (1865) sur 126 cas, une hémiplégie dans un cas mortel.

Tourdes (1843), sur 196 cas : une hémiplégie précédant la mort ; une hémiplégie douloureuse curable, une monoplégie dans un cas mortel.

Göppert (1904), sur 500 cas : 4 hémiplégies, 1 paraplégie guéries.

Netter (avant le sérum), sur 33 cas : 1 hémiplégie, 1 paralysie radi-

culaire guérie; (depuis le sérum), sur 100 cas : 2 paralysies radiculaires guéries.

Quelques observations de complications motrices ont été rapportées
récemment (Sicard et Raymond, Castaigne et Rivet, etc.). Leur
nombre est bien faible si l'on songe à l'abondance des méningites
cérébro-spinales en France depuis ces derniers mois.

Les complications tardives ont été étudiées par Claude et Lejonne
puis Rose et Lejonne (Myélite centrale consécutive à une méningite
cérébro-spinale, *Soc. méd. des hôp.*, 2 juillet 1909).

Sicard et Foix (*Soc. de neurol.*, 30 juin 1910), ont publié un cas de
méningite cérébro-spinale avec séquelles radiculaires et polimyéli-
tiques. De Massary et Chatelin (*Rev. de neurol.*, 30 mai 1910), une
observation de méningo-myélite à méningocoques. Dejerine et Tinel
un cas de radiculite à méningocoques.

Paisseau et Voisin (*Soc. méd. des hôp.*, 20 mai 1910), Netter (*Soc.
méd. des hôp.* 22 juillet 1910), sont revenus récemment sur la question
de troubles psychiques tardifs.

CHAPITRE VII

LES COMPLICATIONS VISCÉRALES ET SÉREUSES.

LA MÉNINGOCOCCÉMIE.

I. *Notions générales.* — Rareté des complications viscérales et séreuses. — Variations avec les épidémies.

II. *Les arthropathies méningococciques.* — Formes cliniques diverses.

III. *Complications viscérales diverses* : complications bronchiques, pulmonaires et pleurales. — Complications cardiaques et vasculaires. — Foie, rein, ganglion, rate. — Organes génito-urinaires.

IV. *Les formes cliniques de la méningococcémie.* — Rareté de ce syndrome morbide : formes diverses. — 1° *Forme foudroyante* : la méningococcémie foudroyante et la méningite cérébro-spinale foudroyante. — 2° *Forme atténuée de la méningococcémie* : les symptômes généraux chez les porteurs de germes. — 3° *Méningococcémie subaiguë*, son allure clinique : accès fébriles, éruptions cutanées, douleurs articulaires. — Évolution par poussées successives. Complications : myocardite, hémorragies, localisations infectieuses. — Méningococcémie terminée par une méningite cérébro-spinale. — Diagnostic et traitement.

Documents et Bibliographie.

Les complications viscérales et séreuses de la méningite cérébro-spinale sont dues aux localisations électives du diplocoque de Weichselbaum, charrié par le torrent circulatoire. Nous verrons plus loin quelle est l'importance et la fréquence de la méningococcémie au cours de la méningite cérébro-spinale, nous insisterons sur les tissus et les organes volontiers lésés par le méningocoque. Ce que nous voulons envisager dans ce chapitre, ce sont les caractères anatomiques et cliniques des complications viscérales et séreuses de la méningite cérébro-spinale.

En fait, les complications viscérales, au cours de la méningite cérébro-spinale aiguë, sont assez rares et, si un nombre relativement élevé d'observations les mentionne, il ne faut pas en être trop impressionné, car la presque totalité des observations inédites de méningites cérébro-spinales sont des observations de cas non compliqués.

Chose curieuse, la prédominance des différentes complications varie suivant les épidémies : alors que certaines épidémies ont présenté des complications pleurales et pulmonaires avec une fréquence singulière, d'autres ont montré un nombre remarquable d'inflammations articulaires ou bien des complications auditives.

Quand la méningite affecte une allure suraiguë ou foudroyante, les manifestations métastatiques sont très fréquentes et très importantes. Elles n'ont pas le temps d'évoluer, mais à l'autopsie, on peut voir des lésions qui témoignent de l'importance de la scepticémie méningococcique.

Il est une seule complication métastatique de la méningite cérébro-spinale, qu'il importe de mettre en évidence, parce que sa fréquence est toute spéciale, et on ne manque pas de l'observer bien souvent au cours de toutes les épidémies : c'est l'arthropathie méningococcique.

I. ***Arthropathies méningococciques***. — On peut observer toutes les formes et tous les degrés d'arthropathies au cours de la méningite cérébro-spinale.

Le plus souvent l'athropathie est légère : le malade accuse des douleurs spontanées ; la palpation de la jointure et sa mobilisation les augmentent ; l'articulation peut ne présenter aucune modification objective ou bien elle est tuméfiée, recouverte d'une peau rosée et chaude ; on constate assez souvent un léger épanchement articulaire. Au bout de quelques jours, les symptômes régressent spontanément.

Plus rarement l'arthropathie suppure ; dans ce cas, les phénomènes inflammatoires sont assez violents (rougeur, œdème périarticulaire, douleurs vives), ou bien au contraire l'arthrite suppurée évolue d'une façon insidieuse et froide, ne provoquant aucune douleur et aucune modification des téguments.

Ces manifestations articulaires de la méningite cérébro-spinale peuvent se localiser sur une jointure ou au contraire sur plusieurs jointures à la fois ; on a même vu des arthrites suppurées multiples. Il est rare qu'on observe plusieurs poussées articulaires successives.

Toutes les jointures peuvent être atteintes, les grosses articulations comme le genou, le coude, l'épaule, la hanche, ou bien les petites jointures : articulations phalangiennes des mains, des orteils, etc. Même suppurée, l'arthropathie méningococcique guérit en général fort bien, bien que quelques arthropathies graves aient abouti à des désordres irréparables.

L'injection intra-articulaire de sérum spécifique empêche cette évolution fâcheuse et hâte la guérison.

Les arthropathies à méningocoques ne laissent pas après elles d'ankyloses ni de raideurs permanentes, fait intéressant, si on le rapproche de l'allure clinique des arthropathies gonococciques, bien semblables par ailleurs, mais dont la tendance à la plasticité est si grande.

Les localisations de l'infection méningococcique sur les tissus juxta-articulaires (bourses séreuses, gaines tendineuses) sont exceptionnelles.

Les arthropathies s'observent en général à la période des symptômes confirmés. Mais elles peuvent apparaître à la phase de symptomatologie fruste, et plus évidentes alors que les symptômes méningés, conduire fréquemment à des erreurs de diagnostic. On a souvent considéré comme des rhumatisants les sujets atteints de méningite cérébro-spinale. On a pu également hésiter chez un sujet traité par le sérum sur la nature de ses arthropathies et se demander, si elles étaient sérotoxiques ou méningococciques.

II. *Complications viscérales diverses.*

Complications bronchiques, pulmonaires et pleurales. — Si, dans les méningites cérébro-spinales observées ces dernières années en France, les manifestations broncho-pulmonaires et pleurales ont été rarement observées, il n'en faut pas moins les considérer comme importantes. Les relations d'épidémies anciennes et les observations publiées dans différents pays montrent, en effet, qu'elles peuvent être fréquentes. On a même signalé des foyers épidémiques, où les localisations pulmonaires du méningocoque furent plus fréquentes que la méningite cérébro-spinale.

On peut observer des bronchites simples. Les catarrhes bronchiques accompagnent souvent l'inflammation des premières voies, ils peuvent précéder la méningite cérébro-spinale, notamment, dans certaines formes aiguës et suraiguës (p. 231).

On a signalé également l'œdème, la congestion pulmonaire, la broncho-pneumonie, dont les manifestations cliniques sont en général discrètes et que seule décèle l'autopsie. Quelquefois cependant, les lésions pulmonaires sont perceptibles pendant la vie du malade, elles se traduisent par une toux fréquente, une expectoration assez particulière, un peu glaireuse, rosée, fort riche en méningocoques.

On peut aussi observer au cours de la méningite cérébro-spinale, des signes d'hépatisation pulmonaire en foyer, et il semble bien prouvé que cette véritable pneumonie, est tantôt due au pneumocoque, tantôt au diplocoque de Weichselbaum.

On peut enfin voir à l'autopsie des sujets morts de méningite cérébro-spinale aiguë ou suraiguë, des abcès pulmonaires déterminés par le diplocoque de Weichselbaum, et aussi des infarctus non suppurés dont la cause peut être retrouvée : c'est un thrombus oblitérant d'une branche de l'artère pulmonaire, le caillot contient parfois le diplocoque de Weichselbaum.

On voit donc que le diplocoque de la méningite peut causer toutes les lésions pulmonaires que nous venons de signaler. On peut également y rencontrer soit seul, soit associé, au diplocoque de la méningite, d'autres germes, surtout le pneumocoque ; enfin ce dernier germe peut être seul en cause.

La pleurésie à méningocoques est rare ; elle constitue en général une trouvaille d'autopsie. Dans un cas de méningite suraiguë survenue chez un enfant couvert d'hémorragies cutanées, l'autopsie montra un hémothorax bilatéral.

Complications cardiaques et vasculaires. — Les complications cardiaques sont rares au cours de la méningite cérébro-spinale aiguë. Il existe quelques observations d'endocardites végétantes et ulcéreuses, où l'on a décelé le diplocoque de Weichselbaum, il existe même une observation d'endocardite à méningocoques sans méningite. La péricardite est presque toujours une trouvaille d'autopsie, les lésions sont analogues à celles de la plèvre (exsudat fibrineux, parfois purulent, suffusions hémorragiques).

A l'autopsie de sujets morts d'une septicémie méningococcique foudroyante, on a pu retrouver dans le myocarde des petits foyers inflammatoires, déterminés par le diplocoque de Weichselbaum.

Nous avons insisté sur l'importance des lésions vasculaires déterminées par le méningocoque au niveau des méninges, des lésions peuvent s'observer au niveau des vaisseaux des membres. Il existe quelques cas de phlébite du membre inférieur dus au diplocoque de Weichselbaum. Il est vraisemblable qu'une recherche attentive montrerait la plus grande fréquence de ces lésions.

Foie, rein, intestin, rate, ganglions. — L'ictère s'observe parfois, au cours de la méningite cérébro-spinale aiguë, il est en général peu intense et passager, il est déterminé sans doute par une infection descendante des voies biliaires due au méningocoque.

Les lésions du parenchyme hépatique, à l'autopsie, sont bien peu accentuées en général : le foie peut être pâle, mou, il est rarement augmenté de poids. Enfin, on a signalé de petits infiltrats lymphocytaires au niveau des espaces portes.

Sauf les cas très rares, où l'on observe des lésions de néphrite hémorragique ou de dégénérescence nécrotique, ou enfin des foyers de suppuration, les lésions du parenchyme rénal sont peu appréciables aux autopsies de méningitiques.

L'intestin, surtout chez l'enfant, montre une congestion et une prolifération accentuées des zones lymphoïdes. Cette lésion (qui n'est pas rare au cours de toutes les maladies infectieuses) a été considérée comme très importante par certains auteurs, qui ont voulu y voir une preuve de la pénétration intestinale du germe de la méningite (v. p. 231). La diarrhée et les troubles digestifs, fréquents dans les méningites cérébro-spinales du bas âge, sont en rapport avec ces lésions.

Le gonflement et la congestion des ganglions (notamment mésentériques et cervicaux) a été signalé. La rate est rarement hypertrophiée dans la méningite cérébro-spinale.

Organes génito-urinaires. — La cystite suppurée a été observée dans certaines épidémies, notamment chez le nourrisson. L'inflammation des voies génitales (canal déférent, épididyme, vésicules séminales) est signalée avec une certaine fréquence. Les inflammations de ces organes peuvent être résolutives ou bien aboutir à la suppuration ; le pus est alors riche en diplocoques de Weichselbaum. *Ces localisations urogénitales sont intéressantes, car elles rapprochent le diplocoque de Weichselbaum du gonocoque* (v. p. 71 et p. 239).

Le diagnostic clinique pourra être délicat entre une infection urogénitale à gonocoques, compliquée de méningite, et une infection méningée due au diplocoque de Weichselbaum et compliquée d'infection génitale. L'absence d'urétrite, la précession des symptômes méningés sont des arguments cliniques puissants en faveur de l'infection par le diplocoque de Weichselbaum ; l'étude bactériologique devra être faite dans ces cas, avec le plus grand soin.

Les voies suivies par le méningocoque pour gagner les organes génitaux ne sont pas faciles à préciser ; le diplocoque de Weichselbaum a pu être décelé dans les urines, il est vraisemblable que c'est en passant avec les urines au niveau de la vessie, qu'il provoque la cystite. Le germe suit-il de là le cours de l'urine pour remonter celui du sperme et arriver ainsi par la voie canaliculaire au canal déférent et à l'épididyme? Ou bien au contraire le méningocoque gagne-t-il le tractus génital par la voie sanguine? Cette seconde hypothèse est sans doute très plausible ; il faut faire remarquer cependant que l'orchite à méningocoques n'a pas été signalée.

III. **Les formes cliniques de la méningococcémie.** — A l'exposé des complications viscérales de la méningite cérébro-spinale, nous joignons l'étude des septicémies à méningocoques, c'est-à-dire des syndromes cliniques, où la méningococcémie est le phénomène

morbide initial et capital, tandis que la méningite n'est que secondaire et accessoire ; la méningite peut même manquer complètement : certains cas de méningococcémie évoluent sans déterminer de méningite ([1]).

La septicémie à méningocoques, ainsi comprise est un syndrome
morbide rare, elle serait même absolument exceptionnelle, si l'on
en jugeait par le tout petit nombre d'observations publiées. Il est
vraisemblable que la pratique plus répandue de la culture du sang
montrera que la méningococcémie, sous ses différentes formes
cliniques, est plus fréquente qu'on ne le croit.

Comme la plupart des septicémies, la septicémie à méningocoques se présente avec des allures cliniques tout à fait variables.
On en peut décrire trois types principaux : la méningococcémie
foudroyante, la méningococcémie atténuée et enfin la méningococcémie aiguë ou subaiguë.

1° *Forme foudroyante.* — La méningococcémie peut tuer en
quelques heures un sujet vigoureux, pris brusquement en pleine
santé. Des frissons, accompagnés d'un malaise intense, marquent
le début des accidents, puis apparaît une éruption pétéchiale
diffuse et de la cyanose des extrémités ; le pouls faiblit, le sujet
tombe dans le coma et meurt. À l'autopsie, on voit des hémorragies cutanées et muqueuses et dans quelques-uns de ces extravasats sanguins, on constate la présence de méningocoques, que
la mise en culture du sang circulant a déjà pu déceler pendant la
vie.

Cette septicémie méningococcique foudroyante ressemble, comme
on le voit, aux formes foudroyantes proprement dites de la méningite cérébro-spinale. Nous nous sommes expliqués précédemment
sur ce point (v. p. 114). Il est vraisemblable que, dans ces cas, il
s'agit d'une infection et d'une intoxication massive de tout l'organisme par le diplocoque de Weichselbaum, et que l'envahissement
plus ou moins marqué de l'espace arachnoïdo-pie-mérien par les
germes pathogènes ne joue qu'un rôle accessoire.

2° *Forme atténuée de la méningococcémie.* — Nous avons signalé,
dans un chapitre précédent, les modifications de l'état général qui
surviennent chez les porteurs de germes (v. p. 57). Elles peuvent
être dues à une infection générale, que détermine le méningocoque
vivant dans le rhinopharynx. Il est possible que certains cas
d'érythème noueux, de purpura, observés au moment des recrudescences de la méningite cérébro-spinale relèvent de la même

---

1. Pour l'étude de la méningococcémie au cours de la méningite cérébro-
spinale, v. p. 258.

cause, c'est-à-dire d'une septicémie méningococcique atténuée. Quoique nous ne puissions pas prouver cette assertion, elle nous paraît légitime ; et si l'on pratiquait fréquemment des examens du sang chez ces sujets, il nous semble certain qu'aux époques de recrudescence de la méningite, on verrait augmenter le nombre des méningococcémies éphémères et atténuées. Cette recherche serait utile aux malades, car elle permettrait de rattacher à leur véritable cause et de traiter correctement des accidents, dont l'étiologie reste en général imprécise.

3° *Méningococcémie subaiguë.* — On a signalé et étudié plusieurs cas très intéressants où l'infection du sang par le méningocoque avait pris l'allure d'une septicémie subaiguë.

Ce syndrome morbide débute brusquement ou au contraire d'une façon insidieuse. Il est caractérisé par les symptômes suivants : la *fièvre* qui est constante, mais n'est pas permanente, bien au contraire : elle se présente volontiers sous forme d'*accès intermittents* accompagnés de sueurs et de frissonnements, comme dans les

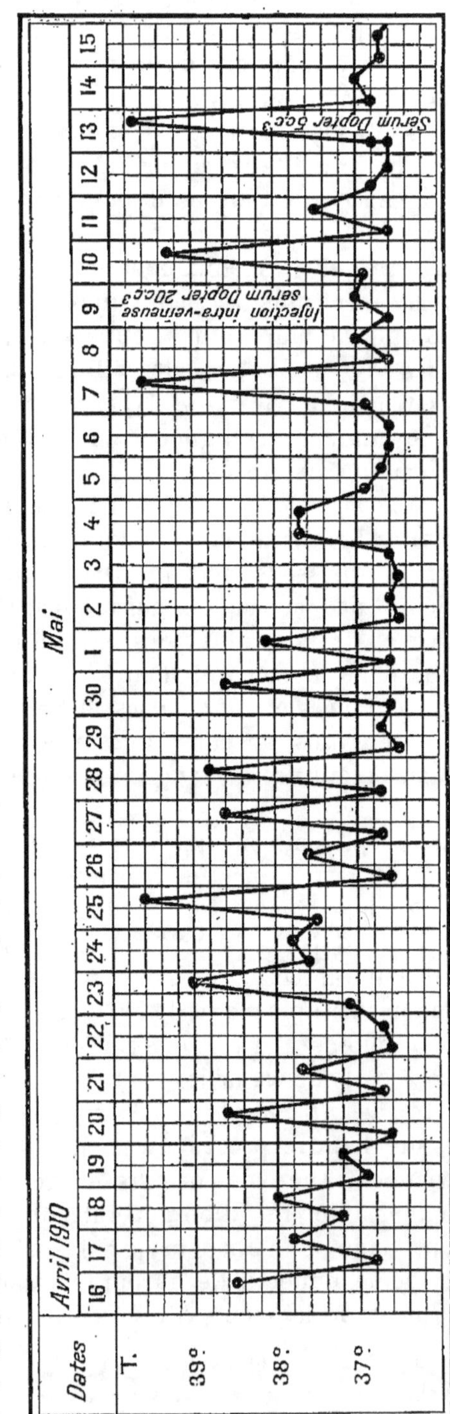

Fig. 25. — Méningococcémie subaiguë. Courbe de température du malade de MM. Chevrel et Bourdinière : septicémie méningococcique ayant les caractères d'une fièvre intermittente. Traitement par des injections répétées de sérum antiméningococcique.

accès fébriles paludéens. La fièvre peut être le symptôme unique de la septicémie méningococcique : c'est une éventualité exceptionnelle.

En règle générale, on observe, en outre, des *éruptions cutanées*, ce sont tantôt des éruptions purpuriques, tantôt des érythèmes polymorphes.

Enfin les *douleurs articulaires* constituent le troisième symptôme important : elles peuvent être légères ou au contraire très intenses et localisées à de multiples jointures.

Ces manifestations fébriles, cutanées et articulaires procèdent par poussées successives, dans l'intervalle desquelles le sujet se plaint de fatigue, de malaise général. Parfois il accuse un sentiment d'angoisse très vif et, de fait, l'examen physique montre une faiblesse des battements de cœur, de la tachycardie et de l'arythmie, qui témoignent de l'atteinte du myocarde.

Une complication assez fréquente de la méningococcémie est l'hémorragie par les muqueuses intestinales ou buccales et l'hématurie.

L'endocardite végétante a été signalée ainsi que des localisations infectieuses au niveau de la plèvre et surtout de l'appareil oculaire.

Les septicémies à méningocoques, abandonnées à elles-mêmes, ont une évolution variable. Souvent leur durée dépasse plusieurs semaines, atteint même trois ou quatre mois. La guérison spontanée en est la terminaison la plus fréquente.

Traitées par le sérum, les méningococcémies subaiguës guérissent rapidement. On évite par cette thérapeutique la terminaison fatale, qui est toujours à craindre, et les localisations infectieuses de la septicémie notamment sur l'appareil oculaire, les séreuses viscérales ou enfin sur les méninges. Il existe, en effet, des observations très intéressantes où les phénomènes septicémiques n'ont fait que précéder l'éclosion d'une méningite cérébro-spinale.

Le diagnostic des méningococcémies est extrêmement difficile à poser. Les recherches de laboratoire sont indispensables. On ne pourra éliminer le diagnostic de paludisme, préciser la cause des érythèmes, de la polyarthrite qu'en faisant la culture du sang et en pratiquant l'épreuve de l'agglutination du méningocoque par le sérum du malade.

Le diagnostic posé grâce à ces méthodes, l'injection de sérum antiméningococcique s'impose. On pourra pratiquer des injections sous-cutanées et même intra-veineuses dans les cas très graves. L'injection intra-rachidienne n'est pas contre-indiquée, car le sérum inoculé par cette voie diffuse rapidement dans la circulation générale.

DOCUMENTS ET BIBLIOGRAPHIE

Les arthropathies de la méningite cérébro-spinale, leur fréquence, leur allure clinique et leur anatomie pathogénique ont été étudiées par tous les auteurs. Tourdes, Faure-Villars et les autres cliniciens français de la même époque discutent sur leur nature (association de la méningite et du rhumatisme...). Corbin, Lévy trouvent du pus dans quelques articulations, à l'autopsie de sujets morts de méningite cérébro-spinale. Wunderlich signale des suffusions hémorragiques au niveau de la séreuse du genou. Fronz (*Wien. Klin. Woch.*, 1897) a consacré à l'étude des arthropathies de la méningite une étude d'ensemble où l'on trouvera des faits personnels (dont un de polyarthrite suppurée), et les principaux éléments de la bibliographie.

Au cours de la récente épidémie, toutes les formes d'arthropathies ont été observées (Teissier, Netter et Debré, Comby, etc.).

Les complications pulmonaires et bronchiques de la méningite cérébro-spinale ont été signalées par Faure-Villars, Tourdes, Lévy, Ames, Niemeyer, Mannkopf, Ziemssen, Hirsch, qui sont brefs sur les modalités cliniques. Forget insiste sur les lésions pulmonaires, découvertes à l'autopsie. Les pneumonies lobaires sont signalées par Tourdes, Lévy, Lindström, Wunderlich, Merkel, Klebs, Mallory, Councilmann et Wright. Göppert insiste sur les bronchites, leur fréquence à la période prodromique, leur importance comme voie d'entrée du diplocoque. Mallory, Councilmann et Wright étudient les cas d'infarctus (avec thrombose inflammatoire d'une artériole pulmonaire) et les cas d'abcès pulmonaires et surtout de broncho-pneumonie qu'ils ont observés assez fréquemment.

Westenhöffer, Lingelsheim, Drigalski, Wassermann et Kolle, Davis, Jacobitz, Göppert, ont isolé le diplocoque de Weichselbaum du poumon ou des crachats. Jacobitz (*Zeitsch. f. Hyg.*, 56, 1907, p. 175), a observé dans un régiment (à Colmar une épidémie d'infections dues au diplocoque de Weichselbaum, au cours de laquelle les localisations pulmonaires furent plus fréquentes que les méningites; dans quelques cas le pneumocoque s'associait au méningocoque.

Wunderlich a signalé le premier les suffusions sous-pleurales, retrouvées depuis par nombre d'auteurs. Des exsudats inflammatoires sur la plèvre ont été vues par Tourdes, Corbin, Lindström, Weiss-Eder (un cas de pleurésie séreuse), Merkel. La plupart de ces observations sont anciennes. Les complications pleurales paraissent moins fréquemment observées actuellement. Apert (*Soc. méd. des hôp.*, 5 mars 1909), a publié un cas de méningite cérébro-spinale suraiguë, où un double hémothorax accompagnait une éruption purpurique.

Les ecchymoses du péricarde ont été signalées par Lévy, Wunderlich, Ziemssen, Tourdes, dans un cas, a constaté, à l'autopsie, un gros épanchement péricardique passé inaperçu pendant la vie. Rollet, Lévy, Upham, Wunderlich, Merkel, ont vu, à l'autopsie, un exsudat péricardique puriforme. Mallory, Councilmann et Wright, n'ont observé cette lésion que deux fois. Dans la plupart des autopsies de ces dernières années. le péricarde était normal. Collins a signalé des méningites cérébro-spinales accompagnées de péricardite aiguë et suivies de guérison.

Klebs a signalé des lésions du myocarde qui n'ont rien de spécifique. La myocardite interstitielle aiguë (petits nodules inflammatoires) a été signalée dans de très rares circonstances par Mallory, Councilmann et Wright. Westenhöffer a, dans un cas de méningite aiguë, trouvé un véritable abcès myocardique.

L'endocardite est rare. Elle a été vue par Forget qui écrit : « la valvule mitrale paraît couverte de végétations qui ne sont autre chose que de la fibrine adhérente et décolorée ». Ziemssen signale une endocardite « fraîche ». Weiss-Eder (*Med. Klin.*, 1908, n° 35, p. 1323), a vu deux cas d'endocardite au cours de la méningite cérébro spinale. Weichselbaum et Ghon, Warfield et Walker, Westenhöffer, Herford ont isolé le diplocoque de Weichselbaum de végétations valvulaires. Schottmuller a décrit un cas de septicémie avec endocardite à méningocoques sans méningite cérébro-spinale (culture pure de méningocoques au niveau des ulcérations de l'endocarde).

La thrombose veineuse a été diagnostiquée cliniquement dans un cas de Lindström (œdème des membres inférieurs) et étudiée au point de vue pathogénique dans un cas, par Schottmüller. Nous avons vu un exemple de phlébite des membres inférieurs.

L'ictère a été signalé autrefois par Besseron (d'Alger) qui attribue ce syndrome « non pas à la méningite céphalo-rachidienne mais à un reflet de la constitution médicale éminemment bilieuse qui régnait à ce moment à Alger ». Quelques auteurs ont depuis observé l'ictère dans la méningite cérébro-spinale. Cassel en a signalé 5 cas à Göppert. Nous en avons une observation personnelle.

Nous avons observé une fois le diplocoque de Weichselbaum dans la bile recueillie à une autopsie de méningite suraiguë, fait intéressant si on le rapproche de l'action destructive de la bile sur le méningocoque (*in vitro*).

L'état du foie a été étudié par de Renzi, Rollet, Maillot, Lévy, Uphman, Merkel, Mallory, Councilmann et Wright. La plupart des auteurs le trouvent normal. Teissier a signalé son hypertrophie et en a étudié les lésions histologiques avec Duvoir (*Congrès de Médecine*, Paris, 1910.)

La rate est normale pour la plupart des cliniciens qui signalent expressément cette particularité comme Niemeyer, Ziemssen, Hirsch, Buhl, Maillot, Lévy. Teissier a trouvé cet organe hypertrophié dans quelques cas.

Quelques auteurs insistent sur la congestion des reins (Wunderlich, Niemeyer). Merkel, Ziemssen, décrivent des lésions dégénératives que dans un cas, Mallory, Councilmann et Wright ont retrouvées, ainsi que Westenhöffer. Ces auteurs signalent des lésions de néphrite hémorragique. Westenhöffer a observé des foyers rénaux suppurés, contenant des méningocoques.

L'augmentation de volume des ganglions, notamment au niveau du cou et du mésentère, est niée par Mallory, Councilmann et Wright, mais signalée par plusieurs auteurs anciens (Ames, Ziemssen) et quelques auteurs récents (Saint-Clair Simmonds), qui attachent une certaine importance à la « diathèse lymphatique ».

Pick signale des hémorragies interstitielles intra-ganglionnaires, qui ne paraissent pas bien importantes.

Les lésions intestinales, se prolongeant même jusqu'au niveau de la muqueuse gastrique, ont été signalées par les plus anciens auteurs : Tourdes, Forget ont observé des ecchymoses sur la muqueuse intestinale, et une hypertrophie des plaques de Peyer et des follicules clos. Ils discutent la possibilité d'une association de méningite cérébro-spinale et de fièvre typhoïde. Collins a observé une hémorragie intestinale dans un cas de *spotted fever*. Radmann et Göppert ont retrouvé ces lésions et en ont exagéré, nous semble-t-il, la fréquence et l'importance.

La vessie était altérée dans un cas de Tourdes et de Ziemssen (congestion et ecchymoses). Göppert a observé des cystites suppurées chez le nourrisson au cours de l'épidémie de Silésie. Westenhöffer insiste sur la cystite ecchymotique et suppurée. L'épididymite, la déférentite et la spermatocystite ont été vues par Schottmüller plusieurs fois, une fois par Mallory, Councilmann et Wright. Ces complications ont été étudiées en détail par Pick (*Berlin. Klin. Wochen*, 1907, p. 940), à propos d'un cas personnel (suivi d'autopsie) et par Salebert (*Soc. méd. des hôp.*, 8 juillet 1910), à propos d'un cas personnel (suivi de guérison). Une observation de Reuter signale une périorchite résolutive.

Les observations de méningococcémies sont dues à Salomon (*Berlin. Klin. Woch.*, 10 novembre 1902), Andrewes (*Lancet*, 28 avril 1906), Liebermeister (*Munchner med. Woch.*, 22 septembre 1908), Bovaird (*Archiv of internat. medicine*, 15 avril 1909), Netter (*Acad. de Médecine*, 27 juillet 1909), Monziols et Loizeleur (*Soc. méd. des hôp.*, 25 février 1910), Chevrel et Bourdinière (*Soc. méd. des hôp.*, 29 juillet 1910). On peut rapprocher de ces observations une observation peu explicite de Martini et Rhode (*Berlin. Klin. Woch.*, 7 août 1905), et un cas de Rist et Paris.

Voici quelques exemples de méningococcémies.

I. Observation de *méningococcémie suraiguë* rapportée par Andrewes :

Un médecin de 53 ans, qui était dans un état de parfaite santé, passe la soirée du 11 février avec ses amis. Il est pris de frissons pendant la nuit, se sent mal à l'aise le 12 au réveil. Le malaise augmente à midi, et l'on constate des taches sur le visage. Le malade est transporté à l'hôpital Saint-Bartholomew le 15. Le 20, il est moribond, couvert de petites taches de la tête aux pieds. Il meurt à

6 heures sans avoir présenté aucune signe de méningite. A l'autopsie on constate des hémorragies sous la peau, la muqueuse de l'intestin, dans les surrénales et au niveau de l'arachnoïde. Il n'y a pas trace de méningite [1].

II. Observation de *méningococcémie subaiguë* rapportée par Lieber-meister :

Un ouvrier de Cologne, âgé de 59 ans, se plaint de douleurs et de raideur au niveau des épaules et de fatigue générale. La maladie consiste essentiellement en une fièvre à exacerbation vespérale qui dure du 25 février au 1er juin et s'accompagne d'éruptions de petites papules, rappelant la roséole. La ponction lombaire pratiquée le 7 et le 17 mars donne un liquide clair sans sédiment d'aucune sorte et qui ne cultive pas. La culture du sang a été positive quatre fois, les 1er mars, 18 mars, 20 mars et 31 mars. Elle a été négative les 8, 18 et 29 avril.

Le microbe obtenu par culture du sang est bien le méningocoque. Il est agglutiné à 1 pour 100 par le sérum de Wassermann. Le sang du malade agglutine nettement le méningocoque à 1 pour 50 et d'une façon douteuse à 1 pour 300.

Il n'y a eu aucun signe de méningite.

III. Observation personnelle de *méningococcémie guérie rapidement par le sérum spécifique.*

Chez la sœur d'une fillette atteinte de méningite cérébro-spinale typique, nous avons observé un syndrome morbide ayant *tous les caractères d'un purpura fébrile avec hémorragie intestinale et érythème polymorphe. Il n'y eut aucun signe de méningite, et l'examen du liquide céphalo-rachidien révéla l'absence de toute lésion méningée.* La coïncidence avec la méningite de la sœur nous porta à penser qu'il pourrait y avoir intervention du méningocoque. Il ne nous fut pas possible de procéder à la culture du sang pendant les deux premiers jours du séjour de l'enfant à l'hôpital, et cette culture n'offrait plus guère chance de succès au moment de l'apyrexie. Par contre, nous avons pratiqué la *recherche de l'agglutination. Le sérum de la malade agglutinait d'une façon très nette à 1 pour 400 des méningocoques de deux souches différentes.* Ce taux très élevé n'a été trouvé par nous que dans un seul autre cas de méningite : précisément dans le cas de la sœur de cette petite malade, qui était atteinte de méningite cérébro-spinale confirmée. Le traitement sérique, pratiqué chez notre petite malade par voie intra-rachidienne, eut vite fait cesser tout symptôme morbide.

IV. *Méningococcémie avec pleurésie à méningocoques.* Observation de Monziols et Loizeleur.

Un homme se plaignant de douleurs dans le côté, depuis assez longtemps, est pris subitement, le 27 mai, de fièvre, de céphalée et de point de côté. La température reste élevée (40°). l'herpès apparaît, un épanchement pleural se constitue. Le méningocoque est trouvé dans le sang et dans le liquide louche de la plèvre. Les injections sous-cutanées et intra-pleurales de sérum antiméningococcique produisent une amélioration manifeste. Le 1er juillet le malade entre en convalescence.

1. Il n'est pas absolument sûr que le germe isolé par Andrewes soit un méningocoque typique.

CHAPITRE VIII

L'APPAREIL AUDITIF ET L'APPAREIL VISUEL DANS LA MÉNINGITE CÉRÉBRO-SPINALE

I. — L'APPAREIL AUDITIF DANS LA MÉNINGITE CÉRÉBRO-SPINALE (¹)

I. *Otite moyenne.* — Sa rareté. — Son apparition tardive.

II. *La surdité méningitique.* — Son importance. — Sa fréquence relative. — Époque et modes du début. — Examen otologique à la période aiguë. Formes cliniques. — Évolution : surdité transitoire. — Amélioration. — Persistance, le plus souvent, d'une surdité complète, incurable. Pas de troubles statiques. — Examen otologique à une période tardive.

III. *Anatomie pathologique de l'appareil auditif.* — Lésions visibles à l'œil nu. — Lésions histologiques. — Périnévrite suppurée, névrite dégénérative, labyrinthite suppurée et destructive. — Évolution des lésions : formation d'une masse conjonctivo-osseuse remplissant l'oreille moyenne. — Cas de lésions partielles. — Discussions pathogéniques : quelle est la voie suivie par l'infection ?

DOCUMENTS ET BIBLIOGRAPHIE.

Si la méningococcémie et les localisations infectieuses du méningocoque au niveau des viscères ont une importance assez médiocre, au cours de la méningite cérébro-spinale aiguë, si les complications motrices et psychiques sont rares, par contre les *lésions de l'appareil visuel et de l'appareil auditif sont fréquentes et graves. Ce sont les lésions et les troubles importants de ces appareils qui constituent les complications et les séquelles vraiment redoutables de la méningite cérébro-spinale* ; nous les étudierons dans un chapitre spécial.

I. **Otite moyenne**. — L'otite moyenne est peu fréquente au cours de la méningite cérébro-spinale. Ce fait est important à connaître au point de vue du diagnostic entre la méningite cérébro-spinale et les méningites otogènes.

1. M. le Dr E. Halphen, assistant-adjoint du service d'oto-rhino-laryngologie de l'hôpital Lariboisière, a bien voulu collaborer à la rédaction de ce chapitre.

La rareté de l'otite méningococcique est assez singulière, car la plupart des otites moyennes sont causées par la propagation à la caisse d'une infection rhinopharyngée, et l'on sait que le diplocoque de Weichselbaum est très abondant dans le rhino-pharynx.

Dans les cas où existe une inflammation de l'oreille moyenne, il est bien rare que celle-ci se traduise par des signes cliniques. L'otite moyenne catarrhale, et plus rarement encore suppurée, sont des constatations d'autopsie.

L'otite moyenne s'observe plus souvent à l'autopsie de sujets morts à une période avancée de la méningite cérébro-spinale, que chez ceux qui sont morts précocement. Cette constatation ruine les hypothèses des auteurs qui pensent que le diplocoque de Weichselbaum, venant du rhinopharynx, gagne les méninges en passant par la trompe d'Eustache, l'oreille moyenne et l'oreille interne. Dans quelques cas même, une otite moyenne suppurée tardive a pu, à juste titre, être considérée comme la conséquence d'une labyrinthite suppurée : le pus, pour fuser du labyrinthe vers la caisse, avait traversé la fenêtre ovale effondrée.

II. *La surdité méningitique.* — Si les lésions de l'oreille moyenne sont peu importantes dans la méningite cérébro-spinale, par contre, les lésions du nerf auditif et de l'oreille interne doivent être mises au premier plan, ce sont elles qui conditionnent une des plus graves complications de la méningite cérébro-spinale : la surdité.

La surdité est une conséquence malheureusement assez fréquente de la méningite cérébro-spinale, et si le traitement sérique a grandement diminué le nombre des sujets restés sourds après une méningite cérébro-spinale, cette redoutable complication n'en reste pas moins fort à craindre actuellement.

Il est exact, d'une façon générale, que la surdité est d'autant plus à craindre que la méningite est plus grave, cependant des méningites cérébro-spinales abortives, atténuées ont pu se compliquer de surdité complète. On a relaté des épidémies de méningites bénignes, au cours desquelles les sujets ne ressentaient que de la fatigue, de la céphalée, de la fièvre, s'alitaient à peine quelques jours et se relevaient complètement sourds. On a même prétendu, opinion certes paradoxale, que la surdité complète ne se développait que dans les méningites abortives.

La surdité peut compliquer la méningite cérébro-spinale quel que soit l'âge du malade. Si elle est le plus souvent notée pendant l'enfance, c'est que la maladie elle-même est plus fréquente à cet âge et aussi que la surdité, se compliquant de mutité chez les petits enfants, en est d'autant plus redoutable.

Dans quelques cas très exceptionnels, la surdité a débuté dans les premiers jours d'une méningite cérébro-spinale, comme la manifestation terrible et inattendue d'une méningite encore fruste dans ses symptômes. Alors la surdité apparaît subitement et d'emblée est totale, bilatérale, définitive. La promptitude et la précocité avec laquelle se constitue cette terrible complication est un argument puissant pour les auteurs qui veulent traiter hâtivement, par l'injection intra-rachidienne de sérum, toute méningite cérébrospinale seulement soupçonnée.

D'autres fois les troubles auditifs débutent à la période d'état de la maladie, la dureté d'oreille augmente peu à peu dans les mois qui suivent la méningite, et la surdité n'est constituée qu'assez longtemps après la guérison du sujet.

Il est tout à fait rare que le malade accuse, avant l'établissement de la surdité, des bourdonnements d'oreille, des bruits de scie grinçants et raclants. Ce symptôme, exceptionnel dans le cas qui nous occupe, aurait une valeur favorable au point de vue du pronostic, car il indiquerait que la lésion du nerf n'est pas complètement destructive. Il est encore plus exceptionnel d'observer des troubles statiques, le sujet étant incapable d'avoir la notion du vertige à la période aiguë de la maladie.

En règle générale, ce qu'on constate c'est qu'aucun son n'est plus perçu par le malade, il n'entend pas les bruits les plus forts produits à l'orifice même de son pavillon. Il faudra donc surveiller les malades, surtout les petits enfants à la période aiguë de la maladie pour dépister, à son apparition, la surdité. Dès qu'on aura noté un trouble fonctionnel du côté de l'audition, il sera indispensable de pratiquer un examen otologique.

Le spécialiste constatera en général l'intégrité parfaite de la membrane tympanique et de l'oreille moyenne. On a signalé cependant un état hyperémique du tympan, surtout marqué dans son cadran postérieur et se prolongeant sur la partie postérieure avoisinante du conduit auditif. Cet aspect que l'on retrouve dans le cas de traumatisme de l'oreille interne, serait dû à une paralysie des nerfs vaso-moteurs; en effet, les nerfs vaso-moteurs de cette région dépendent des nerfs labyrinthiques et leur paralysie indique une lésion du labyrinthe.

Pour le reste l'examen otologique complet à la période aiguë de la maladie est impraticable; on constatera en général que toute perception, tant aérienne qu'osseuse, a disparu des deux côtés. Ce fait coïncidant avec l'intégrité de l'oreille moyenne permet de conclure à une lésion de l'oreille interne ou du tronc acoustique.

Il peut arriver qu'une des deux oreilles garde la perception des sons. Il est bien rare que celle-ci soit intacte; lorsqu'elle a disparu d'un côté, elle est généralement très limitée du côté opposé.

On peut observer aussi, non pas une disparition de l'audition mais une limitation dans la perception des sons. La limitation dans la perception des sons concerne en général la partie supérieure de l'échelle des sons (ce qui signifie : destruction ayant débuté par le sommet du labyrinthe et atteignant la partie terminale du neurone). Dans certains cas on observe des « lacunes », des « trous », des « scotomes » dans l'échelle des sons ; il est bien évident que l'existence et surtout la persistance de ces reliefs auditifs impliquent un pronostic beaucoup moins sévère que la surdité d'emblée totale.

Il est quelques rares observations, où une surdité totale, même accompagnée de la disparition complète des réflexes nystagmiques, dura quelques jours, puis disparut au cours de la convalescence. Ces faits relèvent sans doute d'une infiltration séreuse du labyrinthe, véritable œdème de voisinage, en rapport avec l'inflammation intense des méninges de la base du crâne.

Dans d'autres cas, la surdité, qui n'était point totale, tout au moins au niveau de l'une des oreilles, s'est améliorée au cours de la convalescence et dans les mois qui ont suivi, les lésions se sont compensées, la rééducation a été possible; *cette éventualité heureuse est très rare.*

Le plus souvent la *surdité persiste complète, bilatérale et incurable.* Il est rare qu'elle s'accompagne de troubles statiques, et si ceux-ci existent, ils sont fugaces et ont disparu à la période où l'on peut examiner les malades. On a cependant signalé dans quelques cas, au cours de la convalescence de la méningite, des crises de vertige avec obnubilation passagère, nausées, vomissements et même tendance à la chute, ou bien des troubles de la marche : démarche chancelante et incertaine, signe de Romberg. Ces troubles disparaissent vite, car le vestibule est un organe à suppléance facile et ses lésions se compensent aisément.

Pratiqué à une période suffisamment éloignée de la méningite, l'examen otologique montrera la persistance, en règle générale, de la surdité bilatérale, qui aboutit chez les petits enfants (audessous de 7 ans) à la surdi-mutité, et chez les grands enfants et les adultes à des modifications de la voix (d'abord monotone et criarde, elle devient plus tard chuchotée et imperceptible).

L'examen de l'acoustique doit se compléter par l'examen du vestibule. On constate l'absence complète de toute réaction vestibulaire (absence de nystagmus provoqué, épreuve calorique négative, etc...).

Cette absence complète de réaction vestibulaire, jointe à la surdité, permet de conclure à la destruction absolue du labyrinthe (labyrinthe mort); mais, s'il existe quelque réaction vestibulaire, on pourra espérer que la destruction n'est pas complètement totale et définitive. Une dernière épreuve à pratiquer est l'épreuve galvanique de Babinski. S'il y a une absence totale de réaction, on peut en conclure à une destruction absolue du nerf auditif.

III. *Anatomie pathologique de l'appareil auditif.* — A l'autopsie des sujets morts de méningite cérébro-spinale, compliquée de surdité reconnue (et même dans certains cas, lorsqu'au milieu des phénomènes comateux et délirants la surdité n'a pas été diagnostiquée), on constate des deux côtés des lésions accentuées au niveau du labyrinthe et tout le long de la voie acoustique.

L'épendyme du IVe ventricule montre les altérations de ramollissement et d'épaississement qui seront décrites ailleurs (v. p. 216). Le tronc du nerf acoustique est engainé dans l'exsudat méningé purulent. L'infiltration purulente pénètre même à l'intérieur de la gaine du nerf, dont les fibres sont dissociées et ramollies. Dans le conduit auditif interne, on peut suivre les exsudats inflammatoires autour du facial et de l'auditif et sur la lame spirale du limaçon qui est détruite; dans l'utricule, le saccule, les canaux semi-circulaires on constate la présence de pus, quelquefois même, comme nous l'avons signalé, la fenêtre ovale est effondrée et le pus a fait irruption dans l'oreille moyenne.

L'examen histologique complète cette étude des lésions visibles à l'œil nu : péri et endonévrite suppurée, dégénérescence accentuée du nerf auditif, infiltration purulente du labyrinthe avec altération de la muqueuse et destruction plus ou moins accentuée des organes de perception et d'équilibre, thromboses vasculaires, telles sont les altérations presque toujours bilatérales.

Aux lésions profondes du nerf auditif s'oppose l'intégrité relative du nerf facial qui cependant est engainé, lui aussi, dans l'exsudat méningé purulent. On explique cette différence par ce fait que le facial forme un cordon compact et résistant, tandis que l'auditif, après un court trajet, s'épanouit en branches terminales nombreuses (¹). Dans les traumatismes du rocher, l'auditif d'ailleurs est toujours déchiré plus aisément que le facial.

Lorsque la méningite cérébro-spinale guérit, les différentes lésions de l'appareil auditif s'organisent.

L'exsudat fibrino-purulent des cavités du vestibule et du limaçon fait place à un tissu conjonctif et osseux néoformé, qui prolifère, comble la lumière des cavités de l'oreille interne, obstrue les fenêtres ovale et ronde, obture le méat auditif interne et l'aqueduc du limaçon. Le nerf auditif (tronc et filets terminaux) dégénère et s'atrophie. La rapidité avec laquelle évoluent ces processus cicatriciels explique bien l'incurabilité des surdités post-méningitiques, puisque, quelques mois après la guérison de la méningite, à la place des appareils réceptifs délicats de l'audition, on ne trouve plus qu'une masse conjonctivo-osseuse, et on se trouve dans l'impossibilité de reconnaître la disposition anatomique de la région.

Si la névrite dégénérative, la labyrinthite suppurée et destructive forment l'ensemble des lésions malheureusement les plus fréquentes, il est des cas cependant — les cas favorables — où les altérations sont moins accentuées et moins généralisées : la péri et l'endonévrite de la VIIIᵉ paire en constituent la lésion principale, les exsudats inflammatoires ne fusent pas dans les cavités de l'oreille interne et la lésion nerveuse, si elle n'est pas trop accentuée, évolue vers une guérison, tout au moins partielle.

Dans quelques cas l'oreille interne est atteinte, mais elle n'est pas complètement détruite ; ainsi certains tours de spire du limaçon peuvent disparaître, tandis que d'autres subsistent (lacunes dans l'échelle des sons). On a pu voir l'inflammation détruire le vestibule et disparaître sans reliquat au niveau du limaçon, on peut observer dans ces cas une disparition des réflexes vestibulaires avec une audition à peu près intacte (elle ne saurait l'être entièrement, étant donnée la dégénérescence rapide du nerf auditif).

Les auteurs ont discuté sur la *voie suivie par l'inflammation méningée, pour se propager aux cavités de l'oreille interne.* Pour certains, l'infection se propage à travers l'aqueduc du limaçon, vers les espaces périlymphatiques, ce qui expliquerait l'intégrité du facial. Pour d'autres, la voie la plus fréquemment suivie est la voie périnerveuse ; il est vraisemblable que l'inflammation méningée peut suivre l'un ou l'autre de ces chemins ou les deux à la fois.

Ce qu'il importe de mettre en évidence c'est la facilité avec

1. On a fait aussi jouer un rôle, pour expliquer cette différence, à la voie suivie par l'infection. Voir plus bas.

laquelle elle se propage à l'oreille interne, et c'est le rôle de la gaine arachnoïdienne du nerf l'auditif. Celle-ci sert de véhicule à l'infection comme les autres gaines arachnoïdiennes des nerfs craniens et rachidiens. L'existence de communications entre les espèces périlymphatiques de l'oreille interne et les espaces sous-arachnoïdiens, font comprendre également la solidarité pathologique entre l'oreille interne et les méninges. Cette notion est à rapprocher des constatations analogues faites pour l'appareil olfactif et visuel (v. p. 234).

DOCUMENTS ET BIBLIOGRAPHIE

La fréquence de la méningite cérébro-spinale comme cause de la surdi-mutité, a été reconnue par de nombreux auteurs :

Bezold sur 70 sourds-muets compte 6 cas de surdité survenus à la suite de la méningite cérébro-spinale. Castex, 40 sur 170, Saint-Hilaire, 44 sur 90. Habermann, 100 sur 1137; Gradenigo, 6 sur 100.

Politzer (*Lehrbuch der Ohrenheilkunde,* 4ᵉ édit.), a observé des épidémies, dans lesquelles il a constaté que la surdité était plus fréquente dans les cas abortifs. Gottstein a signalé des épidémies très bénignes avec de nombreux cas de surdité. Moos et Niemeyer ont rapporté des observations ayant trait à des épidémies, où tous les sujets atteints étaient devenus sourds.

L'étude clinique des manifestations auriculaires de la méningite cérébro-spinale a été faite par Moos, Politzer, Gassot (*Thèse de Paris,* 1903), Courtellemont (*Thèse de Paris,* 1905), Garnier (*Thèse de Lyon,* 1907-08), Lermoyez (*Soc. méd. des hôp.,* 20 mai 1909).

L'examen anatomo-pathologique a été pratiqué surtout par Gradenigo, qui a étudié les lésions de la VIIIᵉ paire, Politzer, Habermann (*Zeitschf. f. Ohrenh,* Bd 7, 1886), qui ont vu les lésions remonter l'aqueduc du limaçon avant d'envahir le labyrinthe.

Steinbrugge, Moos, Görke (*Verhand. der deutsch. otol. Gesellschaft*) qui ont vu l'organisation ostéo-conjonctive prendre la place des exsudats fibrino-purulents.

Görke a constaté en outre des lésions isolées dans le limaçon, certains tours de spire ayant repris leur structure primitive; c'est ce qui explique la présence d'« îlots » dans l'audition de la gamme des sons.

Schwabach a publié une observation dans laquelle le premier tour de spire du limaçon était indemne. Le sujet entendait les sons aigus (confirmation de la théorie d'Helmholz).

Quant aux théories pathogéniques, elles ont été émises par Courtellemont qui fait jouer un rôle à l'hypertension, expliquant ainsi la bilatéralité des lésions, Moos qui admet que l'infection s'est propagée par voie sanguine (et si le nerf facial est indemne c'est que ses vaisseaux viennent de l'artère stylomastoïdienne, alors que ceux de l'auditif viennent de l'artère méningée). Steinbrugge et Habermann font cheminer le pus par les espaces périlymphatiques. Gradenigo explique l'infection du labyrinthe par une névrite descendante.

II. — L'APPAREIL VISUEL DANS LA MÉNINGITE
CÉRÉBRO-SPINALE (¹)

I. *Énumération* des nombreuses lésions de l'appareil visuel observées au cours de la méningite cérébro-spinale. — Classification.

II. *Lésions inflammatoires et suppuratives des milieux de l'œil et de l'atmosphère celluleuse de l'orbite.* — A) Conjonctivite et lésions cornéennes. — B) Iridochoroïdite. Ophtalmie métastatique. — C) Cellulite orbitaire. Phlegmon de l'orbite.

III. *Troubles nerveux.* — A) Troubles de la musculature intrinsèque. — B) Troubles de la musculature extrinsèque. — C) Cécité et névrite optique. — Évolution clinique. Nature des lésions. — Examen systématique du fond d'œil chez les méningitiques : la papillite. — Évolution et pronostic.

IV. *Étude anatomo-pathologique des tractus optiques.* — Méningite optique. — Altérations des tractus optiques.

V. *Valeur diagnostique de l'examen oculaire* dans la méningite cérébro-spinale.

Documents et Bibliographie.

I. *Enumération des lésions de l'appareil visuel. Classification.* — Les manifestations par lesquelles la méningite cérébrospinale traduit son action sur l'appareil de la vision sont relativement fréquentes. Cette opinion, qui n'est pas absolument conforme aux idées classiques, est fondée sur les examens pratiqués d'une façon systématique dès le début de l'infection et à toutes les périodes de la maladie. En effet, les troubles graves et persistants, véritables complications oculaires, sont rares ; mais si l'on s'attache à l'étude de tous les phénomènes oculaires en relation avec la méningite, on est frappé de leur nombre et de leur variété, et on voit notamment que certains éléments : les méninges optiques et, dans une certaine mesure, les tractus optiques euxmêmes, participent d'une façon presque constante au processus infectieux. Si cette notion est de date récente, c'est que la rétrocession rapide des phénomènes les a fait, le plus souvent, passer inaperçus.

Déjà, par l'énumération des différentes manifestations oculaires de la méningite cérébro-spinale, on peut se rendre compte de leur importance et de leur intérêt.

L'infection des membranes externes provoque des conjonctivites, des kératites avec ou sans ulcérations de la cornée, des hémorragies de la conjonctive bulbaire.

1. M. Bourdier, interne des hôpitaux de Paris, a bien voulu collaborer à la rédaction de ce chapitre.

Il est rare de ne pas voir indiqués des troubles de la musculature intrinsèque ou extrinsèque : anisocorie, mydriase ou myosis d'une ou des deux pupilles, immobilité pupillaire avec myosis, ophtalmoplégie, totale ou partielle, paralysie de l'un ou des deux muscles droits externes, paralysie de la troisième paire, complète ou dissociée, paralysie de la convergence, ptosis, troubles moteurs palpébraux, contracture de l'orbiculaire, déviation conjuguée de la tête et des yeux, nystagmus.

L'infection profonde se révèle par l'iritis, l'iridochoroïdite, les panophtalmies, la cellulite orbitaire, le phlegmon de l'orbite. Quelques auteurs relatent des cas d'hémianopsie, d'amaurose corticale, de névrite rétrobullaire, d'autres observent des hémorragies rétiniennes, la thrombose des vaisseaux centraux de la rétine. Les plus nombreux reconnaissent la névrite optique en ses différents aspects d'hyperémie papillaire, de papillite, de neurorétinite.

Dans cet ensemble complexe, est-il possible de dresser des catégories de symptômes et d'établir une relation entre le moment de leur apparition et les périodes de la maladie? Les anciens auteurs l'ont tenté : à la période de début, ils rattachaient les phénomènes convulsifs, les contractures musculaires, la photophobie; à la période d'état les paralysies oculaires, la déviation conjuguée, l'herpès des paupières. Les autres troubles étaient les complications de la convalescence.

En réalité, cette description schématique risque d'égarer le médecin dans la compréhension de la méningite cérébro-spinale et de ses manifestations oculaires.

Il est préférable de diviser les manifestations oculaires de la méningite en deux catégories : 1° les lésions inflammatoires et suppuratives des membranes, des milieux de l'œil et de l'atmosphère celluleuse de l'orbite ; 2° les troubles nerveux.

Au premier groupe de complications doivent être rapportés les infections de la conjonctive et de la cornée, les iritis et iridochoroïdites, les ophtalmies métastatiques, les phlegmons de l'orbite. L'infection par le méningocoque de Weichselbaum, qui provoque ces lésions, peut se faire soit par la voie directe à partir du rhinopharynx, soit par la voie sanguine.

Ce qu'il importe de retenir c'est l'indépendance de ces lésions vis-à-vis du processus méningé lui-même. On ne s'étonnera donc pas de voir une de ces complications apparaître à une période quelconque de l'évolution morbide. Dans certains cas, elles sont survenues pendant la convalescence; ou bien, au contraire, elles ont précédé les premiers symptômes méningés.

On peut les observer dans toutes les formes cliniques de la méningite cérébro-spinale, dans les formes foudroyantes comme dans les cas prolongés. Enfin, certains auteurs ont relaté des lésions oculaires dues aux méningocoques, chez des sujets qui sont restés indemnes de toute méningite.

Il faut bien reconnaître cependant que le plus souvent, ces complications sont des symptômes du début : l'infection des membranes oculaires et l'invasion des méninges datent du même jour, et les symptômes oculaires sont évidents quand les premiers signes de la méningite commencent à se manifester.

Il en est tout autrement pour les lésions de la deuxième catégorie : les troubles nerveux. Ceux-ci dépendent de l'inflammation des méninges, qui retentit sur les organes nerveux. On n'observera donc ces complications qu'à une période plus ou moins avancée de la maladie. Leur évolution sera liée à celle des lésions méningées : légères et rapidement curables, lorsqu'elles traduiront une inflammation aiguë, ces complications nerveuses deviendront plus fréquentes et plus graves, si le processus méningé devient subaigu ou chronique.

Les complications nerveuses qui correspondent à des altérations encéphaliques ou névritiques comprennent : les paralysies oculaires, les secousses convulsives et les contractures dans les territoires des muscles oculaires et palpébraux, les troubles pupillaires indépendants de l'iritis, les diverses atteintes à l'intégrité de la vision.

II. ***Lésions inflammatoires et suppuratives des membranes, des milieux de l'œil et de l'atmosphère celluleuse de l'orbite.*** — A. *Conjonctivite et lésions cornéennes.* — L'existence d'une conjonctivite à méningocoques est actuellement mise en doute par quelques auteurs. En effet, dans aucun cas, le diplocoque de Weichselbaum n'a pu être isolé à l'état de pureté. Il n'en est pas moins vrai que la coexistence d'une conjonctivite aiguë et d'une méningite cérébro-spinale, la présence dans le pus conjonctival de cocci particulièrement abondants et rappelant par leurs principaux caractères le germe de Weichselbaum, permet de croire à l'existence de la conjonctivite méningococcique. Celle-ci n'est, en tout cas, pas très fréquente. Elle est bénigne et évolue sans complication. On peut en dire autant des kératites. Des ulcérations cornéennes peu profondes ont été observées quelquefois et se sont cicatrisées sans complications. Il faut noter que la diminution de sensibilité de la cornée, le peu d'intensité de la réaction conjonctivale ont pu parfois faire penser plus à un syndrome neuro-paralytique atténué qu'à une inflammation directe de la membrane.

B. *Irido-choroïdite. Ophtalmie métastatique.* — Beaucoup plus grave est l'inflammation du tractus uvéal. D'après certaines statistiques, elle serait une complication fréquente de la méningite cérébro-spinale. L'épidémie parisienne récente n'en a cependant montré que quelques rares exemples. Il est vraisemblable que la fréquence de cette lésion varie avec les épidémies et, d'autre part, que le traitement sérique a eu une heureuse influence prophylactique.

L'iridochoroïdite se rencontre au cours de toutes les formes de la méningite cérébro-spinale. Elle paraît plus fréquente dans les cas suraigus, qui s'accompagnent volontiers de méningo-coccémie.

Au cours de la méningite aiguë, l'apparition de l'irido-choroïdite n'est pas précoce. Elle peut survenir le 10e, le 12e, le 15e jour, comme les autres complications dues à une métastase microbienne.

L'unilatéralité semble la règle, quelques auteurs cependant ont constaté la bilatéralité des lésions.

Cliniquement, l'affection se caractérise par la présence d'un exsudat purulent dans la chambre antérieure. Les symptômes réactionnels sont relativement légers ; tous les auteurs mettent en relief cet aspect particulier de l'ophtalmie métastatique à méningocoques, qui malgré son allure discrète évolue très rapidement vers l'atrophie du globe oculaire Des exsudats abondants se forment, qui masquent la pupille. L'œil devient mou, la vision se supprime. Le pronostic oculaire a toujours été fatal.

L'iritis, considérée comme assez fréquente par quelques auteurs, serait une forme atténuée de cette infection. Elle évolue sans symptômes particuliers.

C. *Cellulite orbitaire. Phlegmon de l'orbite.* — Ces lésions sont rares ; on les trouve à peine mentionnées dans les statistiques des auteurs. Nous citerons une observation de double phlegmon orbitaire, avec double thrombose de la veine ophtalmique et du sinus caverneux, survenu après empyème des cellules ethmoïdales, un cas de cellulite orbitaire avec exophtalmie et kératite neuro-paralytique, ayant évolué vers la guérison (ce dernier malade fut traité par des injections intra-rachidiennes de sérum).

Tels sont les caractères anatomo-cliniques des complications oculaires inflammatoires et suppuratives. Leur pathogénie est assez complexe. Il est vraisemblable que le diplocoque de Weichselbaum gagne la conjonctive par *voie canaliculaire*. Il pénètre de la partie postérieure des fosses nasales, où il végète, dans les conduits lacrymaux. Cette voie d'infection de la conjonctive est bien connue et bien démontrée pour un grand nombre de microorganismes.

L'inflammation du tractus uvéal, qui aboutit à la suppuration du globe oculaire, est sans doute due à une infection par *la voie sanguine* : c'est une métastase expliquée par la présence dans le sang circulant du diplocoque de Weichselbaum.

Quant à la cellulite orbitaire, elle est due très probablement à une *infection directe par propagation* . à partir du rhinopharynx, le diplocoque de la méningite gagne les sinus maxillaire ou frontal, les cellules ethmoïdales et sphénoïdales et arrive ainsi à infecter le tissu cellulaire péribulbaire.

III. **Troubles nerveux.** — A. *Troubles de la musculature intrinsèque.* — L'état des pupilles au cours de la méningite cérébro-spinale a été diversement décrit. Il semble que les troubles pupillaires, indépendants des inflammations de l'iris, doivent être interprétés de la façon suivante : la mydriase s'observe à la période d'état et dans la convalescence et aussi pendant les phases de coma. Elle ne paraît pas liée forcément à des lésions neurorétiniennes, car on l'a observée alors que l'aspect du fond de l'œil était normal et l'acuité visuelle égale à l'unité : le sphincter de l'iris serait atteint directement dans son innervation. Au contraire, le myosis apparaît aux périodes d'excitation méningée ; il accompagne les contractures et les convulsions.

On a observé dans certains cas l'anisocorie, l'immobilité pupillaire avec myosis, la réaction paresseuse à la lumière.

Ces phénomènes sont d'une importance minime pour le pronostic oculaire ; ils disparaissent ordinairement pendant la convalescence. Lorsqu'ils persistent seuls, ils n'incommodent nullement le malade. Il est cependant très intéressant de signaler que l'inégalité pupillaire et même le signe d'Argyll Robertson peuvent très bien persister comme séquelles d'une méningite cérébro-spinale. Nulle part, nous n'avons trouvé signalées des paralysies de l'accommodation.

B. *Troubles de la musculature extrinsèque.* — Tous les auteurs relatent, comme symptômes de la période d'état. les secousses convulsives, les contractures des muscles oculaires, la déviation conjuguée de la tête et des yeux. Il s'agit vraisemblablement de phénomènes d'excitation corticale, qui n'ont d'intérêt qu'à titre de symptômes et disparaissent, sans reliquat, au moment de la convalescence.

Bien plus importantes et plus graves sont les paralysies musculaires. Certains auteurs les ont considérées comme les complications oculaires les plus fréquentes. Les paralysies de la VI⁰ paire sont le plus souvent notées : elles sont ordinairement unilatérales. On a relaté cependant plusieurs cas de strabisme convergent bilatéral, tantôt identique, tantôt plus intense d'un œil. Les paralysies de la III⁰ paire sont plus rares, elles affectent le type parcellaire et se traduisent soit par des troubles moteurs palpébraux isolés (ptosis), soit par du strabisme divergent, Les paralysies de la convergence ont été notées plusieurs fois. Enfin, l'ophtalmoplégie totale, intrinsèque et extrinsèque, est une complication exceptionnelle.

Au point de vue clinique, les paralysies musculaires de la méningite cérébro-spinale épidémique présentent quelques particularités intéressantes; elles surviennent surtout à la période d'état. Exceptionnellement, on les trouve notées dès les premiers jours de la maladie. Elles s'accompagnent le plus souvent d'autres troubles paralytiques et même d'autres complications oculaires. Dans tel cas, survinrent une ophtalmoplégie droite portant sur les III⁰ et et IV⁰ paires et une papillorétinite qui entraîna une cécité de six semaines. Dans tel autre cas, les paralysies oculaires compliquèrent une hémiplégie.

Un autre exemple est plus remarquable encore : le dixième jour d'une méningite survinrent un strabisme interne de l'œil droit et une monoplégie brachiale du même côté. Le lendemain, le strabisme interne droit diminuait et l'œil gauche était atteint à son tour de paralysie de la VI⁰ paire. La pupille droite en même temps montrait une dilatation extrême. Deux mois après, on pouvait encore déceler de la diplopie par le procédé du verre rouge.

En règle générale, ces paralysies sont transitoires et guérissent pendant le décours ou la convalescence de la méningite. Même quand elles persistent, elles s'atténuent d'une façon remarquable. La bénignité du pronostic est un de leurs caractères importants. Ces paralysies paraissent dues à la propagation de l'infection aux troncs des nerfs oculo-moteurs, qui baignent dans l'exsudat purulent des méninges.

Ce qui a été dit ailleurs sur la pathogénie des paralysies périphériques dans la méningite cérébro-spinale, sur leur évolution et leur pronostic, s'applique à celles qui dépendent des nerfs craniens.

C. *Cécité et névrite optique.* — Les troubles de la fonction visuelle sont, par leur fréquence relative, par leur gravité, de beaucoup les plus importantes parmi les complications oculaires de la méningite cérébro-spinale. Bien que la cécité ait été moins souvent observée que la surdité, elle a éveillé l'attention de nombreux auteurs et constitue actuellement une des préoccupations les plus grandes des spécialistes, qui s'occupent d'hygiène oculaire.

Toutes les formes cliniques de la méningite cérébro-spinale peuvent provoquer la cécité : certains auteurs ont signalé des cas de méningite légère, aboutissant à la cécité. Nous avons vu que la surdité a été observée dans les mêmes conditions (p. 186 et 191). Ce sont des faits exceptionnels.

Dans la méningite aiguë, la cécité n'est pas fréquente. Elle est moins rare dans les formes prolongées. Nous avons signalé (p. 125) le syndrome clinique décrit par les auteurs anglais sous le nom de *méningite basilaire postérieure*, véritable méningite subaiguë et fruste du nourrisson, où les complications oculaires sont fréquentes.

Les suppressions du champ visuel sont exceptionnellement partielles : l'hémianopsie, les rétrécissements en secteur ont été notés comme des phénomènes rares, ils paraissent dus à l'irritation du cortex, et comme tels surviennent avec les autres symptômes à la période d'état et disparaissent pendant la convalescence. Exceptionnellement, on a observé une hémianopsie d'un œil associée à la cécité de l'autre.

Par contre, l'amblyopie, l'amaurose et la cécité bilatérale sont assez fréquemment relatées. Les anciennes statistiques en contiennent de nombreux cas. Malgré la sérothérapie, l'épidémie récente de Paris n'en a pas été totalement indemne.

Cliniquement les faits peuvent se présenter de façons différentes : *ou bien dès le 3e ou le 4e jour de la méningite les troubles visuels apparaissent*, l'examen du fond d'œil montre une névrite optique nette ; les lésions et les troubles fonctionnels augmentent rapidement. Si le sujet survit, on voit la cécité se constituer en quelques semaines : la névrite évolue vers l'atrophie. La vue est irrémédiablement perdue, généralement pour les deux yeux.

Cette éventualité est exceptionnelle, *le plus souvent les troubles visuels apparaissent tardivement* soit dans le décours d'une méningite aiguë, soit à une phase avancée de l'évolution s'il s'agit d'une méningite prolongée. Mais il faut bien noter que la diminution de l'acuité visuelle n'est perçue par le malade (en raison de son âge, de son état physique et psychique) que lorsque la fonction est très gravement compromise, de même l'entourage du malade ne peut s'apercevoir que fort tard de cette terrible complication. *Il est donc de la plus grande importance* — pour pouvoir poser un pronostic oculaire et prévenir la famille du malade — *de pratiquer systématiquement l'examen ophtalmoscopique des méningitiques à la période d'état de leur affection.* Le diagnostic précoce de la lésion oculaire aura aussi une certaine utilité thérapeutique. En général, il est vrai, le traitement est impuissant à enrayer l'évolution des lésions ; mais dans quelques cas cependant, on a pu lui attribuer un amendement plus ou moins notable des symptômes.

Les lésions constatées par les ophtalmologistes dans les cas de cécité méningitique sont des plus variables.

Tout d'abord dans quelques cas, on ne voit pas d'altération du fond d'œil et l'amaurose est alors difficile à interpréter. En général elle est considérée comme d'origine centrale et rattachée à l'hydrocéphalie.

Dans d'autres cas, d'ailleurs très rares, on a observé des thromboses vasculaires, qui entraînent comme conséquence l'atrophie de la papille.

Plus fréquemment, on observe une stase papillaire plus ou moins prononcée. Certains auteurs considèrent même que la stase papillaire est la lésion la plus fréquente du fond d'œil dans la méningite cérébro-spinale. Nous verrons plus loin que cette opinion est inexacte. Il n'en est pas moins vrai que l'hypertension intracranienne peut se traduire par une stase papillaire accentuée. Cette éventualité est particulièrement à redouter dans les cas de méningite prolongée avec hydrocéphalie. Nombre de cécités, survenues tardivement au cours de la méningite cérébro-spinale prolongée à forme cachectisante relèvent de cette cause.

Mais ce n'est pas cette pathogénie qu'il faut invoquer dans la plupart des cas, comme le montre l'examen systématique du fond d'œil pratiqué dans tous les cas de méningite cérébro-spinale d'une part, et d'autre part l'examen histologique des lésions du tractus optique, saisies aux différentes phases de leur évolution.

Examen systématique du fond d'œil chez les méningitiques. La papillite. Évolution et pronostic. — Si l'on examine systématiquement le fond d'œil chez tous les malades, on voit que la méningite cérébro-spinale s'accompagne fréquemment, dès son début, de désordres névritiques, atteignant les deux nerfs optiques. Tantôt on observe une simple congestion de la papille. A un degré plus avancé, la papille devient nettement saillante, prend un aspect crémeux. Les bords s'estompent, les veines sont dilatées et tortueuses, les artères s'effacent.

Dans les cas plus intenses, le disque optique s'élargit considérablement et fait une saillie de plus en plus prononcée. Les bords sont flous et se fondent dans une zone d'œdème rétinien. Les veines, sinueuses, paraissent interrompues à leur niveau. Parfois des hémorragies rétiniennes légères se propagent le long de leur parcours. Ces trois aspects correspondent aux trois stades cliniques d'*hyperémie papillaire*, de *papillite*, de *neurorétinite*.

La papillite s'observe très souvent à la période d'état de la méningite cérébro-spinale. C'est, à notre avis, de beaucoup la plus fréquente des altérations oculaires qu'on rencontre au cours des méningites cérébro-spinales.

Ces modifications du fond de l'œil sont toujours bilatérales, mais ne persistent pas longtemps; rapidement, ces aspects ophtalmoscopiques s'effacent, probablement devant la thérapeutique actuelle (ponctions lombaires et sérothérapie). Quant aux troubles fonctionnels, ils sont à peine marqués, et l'acuité visuelle paraît le plus souvent conservée. Le pronostic est donc favorable.

Ces deux ordres de faits, d'une part la fréquence de la papillite, d'autre part la bénignité presque constante des troubles oculaires observés, sont à rapprocher des notions générales que nous avons établies à propos des lésions des nerfs et du parenchyme nerveux dans la méningite cérébro-spinale aiguë (p. 222).

Ainsi la constatation d'une papillite à la phase aiguë de la méningite cérébro-spinale ne doit pas faire porter un pronostic fâcheux, mais cependant doit conduire à une surveillance attentive de l'appareil visuel, car elle peut marquer le début d'une névrite qui aboutira à la cécité par atrophie papillaire.

Et cependant, même dans les cas graves de papillite intense ou de névrite optique avec stase, le médecin est encore en droit d'espérer la guérison. Les recherches récentes semblent démontrer l'heureuse influence de la sérothérapie sur les troubles oculaires. Même avant que cette nouvelle méthode thérapeutique fût instituée, certains auteurs avaient été assez heureux pour obtenir la guérison. Les observations de neurorétinite guéries sans reliquats ne sont pas exceptionnelles. Toutefois, il importe de considérer l'époque où on l'observe : on peut compter sur une amélioration progressive pendant les deux ou trois mois qui suivent le début : si elle ne se produit pas, il faudra craindre le *statu quo*.

IV. *Étude anatomo-pathologique des tractus optiques*. — A quelles lésions anatomiques correspondent ces entités cliniques? Pour résoudre ce problème, il faut, non pas s'adresser à des lésions constituées, mais essayer de surprendre le processus infectieux dans ses manifestations premières.

On constatera alors que l'*infection méningée se propage le long des gaines du nerf optique à la même période et de la même façon*

*qu'au niveau du cerveau ou de la moelle. Elle atteint simultané-
ment les méninges cranio-rachidiennes et les gaines optiques.* C'est
une réaction locale que nous isolons artificiellement du grand processus qui a envahi toutes les enveloppes de l'axe cérébro-spinal.

Elle se traduit au debut par une arachnoïdite analogue à celle
que nous étudions en détail. à propos de l'Anatomie pathologique
générale de la méningite (p. 215). Le processus qui atteint les nerfs

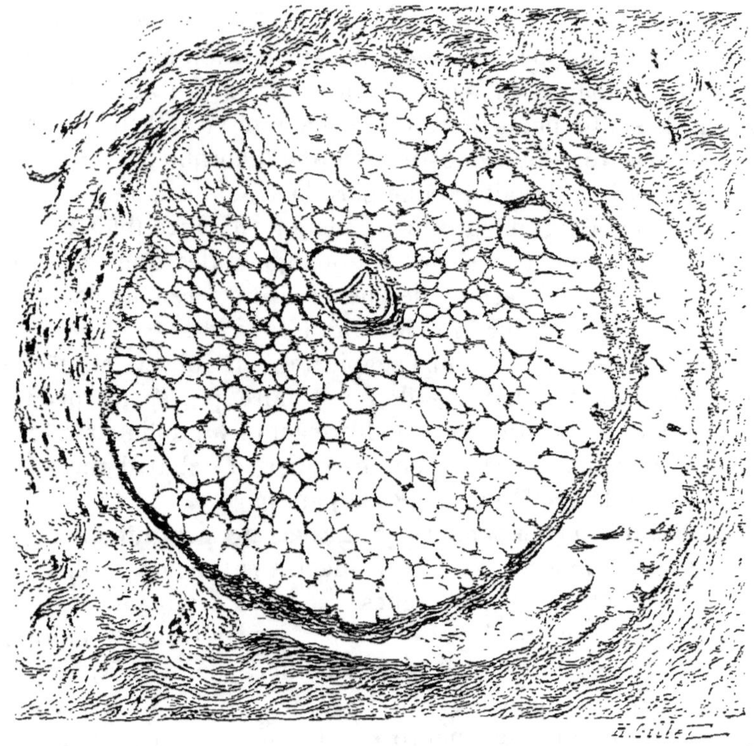

Fig. 26. — Tractus optique dans un cas de méningite cérébro-spina'e subaiguë. Méningite optique. Symphyse à la partie supérieure et interne. Dilatation de l'espace vaginal
en bas et en dehors. Peu d'altérations du tractus optique lui-même. D'après une préparation de MM. Terrien et Bourdier.

optiques n'est donc pas une névrite proprement dite. mais une
périnévrite optique diffuse s'étendant tout le long du tractus et présentant des zones variables par l'intensité des lésions. le maximum
étant au niveau du trajet intracanaliculaire. Cette périnévrite de
la méningite cérébro-spinale est donc due à l'extension des lésions
méningées : c'est une *méningite optique.*

Celle-ci évolue comme la méningite péri-cranienne et péri-
médullaire. guérit complètement dans les cas heureux. et au contraire. dans les cas défavorables. aboutit à des lésions chroniques

et irréparables d'épaississement scléreux, de, cloisonnements et de symphyse méningées.

Quant au tractus optique lui-même, il est peu atteint au début. Ce n'est qu'à une période assez avancée que le processus inflammatoire pénètre entre ses faisceaux avec les émanations lymphoconjonctives de la pie-mère et provoque la formation d'une névrite interstitielle. Le retentissement sur les fibres nerveuses est peu accentué (p. 224). Tout au plus, peut-on ici, comme au niveau de la moelle, observer (avec la méthode de Marchi), une légère dégénérescence myélinique marginale, atteignant les faisceaux périphériques, qui baignent dans l'exsudat purulent. Ce n'est que dans les cas graves, compliqués de lésions sévères, que le nerf est envahi et profondément altéré.

Les diverses étapes de cette évolution expliquent facilement les variations que l'on observe, sur le vivant, à l'examen ophtalmoscopique. La localisation initiale aux gaines, le peu d'intensité de leur réaction montrent comment on peut observer un fond d'œil normal. L'hypertension dans l'espace vaginal, la dilatation des gaines, la réaction plus intense des méninges molles correspondent aux deux aspects de l'hyperémie papillaire et de la papillite légère, fréquemment notés comme nous l'avons vu. Enfin, à l'image de la névrite optique correspondent les lésions d'envahissement du nerf : la rareté de cette dernière évolution nous explique la rareté de la vraie névrite optique, contrastant avec la fréquence de l'hyperémie papillaire et de la papillite.

Cette description anatomo-pathologique confirme bien l'examen clinique; celui-ci donne l'impression d'une participation presque constante des tractus optiques aux désordres inflammatoires. De la même façon que guérit la méningite, peuvent retrocéder les troubles oculaires. Mais pour arriver à un tel résultat, l'élément noble, la fibre nerveuse doit être intacte ou présenter des lésions infimes, ce qui semble bien être le cas le plus fréquent.

V. *Valeur diagnostique de l'examen oculaire dans la méningite cérébro-spinale.* — Quelle est la valeur des troubles oculaires que nous avons décrits au point de vue du diagnostic de la méningite? Sont-ils spéciaux à la méningite cérébro-spinale, ou se retrouvent-ils avec les mêmes caractères dans les autres infections méningées?

Il n'est pas douteux que c'est surtout dans la méningite cérébro-spinale qu'on observe les complications sensorielles. Tous les auteurs sont d'accord sur ce point. Les lésions conjonctivales et cornéennes, les suppurations du globe oculaire et de l'orbite, l'herpès des paupières, les troubles moteurs d'ordre spasmodique appartiennent à l'infection méningococcique. Les paralysies des nerfs craniens, symptômes basilaires, la mydriase, l'anisocorie sont à peine plus fréquentes dans la méningite tuberculeuse.

Nous désirons attirer particulièrement l'attention sur deux symptômes qui ont été jusqu'à présent peu étudiés, *l'absence de photophobie* et *l'aspect spécial du fond de l'œil dans la méningite cérébrospinale.*

L'absence de photophobie contraste avec la fréquence de ce signe dans la méningite tuberculeuse. Mais le fait important qu'il faut mettre en relief, est la constance presque absolue, dans la méningite cérébro-spinale, de l'hyperémie papillaire, ou de la papillite, alors que dans la méningite tuberculeuse, le fond d'œil est presque toujours normal, comme l'ont montré des recherches récentes.

La découverte du sérum antiméningococcique a non seulement modifié le traitement général de l'affection, mais encore celui de ses complications. La distinction établie au début de ce chapitre entre les deux groupes de complications oculaires doit guider le médecin pour le traitement des troubles oculaires de la méningite. La désinfection du naso-pharynx et des fosses nasales, l'application locale du sérum antiméningococcique en instillation sont recommandées contre les complications oculaires inflammatoires; quant aux complications nerveuses, elles sont justiciables du traitement général de la méningite, c'est-à-dire des injections intrarachidiennes de sérum.

DOCUMENTS ET BIBLIOGRAPHIE

La présence d'accidents oculaires au cours de la méningite cérébrospinale est signalée dès les premières descriptions. Les statistiques les plus récentes et les plus importantes sont celles qui ont inspiré les travaux de Uhthoff (*Société allemande d'Ophtalmologie*, XXX° Session. Heidelberg, 2-5 août 1905. *Zeitsch. für Augenheilkunde*, 1904); Heine (*Berl. klin. Woch*, 19 juin 1905); Ballantyme (*Brit. med. Journ.*, 21 juillet 1907). La dernière épidémie de Paris a donné lieu à une statistique de Terrien et Bourdier, publiée dans les *Archives d'Ophtalmologie* de mai 1909.

Il est intéressant de comparer entre eux les résultats auxquels sont parvenus ces auteurs : ils ne concordent pas entre eux, en ce qui concerne la plus ou moins grande fréquence des divers accidents, ce qui semble prouver l'existence d'une sorte de génie épidémique, donnant à chaque nouvelle apparition de la maladie des allures spéciales et caractéristiques. Uhthoff qui a pu observer 110 cas pendant l'épidémie de Silésie de 1905, répartit ainsi les lésions :

Névrites optiques. . . . . 17 cas

Troubles musculaires. . . . . 15 cas, comprenant
- 8 Paralysies de la VIe paire.
- 1 Ptosis
- 5 Déviations conjuguées
- 1 Ophtalmoplégie totale

Troubles pupillaires . . . . . 8 cas (5 fois myosis, avec abolition du réflexe lumineux. — Anisocorie.)

Nystagmus. . . . . 8 cas
Ophtalmie métastatique. . . . 4 cas
Kératite. . . . . 5 cas (dont 1 par lagophtalmie.)
Conjonctivite. . . . . 1 cas
Contracture de l'orbiculaire. . 1 cas
Troubles moteurs palpébraux. sont notés plusieurs fois.

A ces 110 cas, Uhthoff a pu joindre, par la suite, 2 cas d'ophtalmie métastatique et 1 cas de névrite bilatérale.

Heine sur 100 cas, a observé 50 lésions oculaires, dont 15 paralysies musculaires, 10 névrites et neurorétinites, 5 affections du tractus uvéal. Comparant sa statistique à d'autres publications et faits connus, il admet que les paralysies musculaires sont les complications les plus fréquentes et qu'elles atteignent le plus souvent la sixième paire.

Tel n'est pas l'avis de Schmidt-Rimpler et de Gowers qui considèrent l'iridochoroïdite comme la lésion de beaucoup le plus à redouter au cours de la méningite cérébro-spinale. Cependant Göppert qui a examiné 42 cas, lors de la grande épidémie de Silésie de 1905, constate deux fois l'iridocyclite. Morax (*Soc. d'Opht. de Paris*, 10 décembre 1905) pense qu'on observe cette complication dans 5 à 6 pour 100 des cas.

En somme les trois lésions le plus fréquemment notées dans la littérature sont l'ophtalmie métastatique, les paralysies musculaires et les troubles de l'acuité visuelle.

Parmi les autres, il convient de rappeler : les infections conjonctivales et cornéennes considérées comme assez fréquentes par Nach et mises en doute par Morax. Moissonnier en a rapporté un cas, mais sans preuves bactériologiques. Terrien et Bourdier observèrent six conjonctivites avec sécrétion : l'examen bactériologique décela soit des staphylocoques, soit des pneumocoques, soit même des bacilles de Weeks. L'élément dominant fut un diplocoque intracellulaire, ne prenant pas le Gram : les essais d'identification avec le méningocoque restèrent infructueux.

Certaines lésions cornéennes seraient, pour quelques auteurs, dues non à un processus infectieux mais au syndrome neuroparalytique. Terrien et Bourdier en ont observé deux cas, dont un, présenté à la *Soc. d'Opht. de Paris*, novembre 1909). Pour Burwilt-Holmes (*Journ. of the Am. med. Ass.*, 25 janvier 1908), l'anesthésie de la cornée et de la conjonctive existerait d'un côté ou des deux côtés chez la moitié des malades, et serait à rapporter à quelque lésion de la Ve paire.

Posey (*Soc. méd. de Philadelphie*, 20 février 1906) a publié une observation intéressante de dilatation des pupilles et de la fente palpébrale observée au cours de la période d'état; ce symptôme rare serait dû à l'irritation du sympathique cervical, probablement atteint dans ses origines. Ce fait est à rapprocher des lésions de radiculite ou de périnévrite des nerfs craniens.

L'ophtalmie métastatique méningococcique a donné lieu à des travaux nombreux et intéressants : Wintersteiner (*Wien. Klin. Woch.*, 10 octobre 1901). Cosmettatos (*Annales d'Oculistique*, octobre 1910 : Ophtalmie bilatérale observée pendant l'épidémie de Thèbes).

Terrien (*La Clinique*, 9 septembre 1910) insiste sur l'évolution rapide, au milieu de phénomènes peu intenses, vers l'atrophie du globe. Axenteld (*Græfes Archiv. für Ophtalmologie*, t. XL, p. 1 et 103) lui donne le nom d'ophtalmie méningitique et en fait un type clinique spécial caractérisé par du chémosis, de l'exophtalmie, l'opacité des milieux, la décoloration de l'iris, la marche rapide à l'hypopyon et la phtisie consécutive.

Cosmettatos, a observé une ophtalmie métastatique non suppurée.

Au point de vue pathogénique, la théorie admise est celle de l'infection par voie sanguine. Cosmettatos repousse l'hypothèse de la propagation par la voie du nerf optique.

Les paralysies musculaires, les lésions du nerf optique sont au contraire directement rattachées au processus méningé. Pour Axenfeld, les paralysies sont dues à la propagation de l'inflammation aux troncs des nerfs, qui baignent dans l'exsudat purulent des méninges. Cette théorie est à rapprocher des conceptions émises par de récents auteurs sur l'envahissement des nerfs rachidiens et craniens et du parenchyme cérébro-médullaire par le processus méningé.

Les atteintes à l'intégrité de la fonction visuelle ont été interprétées de façon fort différente par les divers auteurs. Les uns constatent l'absence des signes ophtalmoscopiques et rapportent les lésions soit à des altérations du cortex, soit à la névrite rétrobublaire (cas de Uhthoff, Axenfeld, Heine). Rochon-Duvigneaud publie un cas de cécité sans lésions ophtalmoscopiques par hydrocéphalie ventriculaire (*Soc. d'Opht. de Paris*, 10 octobre 1905) et défend la théorie de la compression du chiasma par le liquide ventriculaire.

Les autres auteurs observent des lésions neurorétiniennes. Jean Galezowski (*Thèse* de Paris, 1902) insiste sur ce fait que les accidents oculaires de la méningite revêtent surtout la forme d'une névrite optique avec stase.

Uhthoff, au contraire, dans sa statistique, insiste spécialement sur l'absence de stase papillaire; il a observé quelquefois des lésions périnévritiques : elles n'étaient jamais accompagnées d'aucune névrite ou périnévrite descendante. Heine sur 100 cas note 10 névrites ou lui-même neurorétinites. Terrien et Bourdier (*Archiv. d'Opht.* 1910, p. 196-211), dans un travail tout récent, concluent à la participation presque constante du tractus optique au processus infectieux méningé; la méningite optique ou périnévrite optique diffuse est presque toujours bénigne et rétrocède rapidement. Parfois l'envahissement du parenchyme provoque des lésions profondes, qui peuvent aller jusqu'à l'atrophie optique. Teillais croit que la méningite aiguë de la base est le point de départ du processus infectieux qui, par les gaines du nerf optique, se propage aux membranes internes de l'œil de la même façon qu'il envahit les nerfs oculo-moteurs. Les recherches d'Axenfeld et de Lieto-Vollaro sont des plus intéressantes à cet égard (Lieto-Vollaro, *Archivio di Ottalmologia*, juillet-août 1903). Ces auteurs ont constaté dans plusieurs cas des micro-organismes nombreux dans l'exsudat qui enveloppe le chiasma et le tractus intracranien, sans qu'il y ait le plus souvent pénétration dans le tractus orbitaire du nerf optique.

La sérothérapie a donné lieu à quelques recherches. Cantonnet a publié un cas de guérison d'un ulcère cornéen grave par instillation de sérum antiméningococcique (*Soc. Opht.*, Paris, 6 avril 1909).

Les divers aspects de la pupille, hyperémie, papillite et stase, ont fait l'objet d'une étude de Terrien et Bourdier (*Archiv. d'Opht.*, mai 1908). Ils opposent leur fréquence dans la méningite cérébro-spinale à l'aspect presque constamment normal du fond d'œil dans la méningite tuberculeuse, notion démontrée récemment par Dupuy-Dutemps. Ces auteurs ont en outre insisté sur l'absence de photophobie dans la méningite cérébro-spinale.

Voici la *Statistique* de Terrien et Bourdier concernant la dernière épidémie parisienne de méningite cérébro-spinale (*Archiv. d'Opht.*, mai 1909). Sur 42 malades, les auteurs ont observé :

Conjonctivites	6	cas
Ulcérations de la cornée	2	—
Mydriase	24	—
Myosis	5	—
Signe de Robertson	1	—
Paralysies des droits externes	(?)	
— — unilatérale	5	—
— — bilatérale	1	—
Paralysie de la convergence	2	—
Hyperémie papillaire	7	—
Papillite	16	—
Neurorétinite	3	—

CHAPITRE IX

PRONOSTIC

I. **Pronostic collectif.** — La méningite est une affection grave; même depuis l'emploi de la sérothérapie, elle continue à causer de nombreuses morts. Avant l'emploi du sérum la grande majorité des sujets qui en étaient atteints, succombaient.

La méningite cérébro-spinale ne se présente pas toujours avec la même virulence : *les cas sporadiques sont considérés comme plus bénins en général que ceux qui surviennent au moment des épidémies.* Il n'est pas étonnant que la vitalité, la force de diffusion et la virulence du germe se modifient d'une façon parallèle. Certaines épidémies sont plus meurtrières que d'autres, certains foyers plus sévèrement frappés. Nous avons étudié des cas familiaux ou collectifs de morts par méningite foudroyante observés en Amérique, en Écosse, en France (p. 18 et 19, p. 131).

Nous avons signalé également les cas de collectivités (régiments par exemple), où de nombreux sujets étaient atteints de méningites cérébro-spinales légères atténuées et même ambulatoires, alors que quelques rares individus seulement étaient atteints de formes sérieuses ou mortelles (p. 131 et 132).

Au cours d'une même épidémie, la malignité de la maladie se modifie, surtout lorsque l'épidémie dure plusieurs années.

En général, la méningite *est moins grave dans les derniers mois de l'épidémie qu'au début de celle-ci.*

Tels sont les principaux éléments d'un pronostic collectif. Dans chaque cas particulier, des facteurs varieront, qui aideront à poser le pronostic individuel.

II. **Pronostic individuel.** — Les antécédents du malade sont de médiocre importance, la méningite cérébro-spinale tue souvent l'enfant bien portant et bien nourri ainsi que l'adulte vigoureux.

L'*âge* du sujet est un facteur de tout premier ordre : la méningite est extrêmement grave dans le bas âge. Avant l'emploi du sérum, les nourrissons mouraient dans 80 à 100 pour 100 des cas et ceux qui ne succombaient pas, gardaient presque toujours de leur malade une séquelle incurable. Depuis l'emploi du sérum, la méningite du nourrisson est devenue d'un pronostic moins sombre ; cependant, ce sont les enfants de moins de deux ans qui paient encore le plus lourd tribut à la maladie (v. p. 250).

Il semble que la méningite soit un peu moins grave chez les grands enfants de sept à quinze ans, que chez les adultes.

L'*allure clinique* de la méningite permettra aussi dans une certaine mesure de porter un pronostic.

La méningite foudroyante évolue avec une rapidité telle, qu'elle ne laisse guère de prise au traitement. On a pu voir cependant, après un début foudroyant, la méningite reprendre une allure aiguë et suraiguë, comme il a été indiqué plus haut (p. 86).

Certains symptômes feront mal augurer de la terminaison de la maladie : tels sont la perte de conscience, le délire violent, l'insomnie complète ou la torpeur profonde, l'état adynamique, les convulsions (tout au moins chez les grands enfants et les adultes), le mâchonnement, la carphologie, le tremblement généralisé, les éruptions purpuriques. Par contre, ni l'élévation extrême de la température, ni la raideur accentuée, la céphalée et les douleurs violentes, l'intensité des troubles vaso-moteurs, les irrégularités du pouls, n'ont de fâcheuse signification. L'herpès, considéré comme un phénomène critique de bon aloi par les vieux cliniciens, n'a pas de valeur pronostique.

L'*étude du liquide céphalo-rachidien* retiré par les premières ponctions lombaires, si importante au point de vue du diagnostic, ne fournit aucune indication quant au pronostic. On assiste à la guérison de méningites, où la ponction lombaire a ramené un pus épais excessivement abondant, et au contraire on voit évoluer vers une terminaison fâcheuse des cas où le liquide était à peine trouble.

Mais l'élément de pronostic, de beaucoup le plus important, est la précocité avec laquelle le diagnostic est fait, et la rapidité avec laquelle le traitement est appliqué. Sur ce chapitre, nous nous étendrons plus loin (v. p. 249).

La connaissance des rechutes si fréquentes et parfois si graves, au cours de la méningite cérébro-spinale, empêchera de porter trop vite un pronostic favorable. Il faudra attendre longtemps, avant de considérer comme définitivement guéri un sujet convalescent de méningite cérébro-spinale.

III. *L'avenir du méningitique*. — Si le sujet survit, persistera-t-il quelque reliquat de la maladie? Comment le malade évoluera-t-il plus tard? Quel est son avenir? Cette question a suscité de nombreuses investigations et a fait l'objet des suppositions et des assertions les plus diverses.

Nous avons signalé les cas où la convalescence du méningitique était prompte et où peu de temps après avoir été dans un état très grave, on le voyait jouir d'une parfaite santé. Il regagne même promptement son poids initial, malgré la fonte rapide qui caractérise la période aiguë de la maladie. Les raideurs, le signe de Kernig disparaissent quelques jours après la fièvre; le liquide céphalo-rachidien redevient normal en peu de jours.

Un grand nombre de ces sujets ont été suivis pendant longtemps. On a pu assister à la croissance et au développement absolument normal d'enfants, de nourrissons guéris d'une atteinte grave de méningite cérébro-spinale. Depuis l'emploi du sérum, ces cas, relativement rares autrefois, sont devenus fréquents. Tout permet de prévoir que ces sujets, dont l'état physique et intellectuel ne laisse rien à désirer depuis plusieurs mois, ne présenteront dans l'avenir aucun incident fâcheux, qu'on doive rattacher à la méningite cérébro-spinale.

Nous avons étudié aussi l'évolution pénible de certaines convalescences, où, malgré la disparition de la fièvre et de l'inflammation méningée aiguë, on voyait persister, d'une façon anormale, plusieurs symptômes : raideurs, surtout accentuées au niveau de la région lombaire, embarras de la marche, maladresse des mouvements, phénomènes douloureux intermittents, abolition des réflexes tendineux, amaigrissement accentué, irrégularités du pouls, modifications fâcheuses du caractère.

Depuis l'emploi de la sérothérapie, la persistance de ces symptômes, hormis le cas de méningite prolongée à forme cachectisante, est absolument exceptionnelle.

Nous avons suffisamment étudié, dans un chapitre spécial, l'évolution des complications nerveuses de la méningite et la nature des séquelles. L'hydrocéphalie chronique, grave conséquence de la méningite des nourrissons est incurable; l'enfant qui en est atteint, incapable de se développer, est voué à une mort assez prochaine ; l'hydrocéphalie légère subaiguë des méningites cérébro-spinales prolongées est au contraire susceptible de guérison et permet le développement psychique et physique de l'enfant.

La rareté des paralysies post-méningées a été mise en évidence. Si on met à part les hémiplégies cérébrales, évoluant vers la contracture et les paralysies atrophiques d'origine médullaire, les paralysies post-méningées, comme nous l'avons vu, évoluent vers une guérison souvent lente, presque toujours complète. Il n'en est pas de même de la surdité et de la cécité, qui, presque toujours incurables, forment les séquelles les plus redoutables de la méningite cérébro-spinale.

Il ne paraît pas douteux que l'état psychique des malades ne soit parfois modifié à la suite de la méningite cérébro-spinale. Les sujets sont souvent plus sensibles, plus irritables, coléreux, instables, puériles ; ils peuvent avoir des pertes de mémoire, une diminution de l'attention. Ces troubles qui frappent l'entourage des malades et les sujets eux-mêmes, lorsque ceux-ci reprennent leur vie normale, disparaissent presque toujours, par la suite, d'une façon complète.

Quant à l'avenir lointain des méningitiques, il est bien difficile de le préciser ; aucune des observations de syndrome nerveux tardif post-méningé n'est à l'abri de la critique. La possibilité d'un mal comitial, d'anomalies psychiques, de troubles moteurs survenant longtemps après l'évolution d'une méningite cérébro-spinale, ne saurait être rejetée, mais il n'en existe pas, à l'heure actuelle, d'observations indiscutables. Ce qui n'est pas douteux, c'est qu'un traitement sérique correctement appliqué doit grandement diminuer les chances de complications immédiates et de séquelles tardives.

DOCUMENTS ET BIBLIOGRAPHIE

Suivant les épidémies, la mortalité oscille entre 50 et 75 pour 100. Ainsi, au début l'épidémie de Strasbourg (1840-41), Tourdes donnait un pourcentage de mortalité égal à 100 pour 100. Au contraire, au cours de l'épidémie qui frappa, en 1908, le bataillon de pionniers de Kehl (Jäger), il y eut 1 mort sur 26 cas, de même la mortalité au cours de l'épidémie qui atteignit le régiment d'artillerie de Rennes (Salebert et Monziols, *Archives de Méd. milit.*, février 1908), fut de 15,40 pour 100.

On trouvera des indications bibliographiques plus détaillées concernant ce chapitre à propos du Traitement (p. 245) et des Complications nerveuses (p. 165).

QUATRIÈME PARTIE

ANATOMIE ET PHYSIOLOGIE PATHOLOGIQUES

———

CHAPITRE PREMIER

ANATOMIE PATHOLOGIQUE

I. *Les lésions des méninges dans la méningite cérébro-spinale aiguë. Étude macroscopique.* — L'exsudat purulent en « couche de beurre » étalé à la surface du cerveau. Sa disposition topographique correspond à l'anatomie des espaces arachnoïdo-pie-mériens et aux conditions physiologiques de circulation du liquide sous-arachnoïdien. — L'exsudat basilaire, sa constance, son importance. — Disposition du pus sur la convexité, entre le cerveau et le cervelet. — Les traînées purulentes à la face postérieure de la moelle.

II. *Étude histologique de l'exsudat purulent.* — Sa limitation nette sur sa face externe et interne. — L'intégrité relative de la partie profonde des sillons. — Altérations vasculaires.

III. *État des ventricules et de la paroi épendymaire.* — Dilatation des ventricules, remplis de pus. — Altérations de la paroi épendymaire. — Infiltration de la gaine des veines sous-épendymaires.

IV. *Examen bactériologique.*

V. *Les lésions des méninges dans la méningite cérébro-spinale prolongée.* — Épaississement des méninges molles du cerveau. — Exsudat sec, concrété, consistant à la partie postérieure de la base (méningite basilaire postérieure). — Symphyses méningées et méningo-corticales. — Formations kystiques (méningite cloisonnée). — Mêmes lésions au niveau des méninges rachidiennes. — *Étude histologique.* — La dilatation ventriculaire. Son importance. — Présence de pus au niveau des ventricules. — Altérations de la paroi épendymaire.

VI. *Les lésions des méninges dans la méningite cérébro-spinale foudroyante.* — Étude des méningites foudroyantes proprement dites. — Congestion extrême des vaisseaux pie-mériens. — Léger exsudat inflammatoire basilaire. — Présence de méningocoques.

VII. *Lésions des centres nerveux.* — Caractère essentiel, très particulier à la méningite cérébro-spinale : limitation exacte des lésions inflammatoires, qui ne pénètrent pas dans le tissu nerveux sous-jacent. — Cependant altérations du tissu nerveux, discrètes dans les cas aigus. — Au niveau du *cerveau*, œdème, altérations des cellules du cortex. — Au niveau de la *moelle* A) Altérations des cellules des cornes antérieures, lésion banale. — B) Dégénérescence des faisceaux blancs superficiels. — C) Altérations des racines rachidiennes. — État des nerfs et des ganglions craniens. — Accentuation de ces différentes lésions et dégénérescences secondaires dans les cas prolongés.

VIII. *Conclusions générales.* — Lésions en foyer des centres nerveux exceptionnelles. — Guérison anatomique et reliquats.

Documents et Bibliographie.

Cet exposé anatomo-pathologique concerne exclusivement les méninges et le névraxe.

Les lésions viscérales ont été étudiées avec la Clinique et les altérations si importantes de l'oreille et de l'œil dans un Chapitre spécial.

I. Les lésions des méninges dans la méningite cérébro-spinale aiguë. Étude macroscopique.

— Nous étudierons d'abord l'anatomie pathologique d'une méningite cérébro-spinale aiguë, ayant amené la mort après 5 à 15 jours d'évolution.

La lésion caractéristique est un exsudat purulent, extrêmement abondant, qui recouvre le cerveau et la moelle.

Après avoir enlevé les os du crâne, dont le diploé est quelquefois anormalement congestionné, on aperçoit la dure-mère peu modifiée en général, mais on est surtout frappé par l'existence de la couche purulente appliquée sur la convexité du cerveau.

L'étude macroscopique du *cerveau*, en place, puis extrait de la boîte cranienne, montre les caractères de l'exsudat puriforme : celui-ci est concrété, ferme et consistant, il a une couleur jaune verdâtre, il est d'une teinte brillante, et évoque la comparaison avec une couche de beurre qui serait étalée à la surface du cerveau. Cette nappe purulente est en général fort épaisse et forme au cerveau une véritable « calotte ». Elle adhère à la substance cérébrale, dont cependant on peut la détacher sans difficulté. Il arrive que le pus recouvre à peu près entièrement le cerveau, formant une couche plus épaisse par endroits, plus mince en d'autres. En règle générale la nappe n'est pas continue, mais se dispose en sortes de plaques purulentes (v. Pl. II et III).

Le siège de celles-ci dépend des dispositions anatomiques des espaces arachnoïdo-pie-mériens, et des conditions physiologiques de la circulation du liquide sous-arachnoïdien : le pus s'accumule

Planche II.

Fɪɢ. A. — Cerveau d'un enfant mort le dixième jour d'une méningite cérébro-spinale. — Aspect du pus à méningocoques.

Fɪɢ. B. — Tube contenant du liquide céphalo-rachidien dans un cas de méningite cérébro-spinale aiguë. — Amas purulent visqueux au fond du tube. Flocons en « fleur de soufre » à la partie moyenne. Liquide céphalo-rachidien clair à la partie supérieure.

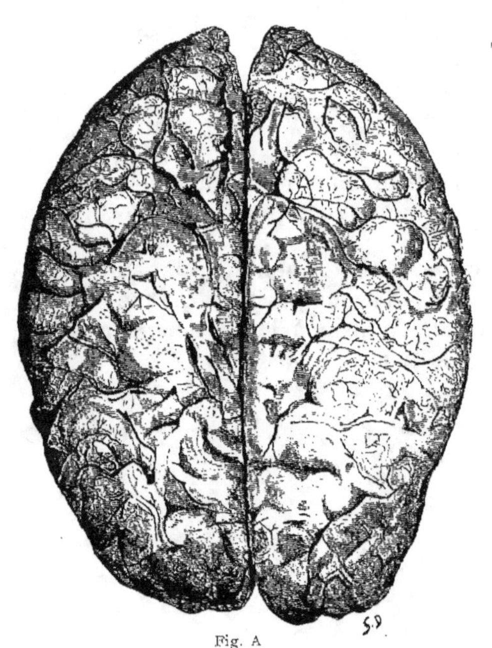

Fig. A

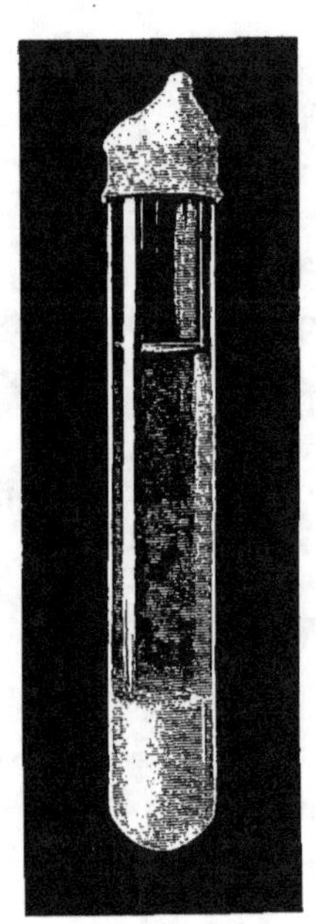

Fig. B

Planche III.

Fig. A. — Aspect de la base du cerveau dans un cas de méningite
cérébro-spinale aiguë. — Topographie de l'exsudat purulent.

Fig. B. — Face dorsale de la partie inférieure de la moelle dans un
cas de méningite cérébro-spinale aiguë.

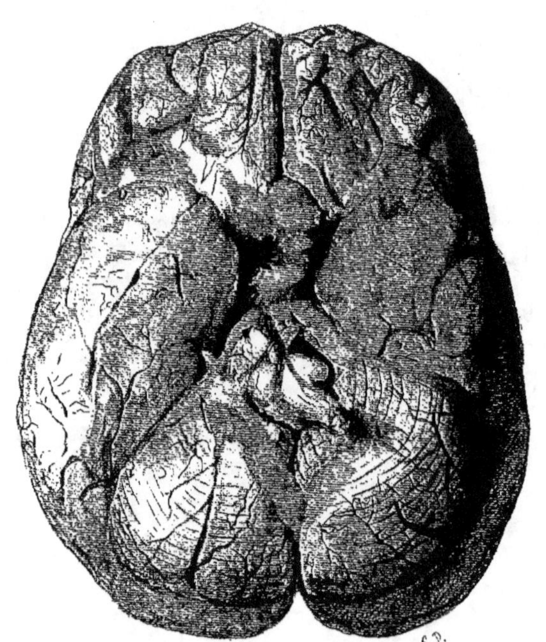

Fig. A

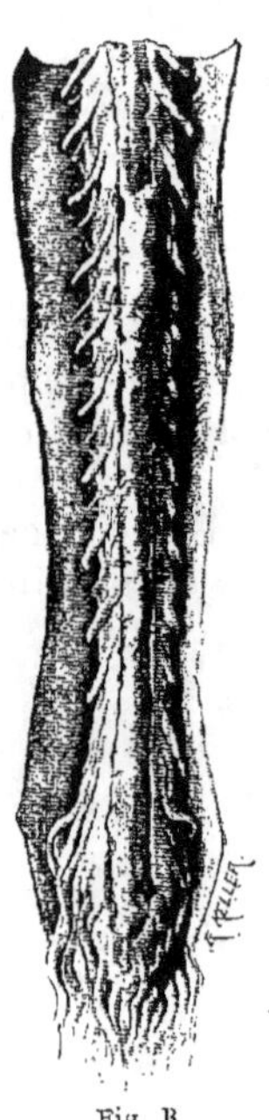

Fig. B

au niveau des confluents, des lacs, et se concrète en traînées plus minces le long des *rivuli*, *rivi* et *flumina*.

Les aquarelles faites d'après nature, que nous faisons reproduire ici (Pl. II et III), montrent bien cette disposition. Toujours on trouve une quantité abondante de pus au niveau du confluent inférieur (confluent du chiasma optique); les pédoncules cérébraux, les tubercules mamillaires, la tige hypophysaire, les bandelettes optiques sont enfouies sous un exsudat épais, dont émergent les nerfs moteurs oculaires externes, pathétiques, moteurs oculaires communs et que recouvre, détail visible sur la plupart des pièces, la membrane arachnoïdienne qui ne pénètre point dans la profondeur mais passe directement d'un lobe temporal à l'autre. Cet exsudat basilaire est constant, son abondance est variable. Par son épaisseur, sa consistance et sa couleur, il contraste avec l'infiltration gélatiniforme qu'on rencontre à ce niveau dans la méningite tuberculeuse.

Du confluent inférieur, les traînées purulentes se dirigent de chaque côté vers les vallées sylviennes qu'elles emplissent, s'engagent dans les espaces circum-pédonculaires, et dans l'espace inter-hémisphérique antérieur qu'elles comblent. Souvent des nappes peu épaisses coiffent l'extrémité des lobes temporaux, s'étendant plus ou moins sur leur surface ou bien se coulent le long des scissures de la face inférieure du lobe orbito-frontal.

Sur la convexité du cerveau, les exsudats purulents sont moins abondants qu'au niveau de la base ; on les voit en général remplir les sillons et en quelque sorte les dessiner en relief, ils peuvent s'étaler sur les circonvolutions, le plus souvent ils recouvrent les deux lobes frontaux et la partie antérieure des lobes pariétaux.

En écartant doucement le cerveau du cervelet, on aperçoit un amas purulent dans l'espace qui sépare la face inférieure des lobes occipitaux de la face supérieure du cervelet ; cet espace correspond au confluent sous-arachnoïdien supérieur ; il en est de même au niveau du confluent inférieur : entre le cervelet et la moelle allongée, sur le toit du IVe ventricule. Des traînées purulentes peuvent s'étendre également à la surface du cervelet, notamment entre les deux lobes.

Au milieu de ces amas purulents de la convexité et de la base, on voit, comme le montrent les figures, circuler de grosses veines dilatées et gorgées de sang.

Entre les amas purulents, on aperçoit les circonvolutions cérébrales, celles-ci sont recouvertes par leurs plexus artériels extrêmement congestionnés, qui forment un réseau délicat, nettement dessiné. Ce fin réseau vasculaire est souvent plus apparent sur la face supérieure du cervelet.

Lorsqu'on examine en place la *moelle*, entourée de ses méninges, on peut constater que les vésicules conjonctivo-adipeuses, qui sont adhérentes à la face externe de la dure-mère, sont œdématiées, congestionnées, parfois ont la teinte brune qui est l'indice d'un extravasat sanguin interstitiel : il existe donc une inflammation aiguë du tissu épidural.

La dure-mère ouverte, il s'écoule une quantité abondante de liquide céphalo-rachidien, extrêmement trouble.

Sur la moelle, on constate la présence d'un exsudat purulent iden-

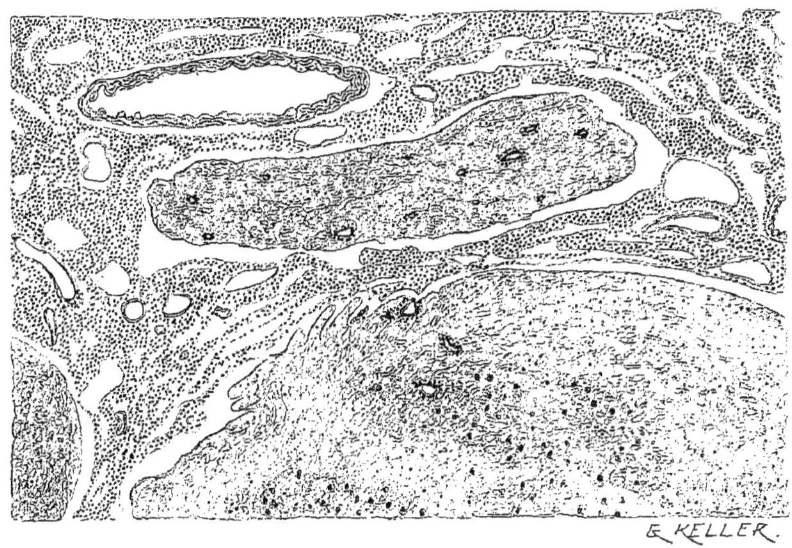

Fig. 27. — Exsudat purulent à la base du cerveau, dans un cas de méningite cérébro-spinale aiguë.

tique à celui du cerveau. En règle générale, il est moins abondant et moins épais autour de la moelle qu'au niveau de l'encéphale. Il forme de petites traînées à direction verticale, plus ou moins régulièrement disposées, qui s'étendent de haut en bas, mais sont surtout nettes au niveau de la moelle cervicale et lombaire (Pl. III). Le pus est très peu abondant sur la face antérieure de la moelle, l'exsudat est, dans la méningite cérébro-spinale comme dans toutes les méningites suppurées, à peu près limité à la face postérieure de la moelle, et cette disposition tient, sans doute, plus au régime circulatoire du liquide rachidien qu'au décubitus dorsal des malades.

Dans les zones de la moelle qui ne sont pas recouvertes par le pus, la congestion extrême de la pie-mère est bien visible.

II. *Étude histologique de l'exsudat purulent*. — L'examen histologique d'une coupe microscopique, faite au niveau d'une scissure, montre la structure et la disposition de l'exsudat purulent. Celui-ci est bien limité en dehors par la membrane arachnoïdienne, qui est parfois difficile à distinguer mais dont la persistance explique le rebord net de la couche de pus. L'exudat purulent est également très bien limité en dedans, du côté de la substance nerveuse, nous insisterons plus loin sur ce caractère important. La couche de pus est constituée presque exclusivement par une agglomération considérable de leucocytes polynucléaires alté-

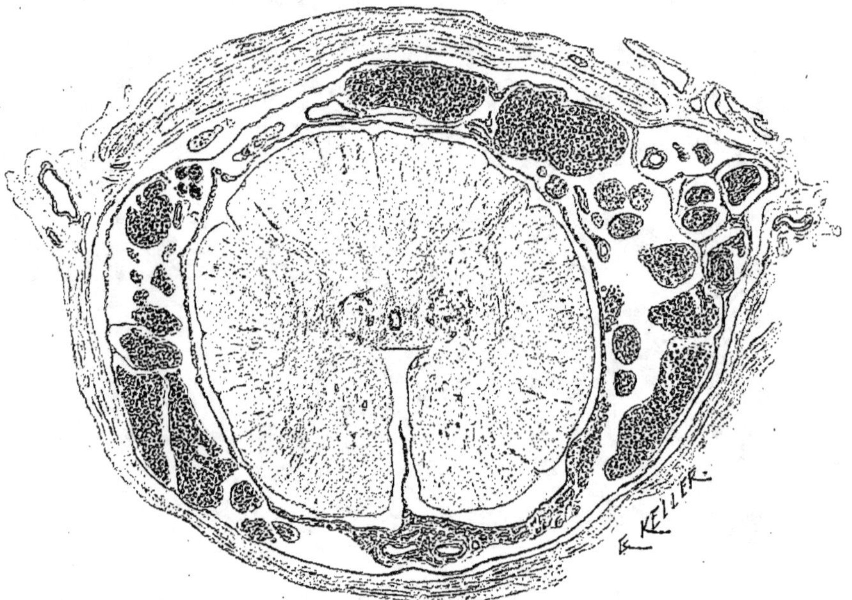

Fig. 28. — Les méninges médullaires dans un cas de méningite cérébro-spinale aiguë. Arachnoïdite suppurée.

rés ; on n'y voit jamais d'éosinophiles ; par contre on y peut distinguer assez souvent ces grandes cellules, qui ont été décrites plus haut (v. p. 146 et p. 158). Enfin le nombre des globules rouges extravasés est assez variable : en de certains points ils forment un amas confluent, en d'autres ils sont rares.

Entre ces éléments cellulaires, on distingue quelques filaments fibrineux, mais on voit surtout une nappe liquide dont l'albumine s'est coagulée.

Les vaisseaux qui circulent au milieu de ces amas purulents sont en grande majorité altérés : il n'est pas rare, même sur d'assez gros troncs, de constater des lésions d'endovascularite aiguë qui aboutissent parfois à l'oblitération thrombosique du vaisseau. Ces lésions vasculaires constatées chez l'homme et chez l'animal (expériences sur le singe) ont un grand intérêt à cause de leur retentissement possible sur le parenchyme nerveux.

Du côté de la corticalité cérébrale, l'infiltrat purulent pénètre dans les scissures, il peut même parfois atteindre la partie la plus reculée de celles-ci. Mais cette disposition n'est pas constante et en règle générale, l'extrémité interne de la scissure contient uniquement un prolongement pie-mérien qui n'est guère enflammé. Parfois on y voit circuler un vaisseau qui est entouré d'un étroit manchon lymphocytaire. En somme, *la partie profonde des scissures est relativement respectée.*

La lésion de la méningite cérébro-spinale est une arachnoïdite suppurée et non pas une pie-mérite.

III. *État des ventricules et de la paroi épendymaire.* —

Si on ouvre le cerveau pour examiner l'état des ventricules, on peut voir tout d'abord que ceux-ci sont dilatés. Cette dilatation est très prononcée dans les cas durables, et même, dans les méningites aiguës, elle est appréciable à un examen attentif.

Les ventricules sont remplis par un liquide très trouble, qui contient des flocons fibrino-purulents; ceux-ci sont souvent accolés à la paroi ventriculaire, notamment au niveau de la corne occipitale des ventricules latéraux ou bien encore ils recouvrent les plexus choroïdiens. Ces derniers, la présence d'amas purulents entre leurs flocons mise à part, présentent peu de lésions : la desquamation de l'épithélium superficiel peut se voir par places.

Au niveau de la paroi épendymaire, les lésions sont importantes surtout dans les cas un peu prolongés, on peut même les distinguer à l'œil nu : la surface de l'épendyme prend un aspect granuleux ou bien reticulé; par l'examen histologique on constate que l'épithélium desquame et laisse à nu la névroglie sous-épendymaire, qui prolifère et s'infiltre de cellules migratrices. Parfois, le tissu inflammatoire sous-épendymaire, au niveau des brèches que détermine la chute de l'épithélium, va rejoindre l'exsudat purulent et se fusionner avec lui, ce qui explique l'adhérence de celui-ci aux parois du ventricule.

Une lésion fréquente est l'accumulation de globules blancs (presque toujours des lymphocytes) autour des veines sous-épendymaires. Le vaisseau peut être intact, plus souvent on note son altération. Ces lésions de la gaine des veines sous-épendymaires méritent qu'on y insiste, car sur certaines préparations, elles contrastent avec une intégrité relative de l'épithélium épendymaire et du tissu immédiatement sous-jacent (fig. 29). Cette constatation confirme l'idée de ceux qui attribuent ces lésions à l'écoulement par les veines et surtout les gaines péri-veineuses du liquide et de l'exsudat inflammatoire des ventricules.

IV. *Examen bactériologique*. — La *présence et l'abondance des méningocoques* sont faciles à constater dans l'exsudat purulent sous-arachnoïdien et ventriculaire, pourvu que la recherche soit pratiquée dans de bonnes conditions. Mais il arrive assez souvent

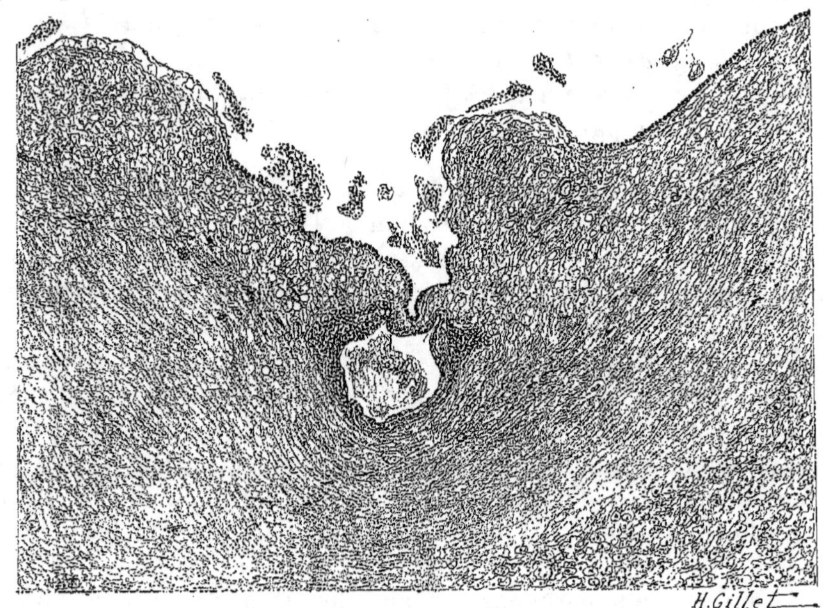

Fig. 29. — Épendymite ventriculaire dans un cas de méningite cérébro-spinale. La lésion la plus frappante est l'infiltration périveineuse qui contraste avec l'intégrité relative du tissu environnant. (D'après une préparation du D\u02b3 Merle.)

(lorsque l'autopsie a été pratiquée comme on le fait, en France, vingt-quatre heures après la mort) que des infections secondaires viennent souiller les cultures et que le méningocoque soit difficile à mettre en évidence.

Sur les coupes, il n'est pas toujours aisé de retrouver les germes. Si les pièces ont séjourné quelque temps dans certains liquides fixateurs, comme les solutions de formol par exemple, les méningocoques ne se laissent plus colorer. Et même sur les bonnes préparations, où les diplocoques sont bien visibles, il est évident qu'un petit nombre seulement d'entre eux ont été imprégnés par les colorants.

V. *Les lésions des méninges dans la méningite cérébro-spinale prolongée.* — Nous venons de décrire les lésions des méninges et des ventricules dans les cas de méningite cérébro-spinale aiguë, où la mort est survenue huit à dix jours après le début de la maladie. Si, au contraire, la méningite cérébro-spinale évolue vers la chronicité, les lésions vont se transformer. Voici les altérations qu'on constate à l'autopsie d'un sujet mort de méningite cérébro-spinale prolongée.

Les méninges molles, qui recouvrent le cerveau, présentent de place en place des zones épaissies, absolument opaques, qui forment des traînées blanc jaunâtre de consistance ferme, à reflets brillants. Ces zones infiltrées, de taille et de forme irrégulières, sont généralement disposées le long des vaisseaux ; elles peuvent constituer de véritables placards à la base du cerveau ou au niveau du cervelet. Même dans l'intervalle de ces régions épaissies, les méninges molles ont perdu leur minceur et leur transparence normale.

Il est exceptionnel que l'on constate, dans les méningites prolongées, la présence de pus à la surface du cerveau. S'il s'en trouve en quelque point, c'est au niveau du chiasma optique, de la région hypophysaire et surtout de la partie postérieure de la base (méningite basilaire postérieure). L'exsudat basilaire est alors concrété, il forme une sorte de traînée sèche, consistante, un peu visqueuse, d'une coloration jaune verdâtre.

La dure-mère est en général peu modifiée, elle peut cependant, par places, prendre un aspect irrégulier, velvétique sur sa face interne. Ces zones altérées correspondent à des régions où méninges molles et méninges dures adhèrent les unes aux autres. Le plus souvent, ces adhérences lâches ont été aisément rompues au cours de l'autopsie.

En général, la pie-mère, même épaissie et infiltrée, se laisse décortiquer, mais parfois il existe une adhérence anormale de celle-ci et de la substance cérébrale que l'on arrache par endroits avec la méninge molle, ou bien, une zone déprimée plus ou moins large correspond à un véritable placard de *symphyse méningo-corticale*.

Si l'on regarde avec soin les méninges, alors que le cerveau est encore dans la boîte cranienne et si notamment on étudie la face inférieure du cerveau et du cervelet, on pourra constater l'existence de formations particulières ; ce sont des poches, des kystes intraméningés, limités par des tractus conjonctifs unissant la face inférieure du cervelet à la région bulbo-protubérantielle et contenant un liquide souvent louche, parfois légèrement teinté, parfois tout à fait clair. Ces formations kystiques généralement multiples, manifestation d'une véritable *méningite cloisonnée*, passent toujours inaperçues, si l'on pratique sans précaution l'autopsie des centres nerveux.

Les méninges rachidiennes présentent les mêmes lésions que les méninges encéphaliques, mais ces lésions sont en général plus discrètes, elles dominent au niveau de la face postérieure de la moelle; on constate, là aussi, des zones d'adhérences méningo-médullaires et méningo-rachidiennes; certaines racines rachi-

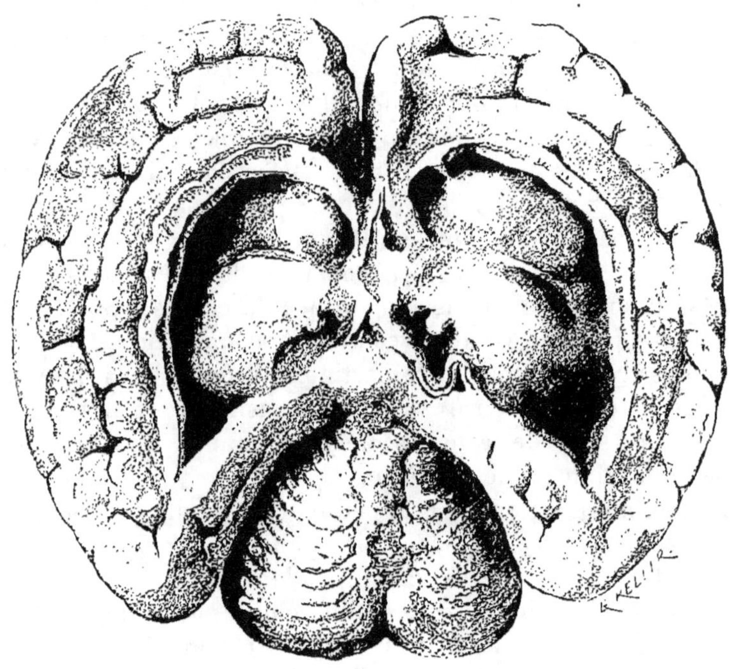

Fig. 30. — Hydrocéphalie, ou plus exactement pyocéphalie dans un cas de méningite cérébro-spinale prolongée. On aperçoit les lésions épendymaires au niveau des ventricules et l'exsudat inflammatoire concrété à la face supérieure du cervelet.

diennes, surtout au niveau des régions cervicales et lombaires, peuvent être emprisonnées au milieu d'un véritable treillis de fausses membranes fibrineuses.

L'examen histologique de ces méninges chroniquement enflammées les montre transformées en une sorte de masse homogène, formée de tissu conjonctif fibrillaire, ayant l'aspect d'un tissu de cicatrice. On y distingue peu de cellules; dans les zones profondes cependant, près de l'écorce, on constate l'existence d'une gaine inflammatoire qui entoure les vaisseaux sanguins, leur formant comme un manchon de leucocytes mononucléés et de plasmazellen.

Les traînées purulentes concrétées, dont nous avons signalé

l'existence, se montrent constituées par une trame fibrineuse et des amas de cellules dégénérées, pour la plupart englobées par des macrophages.

Dans les méningites prolongées, la dilatation des ventricules est des plus accentuées et constitue une lésion de la plus haute importance. Le liquide des ventricules est rarement clair comme dans l'hydrocéphalie proprement dite. Presque toujours il est louche, quelquefois même purulent, alors que le liquide des espaces arachnoïdo-pie-mériens est redevenu clair.

Cette différence de constitution entre le liquide ventriculaire et le liquide sous-arachnoïdien témoigne d'une oblitération des orifices ventriculaires, que l'on peut d'ailleurs constater directement : on observera des oblitérations complètes ou incomplètes des trous de Monro ou de l'aqueduc de Sylvius. Le IVe ventricule est dans certains cas complètement isolé (oblitération de l'aqueduc de Sylvius, des trous de Luschka et de Magendie) et peut, dilaté par le liquide inflammatoire qui le remplit, former une sorte de poche ovalaire, volumineuse, surplombée par le cervelet.

L'exsudat basilaire postérieur, dont nous avons signalé l'existence, supprime complètement les communications cranio-rachidiennes des espaces sous-arachnoïdiens.

Même si cette oblitération des orifices ventriculaires n'est pas la seule cause de l'hydrocéphalie (ou mieux de la pyocéphalie), elle en est certainement la raison principale. Il faut, sans doute, faire jouer aussi un rôle à l'oblitération des veines sous-épendymaires et aux lésions des parois de l'épendyme (v. p. 241).

Dans les méningites prolongées, le méningocoque disparaît des espaces sous-arachnoïdiens. Ni par culture, ni par coloration sur les coupes, on ne peut le mettre en évidence. Au contraire, il continue de végéter au fond des ventricules, comme nous l'avons indiqué déjà, en étudiant les caractères du liquide céphalo-rachidien (v. p. 155).

VI. *Les lésions des méninges dans la méningite cérébro-spinale foudroyante.* — A ces altérations accentuées des méningites aiguës et subaiguës, on doit opposer les lésions si légères des méningites dans les cas foudroyants hypertoxiques.

Mais une restriction s'impose tout d'abord : nous avons déjà signalé avec quel étonnement on constatait parfois à l'autopsie de sujets foudroyés en quelques heures par une méningite, un exsudat purulent concret analogue à celui que nous avons décrit plus haut. L'étonnement est même souvent d'autant plus grand que la ponction lombaire, pratiquée quelques heures avant la mort, avait montré un liquide à peine trouble. Il ne faut pas croire que l'exsudat purulent se soit formé en quelques heures, mais se souvenir des dispositions anatomique et physiologique du tissu sous-arachnoïdien. Celles-ci expliquent comment le pus peut se concréter dans la partie profonde du tissu sous-arachnoïdien dont les mailles sont finement tressées, au lieu que dans la partie superficielle, le tissu étant lâche et les mailles larges, le liquide peut circuler avec une indépendance relative vis-à-vis de la couche profonde juxta-pie-mérienne : si bien que le liquide retiré par ponction lombaire pourra être à peu près clair malgré la présence de pus à la surface de la moelle.

Au contraire, dans les cas vraiment foudroyants et hypertoxiques (méningites cérébro-spinales foudroyantes proprement dites), l'aspect des centres nerveux est tout différent. Le liquide céphalo-rachidien est limpide, les méninges molles, sur la convexité du cerveau et à la surface de la moelle, sont normales à l'œil nu. Cependant une lésion frappe aussitôt le regard : c'est la dilatation congestive vraiment formidable des gros vaisseaux et des plexus qui recouvrent le cerveau. Il est peu d'états pathologiques, où l'on voie une replétion sanguine aussi considérable des vaisseaux encéphaliques. Le cerveau est brillant, un peu mou comme dans les cas où il est infiltré par le liquide céphalo-rachidien sécrété en abondance, les ventricules cependant ne sont pas dilatés d'une façon appréciable, leur aspect n'est pas modifié.

Toutefois, si l'on regarde avec soin le lac sous-arachnoïdien inférieur (confluent hypophysaire), on peut voir à ce niveau une certaine opalescence des méninges molles. Cette altération des méninges au niveau du confluent inférieur est inconstante. Même quand elle n'existe pas, on constate, sur les coupes microscopiques, une infiltration leucocytaire (polynucléaires) assez abondante qui témoigne d'un début d'inflammation purulente du tissu sous-arachnoïdien.

Par les cultures et les frottis, on pourra mettre en évidence la présence des méningocoques et fournir ainsi un appoint nécessaire et décisif au diagnostic clinique. Dans la plupart des cas, les germes sont abondants et si, dans certains cas, ils sont assez difficiles à déceler, c'est sans doute à cause des conditions matérielles défectueuses où l'on pratique leur recherche. Ces altérations légères des méninges dans les cas foudroyants sont très intéressantes à considérer, car elles indiquent les premiers stades d'une inflammation à laquelle la mort, causée par la virulence du microbe, n'a pas laissé le temps d'évoluer.

Dans certaines observations de mort foudroyante par infection méningococcique, on signale que les lésions méningées, même après examen histologique, sont inappréciables. Dans ces cas, nous l'avons indiqué, le sujet est mort plutôt d'une *méningococcémie suraiguë* que d'une méningite cérébro-spinale.

Les altérations des méninges infectées par le diplocoque de Weichselbaum sont donc bien différentes suivant les cas, ce qui ne saurait surprendre quand on connait les allures cliniques si variables de la méningite cérébro-spinale.

VII. ***Lésions des centres nerveux***. — Un caractère essentiel, très particulier à la méningite cérébro-spinale, est la limitation

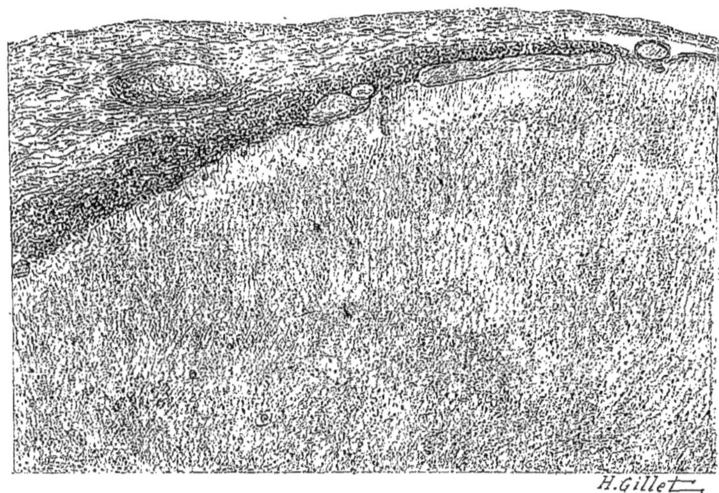

Fig. 51. — Coupe au niveau de l'écorce cérébrale dans un cas de méningite cérébro-spinale aiguë. On se rend compte de la limitation nette en dedans et en dehors de l'exsudat purulent.

exacte des lésions inflammatoires aux méninges et l'intégrité du tissu nerveux sous-jacent.

Si on examine, en effet, la moelle et le cerveau d'un méningitique, on est frappé de n'y point constater de lésion en foyer.

L'examen histologique confirme et complète cette donnée : la méningite cérébro-spinale, en règle générale, ne détermine pas de lésion profonde, destructive de la substance nerveuse; on comprend ainsi que cette méningite puisse guérir sans laisser après elle de troubles nerveux persistants. Si on examine une coupe des méninges et du tissu nerveux cérébral et médullaire sous-jacent, on est frappé de voir que l'inflammation s'arrête net au niveau de

la pie-mère, l'exsudat purulent « ne mord pas » sur la substance
nerveuse. Un vaisseau pénétrant dans la profondeur peut entraîner
dans sa gaine quelques cellules, plus fréquemment des lymphocytes que des polynucléaires. Le fait n'est pas constant et, en tout
cas, l'inflammation est bien étroitement limitée, et on peut dire
que, dans l'ensemble, les vaisseaux corticaux ne présentent ni
modification de leur paroi, ni altération de leur gaine.

S'il est exact que l'inflammation méningée ne se continue pas
dans la substance nerveuse, qu'elle entoure, il n'en existe pas
moins des altérations du parenchyme nerveux, ces altérations qui

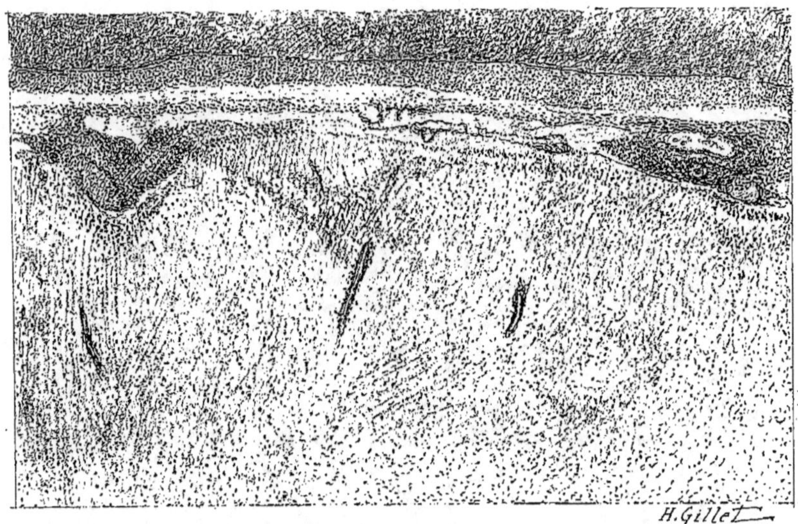

Fig. 52. — Coupe au niveau de l'écorce cérébrale dans un cas de méningite tuberculeuse. On distingue la pénétration des cellules inflammatoires dans le tissu nerveux, et
l'infiltration de la gaine des vaisseaux corticaux.

sont discrètes et promptement curables dans les cas aigus, causent
les troubles morbides caractéristiques de la maladie.

Nous étudierons successivement les lésions du cerveau, de la
moelle et des racines rachidiennes au cours des méningites aiguës
et des méningites prolongées.

La *substance cérébrale* des hémisphères est souvent œdématiée.
Quand l'œdème est peu intense et diffus, il est difficile d'en affirmer l'existence, mais il est bien net, lorsqu'il est localisé. Il est
probable que ces œdèmes localisés jouent un rôle dans la production de certains phénomènes paralytiques passagers.

Les altérations des cellules nerveuses du cortex sont d'une importance variable. Dans nombre de cas, il est difficile d'affirmer sinon
leur présence tout au moins leur intensité. Dans les cas subaigus

et chroniques, on voit une vacuolisation avec chromatolyse des cellules pyramidales et une prolifération plus ou moins prononcée des cellules névrogliques. Ces altérations, peu importantes en général, sont localisées à la région superficielle du cortex. Il peut se faire que la zone marginale du cervelet soit un peu plus sérieusement atteinte.

Au niveau de la *moelle*, les altérations dans les cas aigus sont minimes, mais si la méningite se prolonge un peu, on peut voir des lésions très nettes. Elles sont de trois sortes : tout d'abord, une *altération dégénérative discrète de quelques cellules ganglion-*

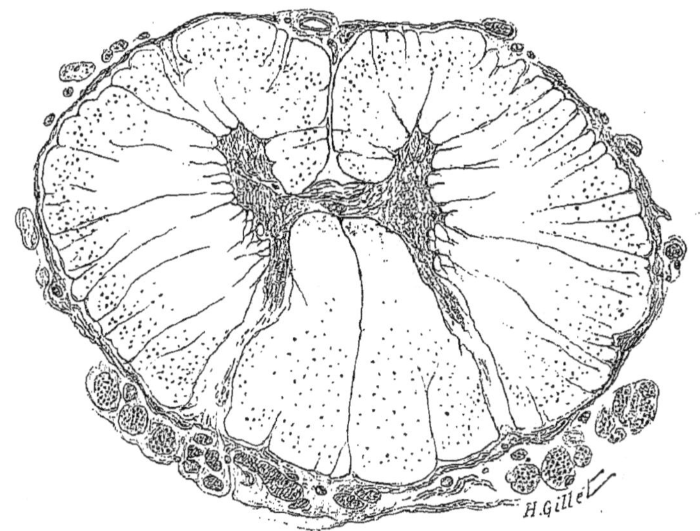

Fig. 33. — Coupe de la moelle dorsale dans un cas de méningite cérébro-spinale subaiguë. Préparation obtenue par la méthode de Marchi. Dégénérescence myélinique de la zone marginale de la moelle. (D'après une préparation du Dr Sézary.)

naires des cornes antérieures. Ces lésions sans aucun doute sont intéressantes, mais leur inconstance, leur légèreté leur enlève une grande valeur. Celle-ci est encore réduite par ce fait que mainte maladie infectieuse, notamment la pneumonie, la fièvre typhoïde, la diphtérie, ainsi que la plupart des infections expérimentales, produisent des lésions aussi prononcées. On a attribué à cette lésion la fonte musculaire et graisseuse si intense, chez les méningitiques.

La seconde altération relativement précoce est une *dégénérescence des faisceaux blancs superficiels*, régulièrement disposée tout autour de la moelle. Sur les pièces traitées par la méthode de Marchi, on voit la dégénérescence graisseuse des gaines myéliniques formant une couronne noire autour de la moelle, ces gaines peuvent se désintégrer, et l'on aperçoit, autour de la moelle, des leucocytes se colorant en noir par l'osmium ; on est en droit de supposer que cet état est dû à la présence des parcelles de myéline dégénérée qu'ils ont phagocytées, quoique la dégénérescence graisseuse des leucocytes eux-mêmes soit fort possible. La zone marginale ou périphérique de la moelle qui a subi cette dégénérescence n'est, comme nous l'avons signalé, nullement envahie par les cellules inflammatoires. Cette zone périphérique a subi une véritable imbibition des toxines méningococciques.

Une lésion plus importante encore est celle qui atteint *les*

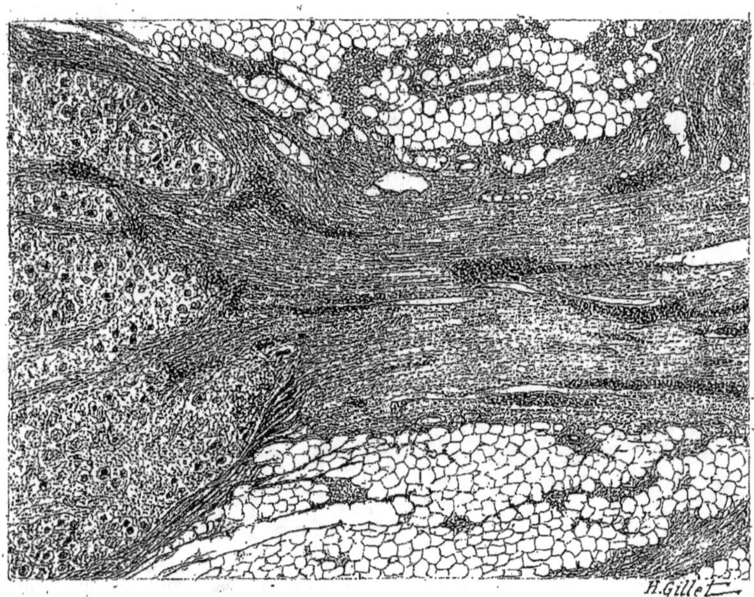

Fig. 34. — Racine rachidienne. Infiltration de globules blancs dans les espaces inter-fasciculaires. Inflammation de la gaine radiculaire (foyers hémorragiques). (D'après une préparation du Dr Sézary.)

racines rachidiennes, notamment les racines postérieures (1) ; la gaine arachnoïdienne des racines présente en effet une infiltration purulente très accentuée, les globules de pus s'y accumulent, notamment dans le cul-de-sac situé au niveau du pôle supérieur du ganglion, ils dissocient les gaines des faisceaux radiculaires et s'infiltrent parmi ceux-ci. Les faisceaux nerveux subissent au plus haut point une imbibition toxique. Aussi peut-on voir, plus ou moins accentuée suivant les cas, souvent des plus nettes, une névrite périaxile atteignant un plus ou moins grand nombre de faisceaux.

1. Les racines antérieures sont protégées par ce fait que leurs fibres se ramassent en un faisceau très compact.

Ces altérations des racines dominent toujours au point où elles vont se continuer avec le ganglion rachidien : zone qui est le siège de la névrite radiculaire transverse.

Les cellules du ganglion peuvent être également atteintes.

Dans les cas chroniques, la gaine arachnoïdienne périradiculaire subit un processus de sclérose et de symphyse, d'où la formation d'un véritable manchon fibreux autour des racines dégénérées.

Ces différentes lésions sont réparties sur la hauteur de la moelle d'une façon tout à fait variable. Les racines les plus atteintes sont les racines lombaires, cervicales et sacrées.

On retrouve au niveau des nerfs craniens (notamment au niveau de leur partie initiale qui correspond aux racines rachidiennes et baigne, comme elles, dans le pus des espaces sous-arachnoïdiens) des lésions de dégénérescence identiques. Ces lésions dominent au niveau des nerfs de la III⁰, de la V⁰, de la VI⁰ et de la VII⁰ paire(¹), elles peuvent être très accentuées et sont accompagnées de lésions inflammatoires (envahissement des espaces interfasciculaires par les globules blancs, hémorragies interstitielles).

Les ganglions craniens, notamment le ganglion de Gasser et aussi le ganglion géniculé se sont montrés extrêmement altérés dans quelques cas (infiltration purulente, dégénérescences étendues).

Les nerfs périphériques, étudiés dans les méningites prolongées, ont présenté également des altérations dégénératives diffuses plus ou moins accentuées.

De cette étude anatomo-pathologique, il résulte que, si, dans les cas aigus de méningite cérébro-spinale, les lésions légères des tissus nerveux sont promptement régressives et définitivement curables, dans les cas prolongés, elles prennent une toute autre importance. Cela est d'autant plus vrai que, dans cette dernière circonstance, se créent et se poursuivent des dégénérescences secondaires. Ainsi, les lésions des racines postérieures vont retentir sur les cordons postérieurs qui présentent une dégénérescence parfois très appréciable. D'autres dégénérescences peuvent résulter de l'altération des cordons blancs superficiels que nous avons décrite. Les dégénérescences des cellules de la corne antérieure peuvent prendre une certaine importance, elles s'accompagneront alors de dégénérescences au niveau des racines antérieures.

Inversement, celles-ci peuvent déterminer une dégénérescence ascendante.

____

1. Nous avons déjà étudié les lésions du nerf optique et du nerf auditif.

VIII. **Conclusions générales.** — Telles sont les lésions histologiques du système nerveux constatées à l'autopsie des sujets morts à une période plus ou moins avancée de la méningite cérébro-spinale. Cette étude a montré que le processus inflammatoire est bien exactement cantonné aux méninges et que les foyers de méningo-myélite et de méningo-encéphalite sont une rareté dans la méningite cérébro-spinale. Or, il n'en est pas de même dans les autres méningites. Pas plus dans les méningites aiguës dues aux microbes divers que dans la méningite subaiguë tuberculeuse, l'inflammation des enveloppes ne respecte l'axe nerveux et peut-être la gravité plus grande de ces méningites est-elle, en partie, expliquée par l'altération inflammatoire souvent très profonde du cerveau et de la moelle.

Dans la méningite cérébro-spinale, les lésions du névraxe sont dues à leur imprégnation par les toxines microbiennes. Celle-ci se fait d'une façon lente et continue ([1]), ce qui explique son importance dans les cas subaigus et chroniques.

Parcellaires, essentiellement et rapidement curables dans les cas peu prolongés, ces lésions toxiques vont devenir plus graves et s'accompagner de dégénérescence secondaire dans les cas chroniques.

Les lésions toxiques sont donc à peu près les seules que détermine le méningocoque dans les centres nerveux, il n'en est pas moins vrai que, dans des cas, certes exceptionnels, le microbe peut, charrié dans les vaisseaux sanguins ou les gaines lymphatiques, pénétrer dans le tissu nerveux et y déterminer des lésions inflammatoires en foyer. Pour rares qu'ils soient, les foyers de myélite et d'encéphalite n'en sont pas moins indéniables. Les altérations des vaisseaux méningés, que nous avons constatées au cours de l'étude histologique, peuvent créer également des foyers de ramollissement, et si ces lésions sont si peu fréquentes, c'est que, malgré l'importance relative des endovascularites, la thrombose complète d'un gros vaisseau et l'ischémie consécutives sont rares.

La rareté de ces différentes lésions en foyer explique pourquoi les paralysies définitives d'origine médullaire et cérébrale sont si peu fréquentes au cours de la méningite cérébro-spinale.

Dans les cas de méningite cérébro-spinale qui se terminent par la guérison, les lésions suppurées des méninges et les altérations

---

1. Nos moyens actuels d'investigation ne nous permettent pas de reconnaître la plupart des lésions toxiques, ainsi par exemple, celles qui se produisent dans les cas de mort rapide.

légères du névraxe régressent et finissent par disparaître complètement. Certaines autopsies de sujets morts d'affections diverses un temps plus ou moins long après la guérison de leur méningite ont montré une intégrité parfaite des centres nerveux et de leurs enveloppes. Cette constatation anatomique est à rapprocher de ce qui a été dit plus haut sur l'avenir des méningitiques guéris.

Cependant, à quelques autopsies pratiquées dans les mêmes conditions, on a pu voir de petites zones d'épaississement des méninges molles, réalisant de véritables « plaques blanches » méningées, ou bien un flocon fibreux adhérait aux plexus choroïdiens, ou enfin la surface de l'épendyme ventriculaire n'avait pas retrouvé sa régularité parfaite. Ces lésions peu considérables peuvent expliquer les troubles légers du système nerveux qui ont été vus après la méningite cérébro-spinale.

Enfin, des lésions importantes et définitives ont été constatées qui conditionnent les séquelles incurables de la méningite : il faut citer surtout l'hydrocéphalie avec occlusion ventriculaire, et les lésions si graves de l'œil et de l'oreille, étudiées au chapitre précédent.

DOCUMENTS ET BIBLIOGRAPHIE

Les lésions de la méningite cérébro-spinale ont été parfaitement exposées depuis assez longtemps déjà. La description des altérations macroscopiques de Tourdes, les descriptions histologiques de Klebs (*Arch. f. exper. Pathol.*, 1877) et de Strumpell (Maladies du système nerveux, 1889), contiennent la plupart des faits que nous avons exposés.

Ces auteurs ont noté presque toutes les lésions histologiques, ils ont vu les lésions marginales du cerveau et montré qu'elles n'étaient pas en rapport avec la distribution vasculaire. Ils ont insisté sur certaines altérations des vaisseaux et sur les lésions des fibres nerveuses. Reichmann (*Zentralbl. f. d. med. Wissensch.*, 1886), Meschede, Clozel (De la méningite, *Thèse*, Paris, 1849), Hagelstamm (*Zentralbl. f. all. Path.*, 1893), puis, plus récemment, Flexner et Barker (*Am. Journ. of med. Science*, 1894, CVII, 153, 259), Mallory, Councilmann et Wright, ont complété l'étude anatomo-pathologique, notamment ont bien distingué les lésions des cas récents et celles des cas anciens.

Hagelstamm insiste sur les lésions périphériques de la moelle; Liebermeister et Lebsanft, Sézary et Tinel (*Soc. de biol.*, 16 avril 1909), sont revenus récemment sur ces lésions et ont complété leur étude. Ludwig (*Deutsch Zeitsch. f. Nervenkeilk.*, 1907, t. XXXII, p. 587) a étudié les altérations des cellules des cornes antérieures; Peters, les lésions du tissu extra-dural; Flexner et Barker, surtout Mallory, Councilmann et Wright, ont insisté sur les lésions des racines rachidiennes, plus récemment, Flexner (*Journ. of exp. med.*, t. IX, 2, 1907); Westenhöffer (*Klin. Jahrb.*, 1906, XV, p. 447); Göppert, Busse. sont revenus sur ce point; Liebermeister et Lebsanft (*Munch. med. Woch.*, 4 mai 1909, n° 18, p. 914) ont donné une très bonne description des lésions des racines.

Les idées de Nageotte sur la névrite radiculaire transverse ont été appliquées par Tinel à la méningite cérébro-spinale dans un récent travail (Radiculites et tabes, *Thèse de Paris*, 1910). Les nerfs craniens ont été étudiés au point de vue anatomo-pathologique par Mallory, Councilmann et Wright, Westenhöffer, Göppert, Busse.

Les lésions épendymaires, par Busse, Delamare et Merle (Merle, Études sur les épendymites cérébrales, *Thèse de Paris*, 1910).

Les documents les plus importants sur l'anatomie pathologique sont exposés dans le travail un peu ancien de Mallory, Councilmann et Wright, dans le travail plus récent de Westenhöffer (Étude anato-mopathologique de l'épidémie silésienne de méningite cérébro-spinale (1905) *Klin. Jahrb.*, t. XV, 1906), dans le travail de Busse (Recherches sur la méningite cérébro-spinale, *Klin. Jahrb.*, juillet 1910), enfin dans la thèse de Lebsanft (Histologie de la moelle dans la méningite cérébro-spinale, *Tubingen*, 1909).

CHAPITRE II

PHYSIOLOGIE PATHOLOGIQUE

I. *Le lieu et le mode de pénétration du diplocoque de Weichselbaum.* — Discussion des opinions émises par certains auteurs. — Le rhinopharynx et la partie postérieure des fosses nasales constituent bien le lieu de pénétration du diplocoque de la méningite. — *Voie suivie pour parvenir aux espaces sous-arachnoïdiens.* — Voie sanguine. — Arguments favorables à cette hypothèse. — Discussion. — Il y a pénétration directe, la voie généralement suivie est la voie trans-éthmoïdale (gaines olfactives et canaux ethmoïdaux). — Notions anatomiques, expériences physiologiques, constatations cliniques. — Comparaison entre le diplocoque de Weichselbaum et les autres germes, hôtes du rhinopharynx.

II. *Le Diplocoque de Weichselbaum dans les espaces sous-arachnoïdiens.* — Étude de sa répartition dans les espaces sous-arachnoïdiens, les lésions qu'il détermine, sa persistance dans les ventricules, sa pénétration dans les gaines périnerveuses, communiquant avec les espaces sous-arachnoïdiens. — Vue d'ensemble.

III. *Le méningocoque dans le sang circulant.* — Mode de passage : les gaines périnerveuses, les vaisseaux épendymaires. — Sa fixation sur certains tissus et certains systèmes d'organes. — Comparaisons avec le gonocoque. — La question des infections secondaires.

IV. *Physiologie pathologique des principaux symptômes de la méningite cérébro-spinale.* — Trois catégories : 1° Signes banaux d'infection ; 2° Signes d'origine septicémique ; 3° signes nerveux proprement dits. — Physiologie pathologique des signes nerveux.

Documents et Bibliographie.

La physiologie pathologique de la méningite cérébro-spinale comprend, en premier lieu, plusieurs sujets, jusqu'à présent laissés dans l'ombre et sur lesquels nous possédons peu de renseignements et ensuite des questions, qui ont été envisagées trop exclusivement avec des idées théoriques, si bien qu'on peut difficilement présenter sur ce chapitre des conclusions très fermes. Nous pourrions nous borner à énoncer les problèmes soulevés, nous essayerons cependant de dégager les *idées de pathologie générale et spéciale* les plus intéressantes qui résultent, à notre sens, de l'étude clinique et anatomique qu'on vient de lire.

Ce chapitre comporte tout d'abord une étude critique des voies de *pénétration* du méningocoque dans les espaces sous-arachnoïdiens, puis un exposé du mode de *dissémination* du germe dans l'organisme. Cette étude du sort du méningocoque, au cours de la méningite cérébro-spinale, relie entre elles l'étude des différentes lésions que le germe a produites.

Ces lésions nous sont connues, les symptômes qu'elles provoquent ont été décrits, peut-on établir un rapport simple et absolu entre les uns et les autres? C'est la question que nous examinons en dernier lieu, traçant plutôt le plan d'une *étude physiopathologique*, que résolvant des problèmes, insolubles pour la plupart, à l'heure actuelle.

I. **Le lieu et le mode de pénétration du diplocoque de Weichselbaum.** — Nous avons étudié précédemment l'état du rhinopharynx chez les méningitiques et chez les porteurs de germes, et nous avons laissé entendre à ce propos que le rhinopharynx était le lieu de pénétration électif du méningocoque dans l'organisme humain. Cette opinion généralement adoptée a fait, de la part de certains auteurs, l'objet de quelques réserves, qu'il importe d'énoncer et de discuter.

L'hypertrophie et la congestion des plaques de Peyer (constantes aux autopsies d'enfants, morts de méningite cérébro-spinale) ont fait supposer que le *méningocoque végétait dans les organes lymphoïdes de l'intestin, pour pénétrer à leur niveau dans l'organisme.*

Cette opinion ne saurait être admise. La plupart des infections déterminent chez les enfants une congestion et une prolifération des organes lymphoïdes de l'intestin ; les lésions signalées au niveau des plaques de Peyer ne sont pas plus frappantes dans la méningite cérébro-spinale que dans mainte autre maladie infectieuse. Du reste, on a pu observer chez des singes infectés expérimentalement par l'injection intra-rachidienne de méningocoques, les mêmes modifications au niveau des plaques de Peyer. L'origine intestinale de la méningite cérébro-spinale n'est donc nullement prouvée.

Pour d'autres cliniciens, le pharynx nasal est bien une des voies d'entrée du méningocoque, mais n'est pas la seule. Ces auteurs signalent qu'à l'autopsie des sujets atteints de méningite cérébro-spinale, on constate souvent une hyperémie du larynx, de la muqueuse trachéale et bronchique et même des lésions de pneumonie catarrhale, d'autant plus accentuées que le sujet est mort à une période plus rapprochée du début de la maladie. Ces altérations peuvent même se manifester cliniquement par une période de toux qui a précédé, en même temps que le coryza, l'éclosion de la méningite. D'après ces auteurs, toutes les voies respiratoires, depuis le nez jusqu'à l'alvéole pulmonaire, peuvent servir de lieu d'entrée au diplocoque de Weichselbaum, qui gagne ensuite par voie sanguine les méninges.

Cette hypothèse peut se trouver exacte dans quelques cas, elle n'est certainement pas juste dans la majorité des faits ; car les lésions bronchiques et pulmonaires, loin d'être fréquentes et précoces, sont, en réalité, exceptionnelles et tardives.

On doit donc admettre que le *pharynx nasal et la partie postérieure des fosses nasales constituent le lieu de pénétration à peu près exclusif du germe de Weichselbaum dans l'organisme humain.*

Sur ce point, l'accord est presque entier aujourd'hui entre les différents cliniciens. Il n'en est pas de même pour le chemin que suit le diplocoque de Weichselbaum à partir des fosses nasales et du rhino-pharynx pour gagner les méninges. Les opinions des auteurs sont divergentes sur cette question : ces derniers temps se manifeste même une tendance très nette à admettre comme voie la plus fréquemment suivie, la voie sanguine, ce qui est, à notre avis, une erreur.

Les arguments que l'on peut donner en faveur de l'origine hématogène de la méningite cérébro-spinale sont les suivants :

1° La clinique montre que la septicémie n'est pas rare au cours de la méningite cérébro-spinale. La fréquence des arthropathies, l'existence de localisations viscérales du méningocoque en sont la preuve manifeste ; 2° la culture du sang circulant a pu, dans maint cas où la septicémie n'était pas apparente au clinicien, en déceler l'existence ; 3° un dernier argument très impressionnant, en faveur de l'origine hématogène de la méningite cérébro-spinale, est l'existence bien prouvée de méningococcémies subaiguës évoluant pendant un certain temps avant de provoquer une méningite cérébro-spinale. Dans ces cas, à n'en pas douter, l'infection générale a précédé et causé l'infection méningée.

A ce faisceau d'arguments, on peut opposer de fortes critiques. La septicémie, au cours de la méningite cérébro-spinale aiguë, n'est pas niée et ne saurait l'être, mais elle apparaît bien comme inconstante et pour le moins secondaire à l'évolution de la méningite : 1° les cultures du sang, pratiquées même dans d'excellentes conditions, sont presque toujours négatives. Malgré la difficulté bien connue d'obtenir des cultures de méningocoques en ensemençant un matériel pauvre en germes et malgré le pouvoir empêchant du sérum sanguin, la fréquence de ces résultats négatifs est cependant fort impressionnante ; 2° si on étudie les cas de cultures du sang positives, on constate qu'elles ont presque toujours été pratiquées le 5e, le 6e jour de la maladie, parfois plus tard encore. Les cultures ne sont pas plus souvent positives au début de la maladie qu'à une époque plus avancée ; 3° en effet, les arthropathies et les différentes complications, qui sont dues à la circulation du méningocoque dans le sang, sont assez tardives dans leur apparition. *Il semble donc que la méningite soit, en règle générale, primitive et la septicémie secondaire.*

La possibilité de cette septicémie secondaire est démontrée expérimentalement : on constate souvent la présence du méningocoque dans le sang du cœur, chez les singes morts à la suite d'une méningite cérébro-spinale, qui leur est donnée par l'injection intra-arachnoïdienne de cultures microbiennes. L'expérimentation confirme donc les données de la clinique : dans la grande majorité des cas, la méningite est primitive, la mise en circulation du méningocoque dans le sang est secondaire. Nous verrons plus loin comment a lieu le passage du germe dans le torrent circulatoire.

Par ailleurs, la pénétration directe dans les espaces sous-arachnoïdiens du microbe végétant dans le rhinopharynx a pour elle des arguments positifs de grande valeur.

Frappé de ce fait que le diplocoque de Weichselbaum est surtout abondant au niveau de l'amygdale pharyngée et que l'exsudat méningé est quelquefois confiné à la région périhypophysaire, on s'est demandé si le diplocoque de la méningite ne traversait pas simplement le sphénoïde, dont le sinus sépare précisément les deux régions (v. fig. 2). Les vaisseaux nourriciers de l'os joueraient le rôle de voie de transport. Cette théorie ne saurait être acceptée, car, d'une part, on ne peut préciser le rôle de ces voies vasculaires, et, d'autre part, l'exsudat méningé domine *toujours* au niveau de la région hypophysaire et du chiasma (région du confluent central du liquide céphalo-rachidien), même lorsque les germes ont pénétré dans les espaces sous-arachnoïdiens du cerveau en venant de la moelle, comme on l'observe dans les méningites expérimentales déterminées chez le singe par injection sous-occipitale ou intrarachidienne de microbes.

Une autre hypothèse sur le cheminement du méningocoque a trouvé faveur auprès de quelques auteurs : du pharynx, le diplocoque de Weichselbaum passerait aisément, comme maint autre germe, dans l'oreille moyenne ; et, de là, par le labyrinthe, dont les espaces communiquent avec le tissu sous-arachnoïdien, il pénétrerait dans le tissu sous-arachnoïdien. **La méningite cérébro-spinale ne serait qu'une variété de méningite otogène.** Les faits plaident contre cette manière de voir : l'otite moyenne, est rare dans la méningite cérébro-spinale ; quand elle existe, elle est tardive (p. 185). Donc, si le méningocoque peut gagner les méninges par la voie otitique, cette éventualité est rare.

La voie usuelle, suivie par le diplocoque de la méningite dans l'immense majorité des cas est la voie trans-éthmoïdale.

Pour comprendre ce cheminement du germe microbien, il faut se souvenir des particularités anatomiques de la région (v. le schéma ci-contre, fig. 35).

De la face inférieure du bulbe olfactif, qui est couché sur la lame criblée de l'éthmoïde, se détachent 15 à 18 filets nerveux de calibre variable, qui traversent les nombreux orifices de la lame criblée et se répandent en s'anastomosant et en formant un riche plexus sur la lame perpendiculaire de l'éthmoïde et sur la paroi externe des fosses nasales, jusqu'au bord libre du cornet moyen : le champ de distribution de ces filets nerveux est d'ailleurs variable : très étendu chez certains animaux, il est relativement étroit chez l'homme ; d'ailleurs, il régresse au cours du développement, et il est beaucoup plus large chez le fœtus et le nouveau-né que chez l'adulte. Chacun de ces filets nerveux est entouré d'une gaine, qui communique avec l'espace sous-arachnoïdien, c'est la gaine sous-arachnoïdienne des filets du nerf olfactif. Indépendamment de ces gaines périnerveuses existe une série de fins canalicules, véritables prolongements des espaces sous-arachnoïdiens, qui traversent la lame criblée de l'éthmoïde. *Ces prolongements du tissu sous-arachnoïdien dans la muqueuse olfactive peuvent être considérés comme l'homologue des espaces péri-lymphatiques de l'oreille interne, prolongement du tissu sous-arachnoïdien dans l'organe auditif et de la gaine vaginale du nerf optique, prolongement du tissu sous-arachnoïdien autour des tractus optiques.* Mais ce que les prolongements olfactifs du tissu sous-arachnoïdien ont de particulier, c'est qu'ils communiquent avec des lacis lymphatiques sous-muqueux : ceux de la région supérieure et postérieure des fosses nasales (fig. 2).

Il est vraisemblable que normalement un courant se produit qui va des espaces sous-arachnoïdiens vers les plexus lymphatiques. On en démontre l'existence de plusieurs façons : l'injection de bleu de méthylène pratiquée chez l'animal (chien, lapin) dans les espaces sous-arachnoïdiens au-dessous des lobes frontaux colore non seulement les prolongements périnerveux et les prolongements indépendants que nous avons signalés, mais encore tous les plexus lymphatiques de la muqueuse; une injection d'encre de Chine, poussée dans le liquide céphalo-rachidien, traverse la lame criblée de l'éthmoïde et colore en noir le derme de la muqueuse pituitaire au niveau des cornets supérieurs. Bien plus, l'injection intra-rachidienne de méningocoques détermine chez le singe et chez le chien une réaction méningée. Or, celle-ci peut être

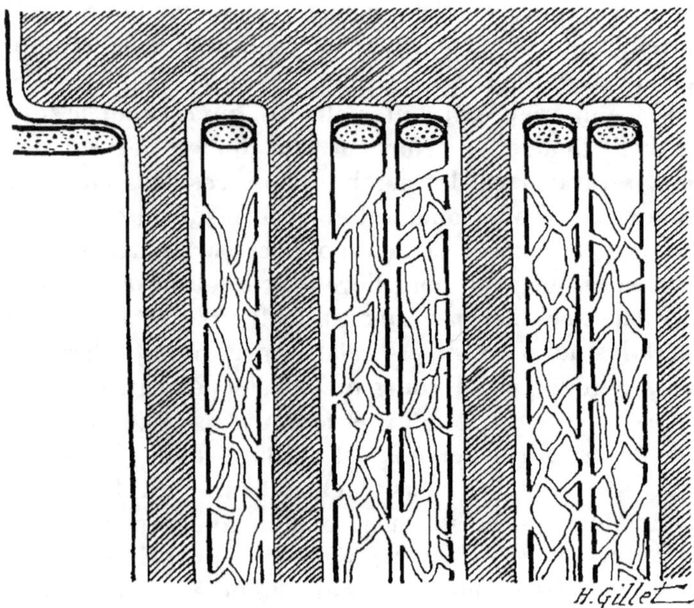

Fig. 53. — Schéma destiné à montrer les gaines qui entourent les filets du nerf olfactif. Elles se continuent avec le tissu sous-arachnoïdien, qui entoure le bulbe olfactif, celui-ci est disposé sur l'os ethmoïde, dont on voit la lame criblée *en coupe frontale.* Entre les filets du nerf olfactif ainsi engainés, on voit, traversant la lame criblée, de fins canalicules. prolongement du tissu sous-arachnoïdien. Ces différents canalicules s'anastomosent, formant un lacis sous-muqueux.

suivie d'un coryza, expliqué par la présence, dûment constatée. du méningocoque au niveau de la muqueuse pituitaire. Ces constatations expérimentales doivent être rapprochées des notions cliniques que nous avons mises en lumière à propos du coryza tardif des méningitiques (p. 58). Nous savons donc que les germes de la méningite sont capables, comme les particules inertes, de passer des espaces sous-arachnoïdiens vers la muqueuse pituitaire et rhino-pharyngée; nous possédons l'explication et la réalisation expérimentale du coryza secondaire à la méningite.

Ces faits cliniques et expérimentaux forment un ensemble

impressionnant. Ils conduisent à penser que le méningocoque, capable de traverser l'éthmoïde pour aller des méninges vers le rhinopharynx, peut aussi suivre un chemin inverse pour gagner les méninges en empruntant la voie de ces canalicules éthmoïdaux et de ces gaines éthmoïdales, petits tubes capillaires remplis de liquide dont nous connaissons, à vrai dire, assez mal le régime circulatoire normal et pathologique. On peut s'expliquer que le méningocoque, devenu plus vivant en quelque sorte, et plus actif et plus virulent, végétant luxurieusement dans la partie postérieure des fosses nasales et dans le rhinopharynx d'un porteur de germes, pénètre dans les gaines éthmoïdales et dans les méninges. On peut même penser que la perméabilité de ces gaines chez le nourrisson et, au contraire, leur oblitération chez l'homme adulte est une des raisons de la fréquence de la méningite dans le bas âge et de sa rareté, passé l'âge de trente ans. Enfin, on peut estimer que la persistance anormale de la perméabilité de ces canalicules éthmoïdaux est la cause prédisposante principale à l'infection diplococcique des méninges, chez l'adulte porteur de germes.

Toutes ces considérations, pour intéressantes qu'elles soient, ne nous expliquent point en vertu de quels processus et grâce à quels phénomènes le diplocoque de Weichselbaum, habitant le rhinopharynx, infecte les espaces sous-arachnoïdiens. Chacun des différents germes pathogènes, hôtes du rhinopharynx, a des affinités différentes : certains germes vont gagner l'arbre respiratoire, d'autres germes vont provoquer des otites, des dacryocystites, des conjonctivites, des sinusites, d'autres des méningites. A vrai dire, aucune de ces localisations n'est exclusive pour un germe donné, mais simplement élective. De même que le pneumocoque, agent de pneumopathies, crée des otites moyennes, des sinusites, des conjonctivites et des méningites (qui ne sont pas toujours hématogènes), de même le diplocoque de Weichselbaum peut provoquer, nous l'avons vu, des altérations trachéobronchiques et même alvéolaires, il crée, par voie canaliculaire, des conjonctivites, il est cause de sinusites frontales ou maxillaires, ou de cellulites éthmoïdales et sphénoïdales qui provoquent à leur tour le phlegmon de l'orbite, il peut créer par voie tubaire des otites moyennes, il manifeste sa présence dans les premières voies par le coryza et même l'angine.

II. ***Le diplocoque de Weichselbaum dans les espaces sous-arachnoïdiens.*** — Mais sa localisation prédominante est bien l'espace sous-arachnoïdien. C'est là qu'il est attiré en quelque sorte (tactisme positif), c'est là qu'il trouve le milieu essentiellement favorable à son développement et qu'il va pulluler.

Nous ne connaissons qu'imparfaitement la circulation du liquide céphalo-rachidien, mais cette circulation elle-même n'est pas niable : les particules colorées, les microbes injectés aux animaux en des points différents des espaces sous-arachnoïdiens sont retrouvés fort loin du lieu d'injection, au bout d'un temps relativement court. Ces phénomènes circulatoires sont très complexes, et il existe sans doute de nombreux courants, des remous de liquide, des points où le courant est vif, et de véritables lacs où le liquide stagne. C'est à la faveur de ces mouvements circulatoires du liquide céphalo-rachidien dans les mailles lâches du tissu sous-arachnoïdien, que le méningocoque est disséminé.

Nous avons suffisamment montré, dans les chapitres précédents, comment s'établissaient les lésions suppuratives dans le tissu sous-arachnoïdien et comment le maximum de ces lésions se trouvait au niveau des différents confluents, le long des *flumina* et des *rivi* décrits par les anatomistes. Nous avons montré que l'inflammation augmentait la sécrétion du liquide céphalo-rachidien, et nous verrons les symptômes que l'on peut rattacher à l'hypertension et à la compression des centres nerveux. Enfin, nous avons rappelé par quel processus toxique le parenchyme nerveux était lésé au cours de la méningite cérébro-spinale aiguë et subaiguë. Nous avons vu, au cours des méningites prolongées, se créer des proliférations conjonctives, qui ont pour effet de limiter le champ de l'infection par des cloisons, des adhérences, dont les plus importantes sont celles qui oblitèrent les orifices ventriculaires.

Nous avons signalé que les germes, dans les formes prolongées de la maladie, ne persistent qu'au niveau des ventricules. C'est qu'en effet, les expériences faites sur les animaux, soit avec des poudres colorées, soit après injections de méningocoques, montrent que les ventricules ne sont envahis qu'assez tardivement. Mais il semble que les ventricules, une fois infectés, aient assez de peine à se défaire des germes pathogènes. Cette notion doit être appliquée à la physiologie pathologique des rechutes.

On a supposé, en effet, que les rechutes de la méningite cérébro-spinale, survenant après un temps plus ou moins long de bonne santé, devaient être attribuées à la persistance du germe au niveau du rhinopharynx, le méningocoque étant capable de reprendre, pour ainsi dire, le chemin qu'il a déjà parcouru une première fois pour provoquer une nouvelle atteinte de méningite cérébro-spinale. Il est possible que, dans certains cas, cette hypothèse soit exacte, mais le plus souvent, il est vraisemblable que le méningocoque végète au niveau des ventricules pendant un certain temps, pour coloniser ensuite dans le tissu sous-arachnoïdien et provoquer une nouvelle poussée de méningite aiguë. On pourrait s'étonner que le méningocoque pût persister dans les espaces cérébraux, sans provoquer de troubles morbides. Pour s'expliquer ces faits, il suffit de rappeler les observations de méningite ambulatoire à terminaison foudroyante, qui montrent bien la singulière tolérance du névraxe.

Un dernier point mérite enfin d'être rappelé : le diplocoque circulant dans les espaces sous-arachnoïdiens aura toute facilité pour gagner les espaces péri-lymphatiques du limaçon et la gaine vaginale du nerf optique, qui est une véritable « méninge optique ». D'autre part, il pénétrera, comme nous l'avons indiqué, dans les gaines arachnoïdiennes des nerfs craniens, notamment de l'auditif (voie de pénétration dans l'oreille interne) et des nerfs olfactifs (voie de retour à la muqueuse pituitaire), et aussi dans les gaines arachnoïdiennes des racines rachidiennes (voie de pénétration dans la circulation générale).

Ces notions permettent de synthétiser la méningite cérébro-spinale, de la concevoir comme une infection à point de départ rhinopharyngé, se propageant dans le tissu sous-arachnoïdien cérébro-spinal et dans les gaines qui communiquent avec ce tissu lui-même. On se rend compte ainsi de l'importance et de la valeur des manifestations du diplocoque de Weichselbaum au niveau du rhinopharynx du névraxe, de l'œil et de l'oreille.

Mais la méningite cérébro-spinale n'est pas une affection localisée; n'avons-nous pas indiqué l'existence, la fréquence et le moment d'apparition de la méningococcémie?

III. *Le méningocoque dans le sang circulant.* — Le liquide céphalo-rachidien est résorbé. Tout permet de croire que cette résorption, se fait, pour une part tout au moins, le long des nerfs craniens et rachidiens, là où les prolongements sous-arachnoïdiens se terminent et où commencent les gaines lymphatiques péri-nerveuses. Le méningocoque suivra donc cette voie. Il pourra ainsi produire, au niveau des racines rachidiennes, les lésions que l'on connaît. Ces lésions sont accentuées aux points où s'accumulent comme pour filtrer les produits de résorption du liquide céphalo-rachidien : points d'élection de la névrite radiculaire transverse. Le phénomène est identique pour les nerfs craniens, les lésions sont semblables et situées de même façon.

La voie péri-nerveuse n'est pas la seule par laquelle puisse se faire la résorption du liquide céphalo-rachidien ; on a supposé que la paroi épendymaire et les veines sous-épendymaires, abondantes et larges au niveau des ventricules, jouent également le rôle de voies excrétrices du liquide céphalo-rachidien. Cette opinion se trouve confirmée par les faits anatomiques signalés plus haut :

Qu'il y parvienne directement par les veines ou indirectement en empruntant la voie lymphatique, le méningocoque se trouve transporté dans le courant circulatoire.

Cette mise en liberté du méningocoque, dans le torrent circulatoire, ne peut surprendre. L'expérience montre en effet que les substances liquides, comme les particules colorées injectées dans les espaces sous-arachnoïdiens sont promptement rejetées dans la circulation générale. Le liquide céphalo-rachidien tend à garder sa composition et élimine promptement toute substance étrangère figurée ou non.

La septicémie constituée, le méningocoque va avoir une tendance à se fixer sur certains tissus, certains systèmes d'organes. Il est intéressant de rappeler que ces affinités du méningocoque pour les différents tissus varient avec les races microbiennes et partant avec les épidémies ; ainsi on observe des épidémies de méningites compliquées d'otites, ou bien d'arthropathies, ou enfin de lésions pleuro-pulmonaires, alors que ces complications sont très rares dans d'autres foyers épidémiques.

Il est tout à fait curieux de rapprocher le tactisme positif du méningocoque vis-à-vis des tissus séreux et notamment des tissus articulaires, des propriétés analogues d'un germe voisin, le gonocoque. Il est plus curieux encore de montrer la possibilité de cystites, de déferentites, de vésiculites à méningocoques, qui indiquent une singulière affinité de ce germe pour le tractus génital alors qu'il ne provoque point d'urétrite comme fait le gonocoque.

Malgré ces ressemblances dans leurs affinités tissulaires, les manifestations pathologiques du méningocoque et du gonocoque sur les mêmes organes sont assez différentes ; ainsi les arthropathies dues au diplocoque de Weichselbaum sont résolutives ou suppurées et n'évoluent nullement vers la plasticité comme les arthropathies gonococciques.

C'est donc la présence du méningocoque dans le sang circulant et sa fixation élective sur certains tissus qui expliquent les localisations viscérales de la méningite : arthropathies, pleurésies, péricardites, endocardites, iridochoroïdites, lésions génitales.

Il faut en effet admettre que ces diverses complications sont dues à *la présence même* dans les tissus du méningocoque, charrié par le torrent circulatoire. Ce germe, comme il a été dit, n'émet guère de toxine diffusible, qui soit capable d'altérer les organes.

D'autre part, le rôle des infections secondaires ou associées à la méningite cérébro-spinale doit être fort réduit. Ainsi dans les arthropathies, tous les examens récents de pus articulaire ont montré la présence du diplocoque de Weichselbaum, à l'exclusion de tout autre microbe.

Malgré cette notion générale, il ne faut pas rejeter certains faits, qui paraissent probants. Ainsi l'existence de lésions pulmonaires et bronchiques, où le pneumocoque a été trouvé seul ou bien associé au méningocoque. Sur la valeur et l'importance de ces infections secondaires, il est difficile de se prononcer, fait qui n'est pas particulier à la méningite cérébro-spinale, mais commun aux différentes maladies infectieuses, tuberculose, fièvre typhoïde, diphtérie, etc...(¹).

IV. *Physiologie pathologique de la méningite cérébro-spinale.*

— Il est extrêmement difficile d'établir un rapport entre les différentes lésions de la méningite cérébro-spinale d'une part, les symptômes et complications de cette maladie d'autre part, Aussi, nous proposons-nous seulement de noter ici les indications les plus intéressantes.

On peut diviser les symptômes de la méningite cérébro-spinale en trois catégories principales.

La première catégorie comprend les symptômes banaux, qu'on observe dans toute infection générale, les deux principaux sont : la fièvre et les modifications de la formule hématologique (polynucléose...). Leur pathogénie ne saurait être étudiée ici.

Dans une deuxième classe, on peut ranger les symptômes et les complications qui relèvent de la présence du méningocoque dans le sang circulant et de sa fixation sur certains tissus : les arthropathies, les localisations diverses sur les viscères et les séreuses en sont les manifestations principales, nous aurions une grande tendance à ajouter, à ces symptômes, les éruptions observées au cours de la méningite cérébro-spinale, notamment les éruptions

1. Nous avons étudié déjà la question de l'infection mixte du liquide céphalo-rachidien par le bacille de Koch et le méningocoque (p. 156).

de taches rosées et surtout les éruptions purpuriques. Les coïncidences cliniques entre la septicémie à méningocoque et les éruptions nous permettent de rattacher l'un à l'autre ces deux phénomènes.

Enfin, dans une dernière catégorie, on peut comprendre les symptômes nerveux proprement dits. Pour les expliquer on doit mettre en avant plusieurs phénomènes.

1° L'*hypertension du liquide céphalo-rachidien*. Celle-ci peut s'expliquer à la fois 1° par l'hypersécrétion des plexus choroïdes irrités, 2° par la pénétration dans les espaces sous-arachnoïdiens du sérum sanguin, transsudé 3° par une oblitération des voies d'élimination du liquide (gaines radiculaires, veines épendymaires et leurs gaînes).

2° Les *modifications dans la circulation des centres nerveux*, qui sont provoqués à la fois par les lésions vasculaires et par des troubles vaso-moteurs.

3° L'*inflammation méningée* retentit enfin, par imprégnation toxique, sur le cerveau, la moelle et les racines. Les principales lésions visibles ont été étudiées; il n'est pas douteux que le plus grand nombre d'entre elles échappent à nos moyens actuels d'examen.

Dans la pathogénie de la *céphalée* il faut certainement faire jouer un rôle à plusieurs facteurs différents : l'irritation des nerfs sensitifs des méninges, les troubles circulatoires encéphaliques, enfin, l'hypertension et la compression cérébrale, qui lui est due (dilatation des ventricules, souvent appréciable à l'autopsie). Le rôle de l'hypertension est des plus importants, car la ponction lombaire soulage la céphalée des méningitiques.

Les *douleurs le long des membres et l'hyperesthésie cutanée* diffuse doivent sans doute être rattachées, en partie tout au moins, à l'irritation des racines postérieures; l'hypertension, là encore, joue un rôle important, car la soustraction de liquide céphalo-rachidien atténue ces symptômes et au contraire l'injection intrarachidienne de sérum provoque leur exacerbation.

Si l'hypertension joue un rôle important dans les phénomènes douloureux, elle semble sans influence sur les raideurs, il est tout à fait rare que la raideur de la nuque ou le signe de Kernig diminuent nettement, après une rachicentèse évacuatrice.

Les *phénomènes de raideurs* : raideurs de la nuque, du tronc, signe de Kernig etc.., relèvent très probablement d'une même pathogénie, celle-ci est obscure. On a invoqué l'irritation des cellules cérébrales ou médullaires, qui augmenterait le tonus musculaire. On a rapproché le signe de Kernig du signe de Lasègue et supposé qu'il correspondait à une attitude de défense vis-à-vis de la douleur, que provoque l'élongation des racines irritées. Différents arguments permettent de rejeter ces interprétations. Il est vraisemblable que les raideurs ont une origine radiculaire, mais le mécanisme exact, par lequel l'irritation des racines provoque les attidudes spéciales est mal élucidé.

Il est probable que les *troubles vaso-moteurs*, les *modifications du pouls* et de la *sécrétion urinaire* relèvent de l'irritation du plancher du IVe ventricule, dont l'épendyme présente des altérations, souvent visibles à l'œil nu.

Sans vouloir revenir sur la question des relations entre l'*herpès* et le zona, on doit signaler ici que la disposition fréquemment radiculaire de l'herpès dans la méningite cérébro-spinale, l'existence d'altérations ganglionnaires très fréquentes, légitiment un rapprochement entre la physiologie pathologique de l'herpès et celle du zona.

Les racines rachidiennes antérieures et les cornes antérieures de la moelle sont lésées, même dans les cas aigus. Ainsi s'explique la *fonte musculaire* rapide et considérable des malades.

Dans les cas prolongés, ces lésions s'accentuent et s'accompagnent de polynévrite diffuse, aussi l'amaigrissement et l'atrophie musculaire deviennent-elles extrêmes. On observe alors souvent l'*abolition des réflexes tendineux*, qui relève de la même cause.

L'hypertension persiste dans les formes prolongées où l'hydrocéphalie est une lésion constante. Aussi les malades présentent-ils alors les troubles que l'on observe sous l'influence du même processus dans les tumeurs cérébrales : *céphalée, torpeur, diminution de l'intelligence, troubles du côté du pouls, crises de vomissements.* Les *troubles sphinctériens* relèvent pour une part de cet état psychique et pour une part des lésions de la moelle sacrée et de la queue de cheval.

La *pathogénie des paralysies* n'est certainement pas la même pour tous les cas. Quelques-unes, les hémiplégies transitoires, peuvent relever soit de troubles circulatoires éphémères au niveau de la corticalité cérébrale, soit d'œdème localisé. D'autres paralysies, telles les hémiplégies définitives, sont dues à une lésion en foyer, au niveau du cerveau (foyer de ramollissement par thrombose, hémorragie cérébrale, foyer d'encéphalite). Des lésions analogues, au niveau de la moelle, peuvent provoquer des paralysies définitives, mais la plupart des paralysies sont d'origine radiculaire, comme le montrent la clinique, l'anatomie et la physiologie pathologique. Nous avons suffisamment insisté sur ce point.

DOCUMENTS ET BIBLIOGRAPHIE

Nous avons signalé les recherches des auteurs qui ont constaté le méningocoque au niveau du rhinopharynx. Ces auteurs ont aussitôt supposé que le méningocoque gagnait les méninges directement, très probablement à travers l'ethmoïde. Les recherches anciennes de A. Key et Retzius (Études d'anatomie, Stockolm, 1875, T. I), confirmées par Flatau, étaient en faveur de cette opinion. Elles ont été complétées récemment par Cunéo et M. André (M. André. Contr. à l'étude des lymphatiques du nez, *Thèse de Paris*, 1904). Mackenzie et Martin n'ont pas pu réussir (pas plus que nous-même) à déceler sur coupes le méningocoque dans sa traversée trans-éthmoïdale. Ce résultat négatif ne saurait servir d'argument probant contre la thèse que nous défendons.

Le passage trans-sphénoïdal des germes a été indiqué par Westen höffer (*Klin. Jahrb.*, t. XV) qui rejette actuellement cette hypothèse.

L'origine otitique de la méningite cérébro-spinale a été soutenue autrefois par Voltolini (*Monatsch. f. Ohrenheilk*, 1867).

Parmi les auteurs qui, frappés de l'hypertrophie des plaques de Peyer, ont insisté sur l'origine intestinale de la méningite cérébro-spinale, il faut citer Radmann (*Deutsche. med. Woch.*, 1907, p. 70).

Göppert a mis en lumière l'importance des lésions bronchiques et pulmonaires au début de la méningite. Il pense que le méningocoque peut pénétrer dans l'organisme par un point quelconque du tractus respiratoire depuis le rhinopharynx jusqu'à l'alvéole pulmonaire. Le méningocoque, d'après lui, est véhiculé par le torrent circulatoire.

La voie sanguine est considérée comme la plus fréquente par plusieurs auteurs (Dopter et Koch, Göppert). Göppert rapporte les statistiques de cultures du sang faites pendant l'évolution de la méningite cérébro-spinale (par Elser, Watt, Davis, Jacobitz, Follet et Sacquépée, etc.), il montre qu'on a une moyenne de 33 résultats positifs sur 100 examens.

Parmi les expériences que nous avons citées, nous retiendrons celles qui sont dues à Sicard (Les injections sous-arachnoïdiennes, *Thèse*, Paris 1900), sur les injections intra-rachidiennes d'encre de Chine, de bleu de méthylène, les recherches sur la circulation du liquide céphalo-rachidien de Sicard, de Cathelin (*Presse Méd.*, 11 novembre 1905). Flexner a pratiqué les nombreuses expériences sur le singe, auxquelles nous avons fait allusion (méningites expérimentales par injection intra-rachidienne de méningocoques).

Sur la pathogénie et l'importance des lésions radiculaires, il faut citer avant tout les recherches de Nageotte qui a étudié d'une façon générale le retentissement sur les racines des altérations méningées (*Traité d'Histologie de Cornil et Ranvier*, t. III). Tinel a complété cette étude en l'appliquant aux méningites aiguës, notamment à la méningite cérébro-spinale (*Thèse déjà citée*).

Certains auteurs ont essayé, sans y parvenir, de reproduire expérimentalement les raideurs de la méningite cérébro-spinale : Roglet, et plus récemment Busse, ont voulu, soit sur l'animal (chien), soit sur le cadavre humain, provoquer les attitudes de la méningite cérébrospinale par injection de liquide dans les espaces sous-arachnoïdiens. Ils n'ont obtenu aucun résultat. Nous avons vu que l'hypertension joue peu de rôle dans les raideurs, cet échec n'est donc pas surprenant.

C'est surtout le signe de Kernig qui a été l'objet des recherches pathogéniques les plus diverses. Toutes les opinions et tous les travaux sur cette question ont été relatés dans la thèse de Roglet (Contribution à l'étude du signe de Kernig, *Thèse*, Paris 1900) et dans une revue générale de Sainton et Voisin (*Gazette des Hôpitaux*, 27 août 1904). Nous en retiendrons quelques points : tout d'abord, l'opinion de Henoch et Tiéry en faveur de la nature sensitive du signe de Kernig envisagé comme une réaction de défense vis-à-vis de la douleur à l'étirement des racines et rapproché du signe de Lasègue. Abadie a montré que la disparition de la douleur par injection de cocaïne ne supprimait pas le signe de Kernig, et cette expérience ruine la théorie sensitive.

Bull, Roglet, Chauffard, Sainton et Voisin ont montré que le signe de Kernig n'est que l'exagération d'une position normale. Quelle est la cause de cette augmentation du tonus musculaire ?

L'hypothèse d'une irritation du faisceau pyramidal ne repose sur aucun fait, l'irritation des cellules médullaires et surtout encéphaliques a été envisagée. L'origine cérébrale du signe de Kernig a été défendue par Sainton et Voisin qui s'appuient : 1° sur la constatation de ce signe dans des cas d'abcès, de tumeur du cerveau, d'urémie cérébrale ; 2° sur les lésions des cellules pyramidales constatées à plusieurs reprises. On peut opposer à cette argumentation : 1° la difficulté d'interpréter la nature de ces lésions cellulaires ; 2° et surtout l'existence bien prouvée aujourd'hui d'altérations radiculaires au cours des tumeurs et abcès cérébraux.

La théorie radiculaire a pour elle les notions générales sur la physiologie des racines, l'existence de lésions radiculaires dans les cas où le signe de Kernig est net, enfin la prédominance si nette du signe de Kernig pour les membres inférieurs, ce qui correspond précisément aux racines les plus atteintes.

Toutes ces questions demandent d'ailleurs, pour être élucidées, de nouvelles recherches.

CINQUIÈME PARTIE

THÉRAPEUTIQUE & PROPHYLAXIE

LA SÉROTHÉRAPIE ANTIMÉNINGOCOCCIQUE

I. *Efficacité de la sérothérapie antiméningococcique.* — L'injection de sérum diminue la mortalité, abrège la durée de la maladie, atténue les symptômes, réduit le nombre et la gravité des complications. — *Influence de la date de l'injection* sur l'efficacité de la sérothérapie antiméningococcique. — *Influence de l'âge du malade.* — Le pronostic de la méningite cérébrospinale du nourrisson est encore sévère, malgré la sérothérapie (difficultés du diagnostic et difficultés du traitement chez le nourrisson).

II. *Préparations des sérums antiméningococciques.* — Injection aux chevaux de microbes vivants, de microbes morts et d'autolysats. — Conservation des sérums — Mode d'action du sérum. — Titrage des sérums.

III. *Les règles de la sérothérapie antiméningococcique.* — *Injection intrarachidienne.* — Inefficacité des injections sous-cutanées. Ponction évacuatrice préalable. — Pousser l'injection de sérum avec douceur et lenteur. — *Dose à injecter.* — Quantités totales de sérum inoculée au malade. — *Position du malade.* — Position horizontale pendant l'injection. — Mettre la tête basse après l'injection. — Douleurs pendant l'injection de sérum. — Précautions à prendre chez les malades agités. — *Règle de la première injection systématique.* — *Règle de la première série systématique.* — *Règle des injections ultérieures.* — *Règles concernant l'injection elle-même.* — Incidents : rupture de l'aiguille. — Injection du sérum dans le tissu extradural.

IV. *Les accidents de la sérothérapie antiméningococcique.* — 1°) *Accidents bénins de pathogénie connue* : les accidents sérotoxiques d'allure habituelle (maladie du sérum) éruptions, arthropathies, fièvre. — Les accidents sériques consécutifs aux injections intra-rachidiennes obéissent aux mêmes lois que les accidents sériques observés à la suite des injections sous-cutanées. 2°) *Les accidents sérotoxiques de modalité particulière.* — *Description des faits cliniques.* — Ces accidents peuvent prendre l'allure d'une *reprise de la méningite.* — Dans ces circonstances, sous l'influence d'une injection intempestive de sérum, ces accidents méningés d'origine sérotoxique s'accentuent immédiatement. — *Accidents graves survenant au cours de l'injection de sérum ou immédiatement après elle.* — *Collapsus syncopal.* — *Mort subite.* — *Discussion pathogénique.* — *Conclusions pratiques.*

V. *Médications adjuvantes et traitement dans certains cas particuliers.* — Les bains chauds, le collargol, les ponctions répétées — Chez les nourrissons, ponction de la fontanelle et injection intra-ventriculaire de sérum. — Indications techniques. — Chez l'adulte, trépano-ponction ventriculaire dans les cas prolongés s'accompagnant d'hydrocéphalie et de phénomènes de compression cérébrale. — Craniectomie décompressive. — Injection intraveineuse de sérum dans les cas foudroyants.

VI. *Prophylaxie.* Isolement des maladies. — Mesures à prendre vis-à-vis des porteurs de germes.

DOCUMENTS ET BIBLIOGRAPHIE.

Tous les médecins sont d'accord sur les principes du traitement de la méningite cérébro-spinale. Les sérums antiméningococciques ont donné dans les différents pays des résultats excellents et la valeur de cette thérapeutique spécifique n'est mise en doute par personne.

I. **Efficacité du traitement antiméningococcique.** — L'efficacité des sérums antiméningococciques est prouvée par de nombreuses statistiques et des observations cliniques saisissantes. La mortalité par méningite cérébro-spinale a baissé considérablement depuis l'emploi du sérum : les médecins qui observaient des décès dans la proportion de 70 à 90 pour 100 n'en ont plus que 20 à 30 pour 100.

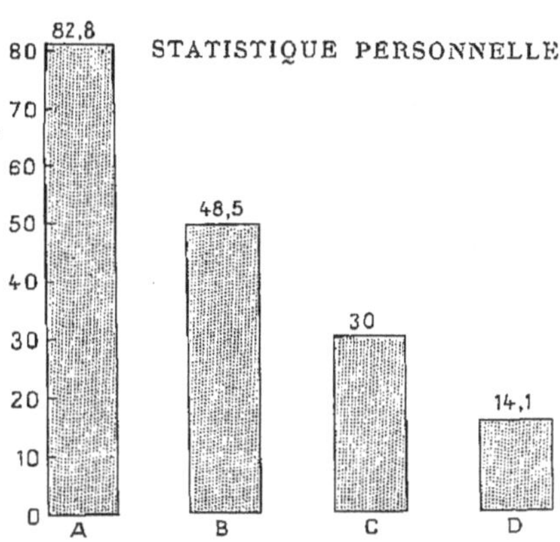

Fig. 56. — Mortalité dans la méningite cérébro-spinale : A, cas de 1909 n'ayant pas reçu de sérum; B, méningites suppurées à diplocoques de Weichselbaum traitées sans sérum de 1899 à 1908; C, méningites cérébro-spinales traitées par le sérum en 1909-1910; D, méningites cérébro-spinales traitées par le sérum en 1909-1910 en défalquant les sujets entrés moribonds à l'hôpital et les sujets ayant succombé à une complication indépendante de leur méningite.

Voici quelques chiffres qui montrent bien la haute efficacité du traitement sérique dans la méningite cérébro-spinale.

Statistique personnelle : Elle porte sur 133 malades soignés à l'hôpital Trousseau ou en ville. Le sérum a été administré aux 100 derniers en injections intra-rachidiennes, et les 33 premiers n'ont pas reçu d'injection de sérum.

Chez les sujets qui n'ont pas reçu le sérum, la mortalité a été de 16 sur 33 ; chez les sujets qui ont reçu le sérum, elle est tombée à 28 pour 100.

Si le sérum n'était intervenu, toutes choses égales d'ailleurs, nos 100 malades auraient donné 48 ou 49 décès. La différence est appréciable.

Mais la comparaison peut être poursuivie davantage. Un certain nombre de nos décès n'étaient justiciables d'aucun traitement efficace, avant aussi bien qu'après le sérum. On doit classer dans cette catégorie des sujets arrivés moribonds ou ceux dont la mort a été la conséquence des complications, sans rapport avec l'infection méningococcique (tuberculose, broncho-pneumonie, etc.).

Or, ils doivent être retranchés si l'on veut avoir la mortalité réelle. Ils sont au nombre de 6 dans la période présérique, de 19 dans la période sérothérapique.

Nous trouvons en conséquence une mortalité nette :

De 10 sur 27, soit 37 *pour 100 avant le sérum* ;

De 9 sur 81, soit 10,9 *pour 100 depuis le sérum*.

Voici maintenant d'autres statistiques qui concordent tout à fait avec les nôtres.

M. Comby avait, avant 1909, traité, sans sérum, 16 méningites cérébro-spinales à diplocoque de Weichselbaum avec 12 décès, soit une mortalité de 75 pour 100. En 1909 il traite 14 malades avec le sérum et a 6 décès, soit 43 pour 100.

En Amérique, Koplik a dans son service, avant le sérum une mortalité de 33 sur 74, soit 51,5 pour 100. Cette mortalité avec le sérum s'abaisse de 2 sur 11, soit 18,18 pour 100.

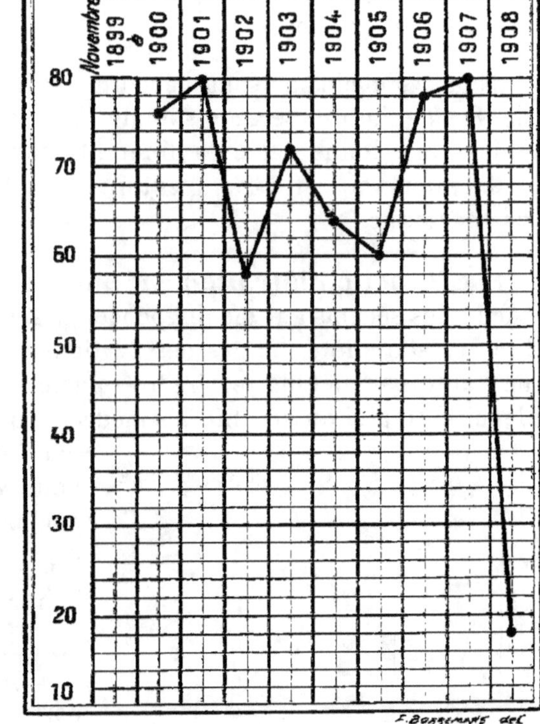

Fig. 57. — Pourcentage des décès dans la méningite cérébro-spinale avant l'emploi du sérum (1899 à 1107) et depuis la sérothérapie (1908). Statistique de Dunn. (Hôpital des enfants de Boston.)

A l'hôpital des enfants à Boston la mortalité de 1899 à 1907 oscille aux environs de 70 pour 100. En 1908, avec le sérum, elle tombe à 18 pour 100.

Nous citerons encore les statistiques suivantes :

	Sujets traités.		Sujets non injectés.	
Chase, à Akron . . .	25 p. 100	5 sur 12	90 p. 100	9 sur 10
Ladd, à Castalier . .	35 —	11 — 30	80 —	12 — 15
Haden, à Baltimore .	14 —	3 — 31	64 —	27 — 33

Le sérum de Flexner donne à Gardner Robb, à Belfast, une mortalité de 27 sur 90, soit 30 pour 100. Avant le sérum la mortalité était de 199 sur 375, soit 72.3 pour 100.

A Edimbourg, Ker. avant l'emploi du sérum, a perdu 87 malades sur 108, soit 80,5 pour 100. Avec le sérum la mortalité est tombée à 43 pour 100 (13 sur 30).

En Allemagne nous mentionnerons seulement la statistique du service de Kromer à Ratibor, où. en 1906, 30 sujets injectés par la voie rachidienne donnent 8 décès, soit 25 pour 100, tandis que la mortalité avant l'emploi du sérum était de 55 pour 100; et celle de Lévy, d'Essen, qui, en 1907, compte 2 décès sur 17 malades, soit 21,7 et 11,76 pour 100 (mortalité nette), alors que la mortalité sans sérum était de 11 sur 14, soit de 78,57 pour 100.

En 1900, le même auteur a une mortalité de 7 sur 54, soit 13 pour 100, tandis la mortalité sans l'emploi du sérum est de 42 sur 65, soit 64 pour 100.

En Autriche, où l'on fait usage surtout d'un sérum fabriqué à l'Institut sérothérapique de Paltauf, nous disposons des statistiques de 4 services d'enfants. La concordance est frappante. Voici les tables de mortalité :

	Avant le sérum.	Après le sérum.
A Ste-Anna Kinderhospital .	71 p. 100	45 p. 100
A Karolinen — .	85 —	58 —
A Wilhelminen — .	63 —	29 —
A Franz Joseph — .	70 —	40 —

Nous n'avons utilisé jusqu'ici que les statistiques d'auteurs ayant traité personnellement un assez grand nombre de malades avec et sans sérum.

Nous voulons cependant exposer sous les yeux trois autres statistiques comportant un grand nombre de cas.

Voici d'abord les derniers chiffres de Lévy d'Essen à la date de juin 1910. Cet auteur a personnellement traité 164 malades avec 30 décès, soit une mortalité brute de 18,29 pour 100. En déduisant 11 cas de méningites foudroyantes et 6 dans lesquels le décès est dû à des complications, la mortalité se réduit à 13 sur 147, soit 8,84 pour 100.

Dopter a analysé 402 observations provenant des nombreux médecins, qui ont fait usage de son sérum.

Le nombre de décès a été de 66, dont on doit retrancher 17 décès chez des sujets inoculés *in extremis* et 2 décès dus à des maladies étrangères à la méningite La mortalité est de 16,44, la mortalité rectifiée de 12,27 pour 100. La mortalité sans sérum est fixée par cet auteur à 65 pour 100.

Flexner enfin a rassemblé 712 observations américaines, canadiennes, anglaises ou françaises, où il avait été fait usage de son sérum. Il note 224 décès, soit une mortalité brute de 31,4 pour 100.

L'heureuse influence du sérum ne se manifeste pas seulement par l'abaissement de la mortalité. Elle se traduit encore par l'atténuation des symptômes, l'abréviation de la durée de la maladie, la moindre proportion des complications. Ainsi, avant le sérum, les méningites nécessitant un traitement de moins d'une semaine sont dans la proportion de 18 pour 100. Elles sont dans une proportion à 66 pour 100 après le sérum.

La proportion des guérisons se faisant attendre plus de deux semaines était avant le sérum, de 62 pour 100, depuis le sérum elle est de 9, 7 pour 100 (statistiques personnelles). Dans un certain nombre de cas, la guérison se fait par une défervescence brusque, qui fait suite à l'injection de sérum.

La convalescence des malades non traités par le sérum était pénible et précaire. La plupart des sujets traités ont, au contraire, une convalescence franche et prompte.

De même, la *proportion des complications graves, des séquelles et des infirmités*, a bien changé depuis l'emploi du sérum, comme le montre le schéma ci-dessous (fig. 38). Et il faut tenir compte de ce fait qu'un grand nombre de ces complications sont dues à des lésions qui se sont établies durant les jours qui ont précédé l'emploi du sérum.

L'efficacité du traitement antiméningococcique dépend, dans une mesure assez grande, de la *date* à laquelle a été pratiquée la première inoculation.

Chez les sujets traités du 1er *au* 3e *jour, la guérison est la règle.* Les statistiques suivantes mettent bien en lumière l'influence de la première injection.

Voici une *statistique personnelle* : Chez 44 malades la première injection a été faite du 1er au 3e jour. Il y a eu 9 décès : 4 fois les sujets étaient moribonds au moment du début du traitement, 3 autres sujets, sortis guéris et dont la guérison s'était maintenue assez longtemps, ont été ramenés dans un état désespéré, et la nouvelle injection a été faite trop tard. Un dernier décès est survenu chez un sujet atteint de lésions cardiaques.

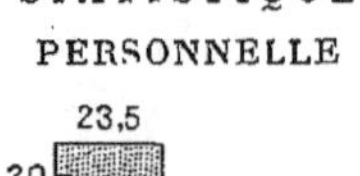

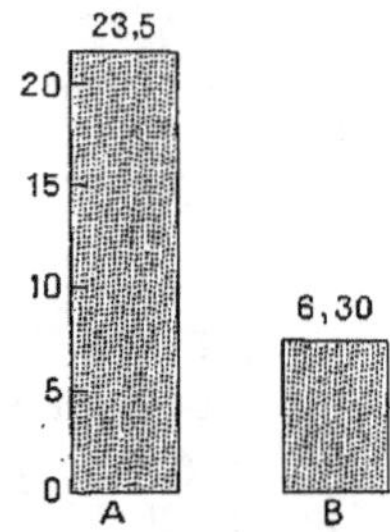

Fig. 38. — A, proportion des séquelles avant le traitement sérique; B, proportion des séquelles chez les sujets traités par le sérum.

En éliminant ces 8 cas, il reste 1 décès sur 36 cas. Soit une mortalité brute de 20,9 et une mortalité réduite de 5,55 pour 100.

Chez 32 malades, le traitement a commencé du 4e au 7e jour, 11 sont morts; 4 décès se sont produits chez des sujets entrés moribonds à l'hôpital et 3 décès sont dus à des complications sans rapport avec la méningite. On obtient donc une mortalité brute de 33,3 pour 100 et une mortalité réduite 15,4 pour 100.

Enfin 23 sujets ont été injectés après la fin de la première semaine. Il y a eu 6 décès, dont 3 attribuables à des complications. Soit une mortalité brute de 26 p. 100 et une mortalité réduite de 15 p. 100.

Dans la statistique de Flexner et Jobling, portant sur 712 cas, la mortalité est, suivant la date de l'injection, de 25,3 p. 100; de 27,8 p. 100 et 42,1 p. 100.

Les chiffres de Dopter qui concernent 402 cas, donnent, avant le 3e jour, une mortalité de 8,20 p. 100; du 4e au 7e jour, une mortalité de 14,4; après la première semaine, une mortalité de 24,1 p. 100.

*Ces chiffres montrent nettement combien il est important de prati-
quer le plus tôt possible l'injection de sérum aux méningitiques.* Ils
justifient donc les règles thérapeutiques que nous énonçons plus
loin, concernant la nécessité d'injecter les malades dès qu'on est
en droit de suspecter chez eux la méningite cérébro-spinale.

Il est bien évident que la mortalité, malgré l'action du sérum, res-
tera très forte *chez les nourrissons*, dont la méningite cérébro-spinale
a encore aujourd'hui un pronostic assez sombre. Cette gravité
plus grande de la méningite chez les nourrissons tient en grande
partie à la *difficulté du diagnostic* : la plupart des petits malades
ne sont traités qu'après la première semaine. La *difficulté du traitement* chez les nourrissons est aussi très grande : souvent la raideur

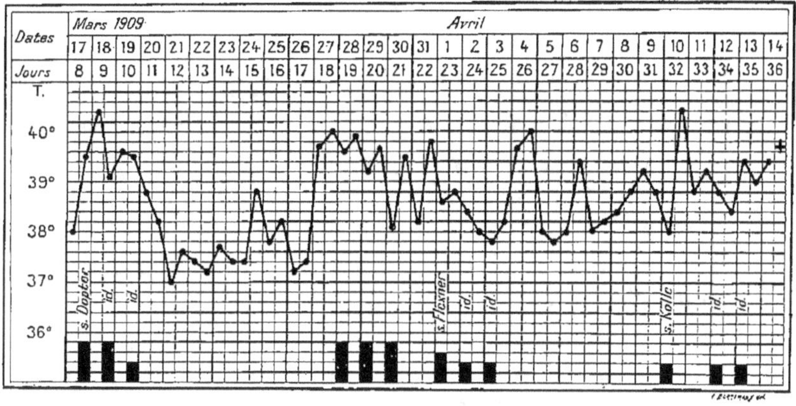

Fig. 59. — Méningite cérébro-spinale chez un nourrisson de 8 mois. Mort malgré la sérothérapie (emploi du sérum de Dopter, de Flexner, et de Kolle). Le traitement a été
entrepris trop tard.

rachidienne empêche de pratiquer la ponction lombaire. D'autre
part, chez les nourrissons, les lésions subaiguës des méninges aboutissent facilement à l'hydrocéphalie et à l'interruption des communications entre les cavités craniennes et rachidiennes ; aussi dans ces
différents cas, a-t-on pu conseiller des injections intraventriculaires
de sérum au lieu des injections, intrarachidiennes inefficaces ou
impossibles. Il sera question plus loin de ces interventions.

Malgré ces restrictions, le traitement sérique abaisse considérablement la mortalité chez les nourrissons, qui tombe de 75 p. 100
environ à 45 pour 100 environ. On a pu guérir d'une façon absolument parfaite des nourrissons de quelques mois atteints de méningite cérébro-spinale grave.

Les chiffres que voici montrent l'influence de l'âge sur les effets du
traitement sérique.

Voici d'abord une *statistique personnelle* :

Age.	Nombre de cas.	Nombre de décès.	Décès à élim.	Mortalité globale.	Mortalité réduite ([1]).
Moins de 1 an. .	18	15	5	61	46 p. 100.
1 à 2 ans	15	4	3	26,6	6,66 —
2 à 5 ans	22	6	5	27,2	5,87 —
5 à 10 ans. . . .	21	2	2	9,5	0 —
10 à 15 ans. .	11	2	2	18,1	0 —
Au delà de 20 ans.	13	3	5	23	9,09 —
	100	18	19	28	11,1 —

Sur 712 cas analysés par Flexner la mortalité est :

Moins de 2 ans. . . .	104 cas	44 décès	42,3 p. 100
3 à 5 ans.	112 —	30 —	26,7 —
5 à 10 ans	113 —	18 —	15,9 —
10 à 15 ans.	101 —	26 —	27,7 —
15 à 20 ans.	107 —	35 —	32,7 —
Au delà de 20 ans. . .	175 —	69 —	59,4 —

Sur les cas traités par le sérum de Dopter la mortalité est :

Chez les sujets de moins de 1 an.	48,6 p. 100
De 1 à 2 ans.	20,1 —
De 2 à 5 ans.	9,3 —
De 5 à 10 ans.	8,5 —
De 10 à 20 ans.	10,2 —
Plus de 20 ans.	14,1 —

II. *Préparation des sérums antiméningococciques*. — Les sérums antiméningococciques proviennent de chevaux immunisés au moyen de cultures de méningocoques. Les animaux reçoivent, à intervalles variés, des doses progressivement croissantes de méningocoques morts, de méningocoques vivants et de produits de desintégration des microbes ou autolysats. Les injections sont faites parfois dans les veines, le plus souvent sous la peau, en plusieurs places différentes.

Des doses considérables peuvent être employées, et les animaux arrivent à supporter des quantités prodigieuses d'autolysats et de cultures. L'injection de méningocoques provoque chez le cheval des accidents plus ou moins graves, d'abord des phénomènes locaux et ensuite des manifestations générales, notamment de la fièvre. Il arrive parfois que les symptômes s'aggravent et que les animaux succombent. Ils peuvent mourir brusquement d'anaphylaxie. L'injection intraveineuse serait particulièrement dangereuse.

1. Dans la mortalité réduite nous éliminons les décès chez les moribonds et chez les sujets dont la mort est le fait de complications, qui ne sont pas liées à la méningite.

Le sérum du cheval injecté n'est actif qu'après une immunisation de cinq ou six mois, il n'acquiert son pouvoir maximum qu'au bout d'un an. Il faut employer pour l'immunisation de nombreuses races différentes de méningocoques pour obtenir un sérum polyvalent.

Les sérums allemands et américains sont additionnés d'antiseptiques, notamment d'acide phénique. Cette adjonction permet la conservation du sérum, elle ne présente pas d'inconvénient pour les malades. Le sérum français subit un vieillissement artificiel, qui a l'avantage de diminuer le nombre des accidents sériques. On peut conserver des sérums actifs assez longtemps, à condition de les placer dans la glacière.

Le mode d'action du sérum antiméningococcique est complexe. Il a une action autolytique sur les méningocoques *in vitro* et *in vivo*. Cette action lui est commune avec le sérum de cheval simple et l'eau salée. Il entrave, à une concentration suffisante, le développement des cultures de méningocoque, cette action ne lui est pas personnelle, car le sérum humain non chauffé a une influence identique. Ce qui caractérise la façon d'agir du sérum antiméningococcique, c'est son effet sur la phagocytose : il provoque *in vitro* et *in vivo* une phagocytose très active du diplocoque de Weichselbaum. Ainsi, le sérum de cheval normal (ou le sérum antidiphtérique) est dépourvu de toute action sur la phagocytose (action opsonique) à une dilution supérieure à 1 pour 100 (¹); or, le sérum antiméningococcique exerce *in vitro* une influence sur les phagocytes à une dilution de 1 pour 5000. De plus, le sérum antiméningococcique a une action antitoxique, et il neutralise l'endotoxine méningococcique. Le rôle microbicide du sérum spécifique est étroitement lié à son rôle anti-endotoxique.

Les procédés employés pour contrôler l'efficacité et pour titrer l'action des sérums antiméningococciques, sont variables suivant les auteurs. Aucun n'a la simplicité et la valeur des procédés employés pour le titrage du sérum antidiphtérique ou antitétanique, car l'action des toxines diphtérique et tétanique sur les animaux de laboratoire est précise et dosable. Au contraire, la virulence du méningocoque pour les animaux de laboratoire est bien variable. La méthode de la déviation du complément, la recherche d'un indice opsonique sont des moyens approximatifs satisfaisants.

---

1. Plusieurs médecins ont proposé de traiter les méningites cérébrospinales par les injections de sérum antidiphtérique. Ce traitement est absolument inefficace. Les quelques propriétés du sérum normal qu'on pourrait utiliser sont infiniment moins accusées et moins complètes que les propriétés hautement spécifiques des sérums préparés.

III. ***Les règles de la sérothérapie antiméningococcique***.
— L'accord est presque entier aujourd'hui sur les règles du traitement de la méningite cérébro-spinale, et les divergences des différents auteurs ne portent que sur des questions de détail. On peut formuler comme suit les règles principales de ce traitement.

Le sérum antiméningococcique *doit être injecté dans le canal rachidien.*

En effet, de nombreux essais ont montré que l'injection sous-cutanée des sérums antiméningococciques n'a aucune action sur la marche de la maladie. Si on emploie le sérum en injection sous-cutanée, on a une mortalité aussi élevée que celle observée avant l'emploi du sérum ; du reste, les expériences montrent que le sérum, injecté sous la peau, ne passe point dans les espaces sous-arachnoïdiens, ou y parvient seulement en quantité minime. Pour exercer ses divers effets bactéricide, opsonique, antitoxique, le *sérum doit être porté au contact du foyer morbide.*

Il faut par la *ponction évacuatrice*, qui précède l'injection de sérum, retirer autant de liquide qu'il en coule aisément ou qu'une aspiration douce permet d'en obtenir. Il ne faut pas avoir peur de retirer trop de liquide ; souvent on recueille 100, 150 centimètres cubes de liquide céphalo-rachidien mélangé de pus.

Lorsque le liquide coule difficilement à travers l'aiguille, il faut user d'artifices pour en retirer la plus grande quantité possible. Ecouvillonner l'aiguille, car souvent, un flocon purulent en bouche la lumière, ou bien enfoncer davantage l'aiguille, ou au contraire la tirer vers soi, la déplacer, injecter pour la déboucher un peu d'eau salée physiologique tiède, enfin ponctionner en un autre point ou au niveau d'un autre espace intervertébral. Malgré ces tentatives, il peut arriver que la quantité de liquide obtenue soit très minime, et l'on peut être forcé d'injecter une quantité de sérum supérieure à celle du liquide retiré. On tiendra grand compte, dans ce cas, de la résistance qu'on sent en pratiquant l'injection, pour limiter la dose de sérum injectée.

En effet, il faut toujours pousser l'injection du sérum avec une extrême lenteur et la plus grande douceur. *Dès que l'on sent une résistance un peu forte, il faut s'arrêter.* Il est difficile de préciser ce que l'on entend par résistance un peu forte, seule la pratique peut permettre de mesurer et d'apprécier cette sensation.

En règle générale, la *dose de sérum à injecter chaque fois doit être forte* : 30 centimètres cubes représentent la dose habituelle, même chez les enfants très jeunes. Dans les cas graves on peut injecter jusqu'à 40 et même 60 centimètres cubes. La plupart des auteurs s'accordent à reconnaître la nécessité des doses élevées et on ne voit qu'exceptionnellement indiquées des doses inférieures à 20 centimètres cubes.

Pendant toute la durée de la ponction évacuatrice et de l'injection, le sujet sera maintenu couché. Si l'on a été obligé d'asseoir le malade pour enfoncer l'aiguille, on le fera coucher doucement dès l'apparition des premières gouttes de liquide.

Lorsque nous introduisons dans la cavité rachidienne des méningitiques le sérum thérapeutique, nous supposons que celui-ci est capable de gagner directement les espaces sous-arachnoïdiens cérébraux et les ventricules, car, comme on le sait, le processus inflammatoire est souvent plus intense au niveau des méninges cérébrales que des méninges spinales.

L'expérience montre que, sauf les exceptions qui seront étudiées plus loin, le sérum, injecté dans la région lombaire, diffuse dans le liquide céphalique des espaces péri-cérébraux et des ventricules. Pour hâter et favoriser cette pénétration cranienne si nécessaire du sérum antiméningococcique, il faut, dès qu'on a pratiqué l'injection de sérum, soulever de 40 à 60 centimètres le siège du patient, de façon à *mettre la tête très basse pendant* 10 *minutes environ*, ensuite on étend le malade à plat dans son lit, en surélevant de 50 centimètres au moins les pieds du lit pendant plusieurs heures de suite.

Il faudra, pendant toute la durée de l'injection, que le malade soit maintenu avec fermeté par des aides habitués à cette manœuvre; en effet l'injection de sérum peut être douloureuse, même quand on a retiré une quantité suffisamment abondante de liquide et qu'on injecte avec lenteur et douceur. Ces douleurs, à vrai dire, sont surtout intenses quand on est obligé d'injecter une quantité de sérum supérieure à celle du liquide soustrait par la ponction. Les douleurs siègent au niveau de la région lombaire et s'irradient le long des membres inférieurs.

Ces douleurs peuvent arracher des cris aux malades et provoquer une agitation extrême, des plus gênantes, pendant l'injection de sérum. Elles peuvent s'accompagner d'une envie très intense d'uriner et de ténesme rectal. Il est cependant assez exceptionnel d'observer au cours de l'injection de l'incontinence d'urine et surtout des matières. Les douleurs peuvent persister plusieurs heures. On peut les prévenir et les calmer par une injection de morphine, les traiter par des frictions au gaïacol, au salicylate de méthyle.

Ces accidents reconnaissent pour cause l'irritation des filets nerveux de la queue de cheval au milieu desquels on pousse l'injection de sérum et qui subissent, de ce fait, une compression et une irritation passagère.

On comprend donc que le malade s'agite pendant l'injection de sérum ; parfois même son indocilité est telle qu'il est impossible de pratiquer la ponction lombaire et l'injection intrarachidienne. Dans ces circonstances il ne faut pas hésiter à prescrire une injection de morphine (de 1/4 à 1 centigr.). En règle générale, au bout d'une demi-heure, le malade est suffisamment calme pour qu'on puisse alors pratiquer l'injection de sérum. Dans certains cas, il a même été nécessaire d'employer l'anesthésie chloroformique.

Cette agitation du malade peut avoir aussi pour conséquence fâcheuse la rupture de l'aiguille intro-duite dans le canal rachidien. Habi-tuellement cet accident n'est pas suivi de conséquences très fâcheuses, soit qu'on puisse retirer l'aiguille aussitôt, soit qu'on la retire peu de temps après. Mais dans d'autres cas, la persistance de ce corps étranger dans les espaces sous-arachnoïdiens a eu des conséquences assez graves (phénomènes de suppuration, dou-leurs et même troubles paraplé-giques).

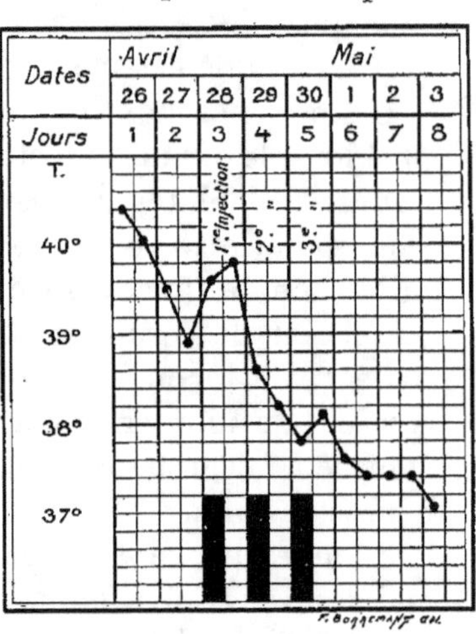

Fig. 40. — Méningite cérébro-spinale chez une jeune fille de 11 ans. Guéri-son très rapide après trois injections de sérum.

Règle de la première injection systé-matique. — Dès qu'on soupçonne qu'un sujet est atteint de méningite cérébro-spinale, il faut pratiquer une ponction lombaire, *si le liquide cérébro-spinal est purulent, louche, ou simplement trouble, il faut faire immédiatement l'injection intra-rachidienne d'une forte dose de sérum antiméningococcique. Si le liquide est limpide, on pra-tiquera, malgré cette constatation, l'injection de sérum, lorsque la clinique fournit des présomptions sérieuses en faveur de la ménin-gite cérébro-spinale.* Nous avons suffisamment insisté sur l'inté-rêt qu'il y a à traiter activement les méningitiques le plus tôt pos-sible. Aussi ne craignons-nous pas d'affirmer qu'il ne faut pas attendre les résultats de l'examen bactériologique, avant de faire l'injection.

Sans doute on sera amené de cette façon à injecter dans certains cas du sérum antiméningococcique à des sujets atteints de ménin-gite tuberculeuse, ou bien de pneumonie, de fièvre typhoïde, d'oreillons avec accidents méningés. Ces injections n'ont point d'inconvénient réel. Il est préférable de s'exposer à pareilles erreurs que d'ajourner, dans un cas où elle serait utile, l'injection de sérum antiméningococcique.

Règle de la première série systématique. — S'il ne faut pas attendre les résultats des examens bactériologiques pour pratiquer la première injection, il n'en est pas de même pour celles qui vont suivre. L'examen du liquide retiré par ponction lombaire est indispensable pour la suite du traitement, et il faudra prendre toutes

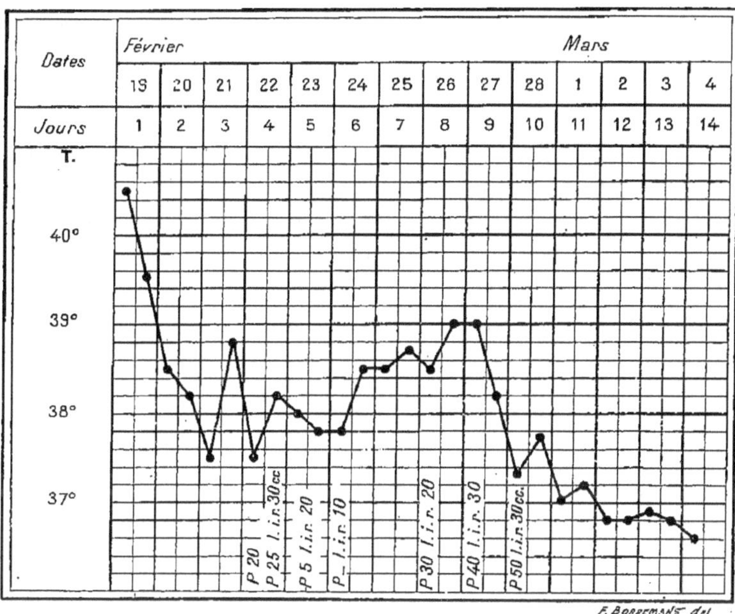

Fig. 41. — Méningite cérébro-spinale grave chez un adulte. Effets du sérum insuffisants avec des doses trop faibles. Défervescence immédiate et définition après 5 injections consécutives de doses convenables de sérum de Dopter.

les précautions que nous avons indiquées pour le faire dans de bonnes conditions. Il est bien évident que, si l'examen fait reconnaître la présence dans le liquide de pneumocoques, de streptocoques, de bacilles de Pfeiffer, de bacilles de Koch, etc., il sera inutile de continuer les injections de sérum. Si, au contraire, le diagnostic de méningite cérébro-spinale est confirmé, on devra pratiquer de nouvelles injections; si même il persiste un doute, éventualité qui n'est pas exceptionnelle, on agira comme si l'hypothèse la plus favorable pour le malade était vérifiée, c'est-à-dire comme si l'on était en présence d'une méningite cérébro-spinale.

Dans ce cas, il ne faut pas se contenter de l'amélioration que peut amener la première injection dès le lendemain ; mais, *quel que soit l'état du malade, pratiquer systématiquement des injections successives trois ou quatre jours consécutifs.* Cette méthode de la *première série systématique* est basée sur des faits cliniques qui, à l'heure actuelle, ont convaincu presque tous les médecins. Cette manière de faire abrège la durée de la maladie, diminue la fréquence des rechutes. Elle est en outre justifiée par les résultats de certaines expériences ; celles-ci ont montré que le liquide céphalo-rachidien se débarrasse rapidement des sérums hétérogènes qu'on y injecte. Par conséquent, l'action du sérum sur les méningocoques contenues dans les espaces sous-arachnoïdiens est assez éphémère. On ne devra considérer comme correctement traités que les sujets soumis à cette première série d'injections.

Règle des injections ultérieures. — Ainsi, on pratiquera toujours pour commencer trois ou quatre injections, à raison d'une injection par vingt-quatre heures, puis on continuera ou bien on interrompra suivant les cas. Pour la conduite à tenir, on se basera sur les modifications des signes cliniques et sur les changements survenus dans le liquide céphalo-rachidien.

En règle générale, on voit, après cette première série d'injections, la fièvre tomber, raideurs et douleurs diminuer. Il ne faut cependant pas se baser uniquement sur les symptômes cliniques pour prendre une décision thérapeutique, car la température est, comme nous l'avons vu, sujette à des écarts considérables, de même la raideur et la contracture de la nuque sont trompeuses. Il arrive même que l'injection de sérum semble les exagérer, comme nous le montrerons plus loin. De meilleurs renseignements sont fournis par l'état général : le délire cesse, le malade est calme, fait une bonne impression d'ensemble.

C'est l'étude du liquide céphalo-rachidien qui donne les indications les plus précises. Sous l'influence du sérum, le liquide s'éclaircit et change complètement d'aspect et de couleur. Le nombre des éléments cellulaires diminue, il y a beaucoup moins de globules du pus, un plus grand nombre de leucocytes peu altérés ; souvent, mais non pas toujours, les lymphocytes deviennent plus abondants et remplacent les polynucléaires. L'examen bactériologique du liquide est d'une très grande importance. On voit les méningocoques diminuer de nombre, perdre leurs affinités colorantes, prendre un aspect polymorphe, puis cette apparence de grains colorés que nous avons décrit disparaître enfin complètement, comme on peut s'en convaincre par l'examen attentif des frottis et par l'étude de cultures, pratiquées dans les conditions requises.

Si le liquide céphalo-rachidien ne renferme plus de microbes, on est en droit d'arrêter les injections de sérum. Mais il ne faudra pas interrompre le traitement avant d'avoir obtenu ce résultat, et l'on ne devra pas craindre de répéter quotidiennement les injections un très grand nombre de fois.

Si, après une interruption plus ou moins longue, la reprise de la fièvre, la réapparition ou l'accentuation des troubles morbides font soupçonner l'existence d'une rechute, on pratiquera une ponction, et si le liquide céphalo-rachidien contient des méningocoques, on recommencera les injections. *Les injections doivent être renouvelées avec la même rigueur que lors de la première atteinte.*

Même s'il n'existe pas de phénomènes cliniques nets, faisant craindre un retour offensif du mal, il faut pratiquer de propos délibéré une ponction lombaire de quatre à huit jours après la première série d'injections, pour se rendre compte de l'état du liquide céphalo-rachidien. On pourra ainsi parfois surprendre le début d'une rechute encore latente et la traiter à un moment favorable.

Les rechutes peuvent se succéder, surtout si le traitement sérique a été appliqué avec pusillanimité, ce qui est encore malheureusement trop fréquent. On a signalé plusieurs fois la mort de sujets atteints de méningite cérébro-spinale après une évolution fort longue, quoiqu'ils aient été traitées par des injections de sérum antiméningococcique; or, bien souvent, dans ces cas, les rechutes avaient été traitées trop tard, ou bien trop mollement par une seule injection d'une petite dose de sérum, le médecin ayant attendu chaque fois, pour pratiquer les injections suivantes l'apparition d'accidents graves.

Pour obtenir des guérisons et pour éviter, dans la mesure du possible, les complications nerveuses et les séquelles, il faut traiter chaque rechute précocement et énergiquement. Bien des résultats heureux sont dus à la persévérance du médecin et à sa foi dans l'action du sérum antiméningococcique.

On conçoit aisément qu'en employant comme nous l'avons indiqué, des injections répétées le sérum, on arrive à introduire chez le même malade des doses très abondantes de sérum. Tel sujet ponctionné 20 ou 25 fois a reçu plus de 700 ou de 800 centimètres cubes de sérum dans le rachis. Les malades ponctionnés 8, 10 ou 12 fois ne sont pas exceptionnels, et les doses de 150 à 250 centimètres cubes sont assez aisément atteintes dans ces cas. De très belles guérisons n'ont été obtenues chez certains méningitiques adultes, enfants, ou même nourrissons, que grâce à ces quantités vraiment considérables de sérum antiméningococcique.

Si on est tenu d'employer des doses aussi considérables de sérum, c'est que le sérum injecté dans les espaces sous-arachnoïdiens

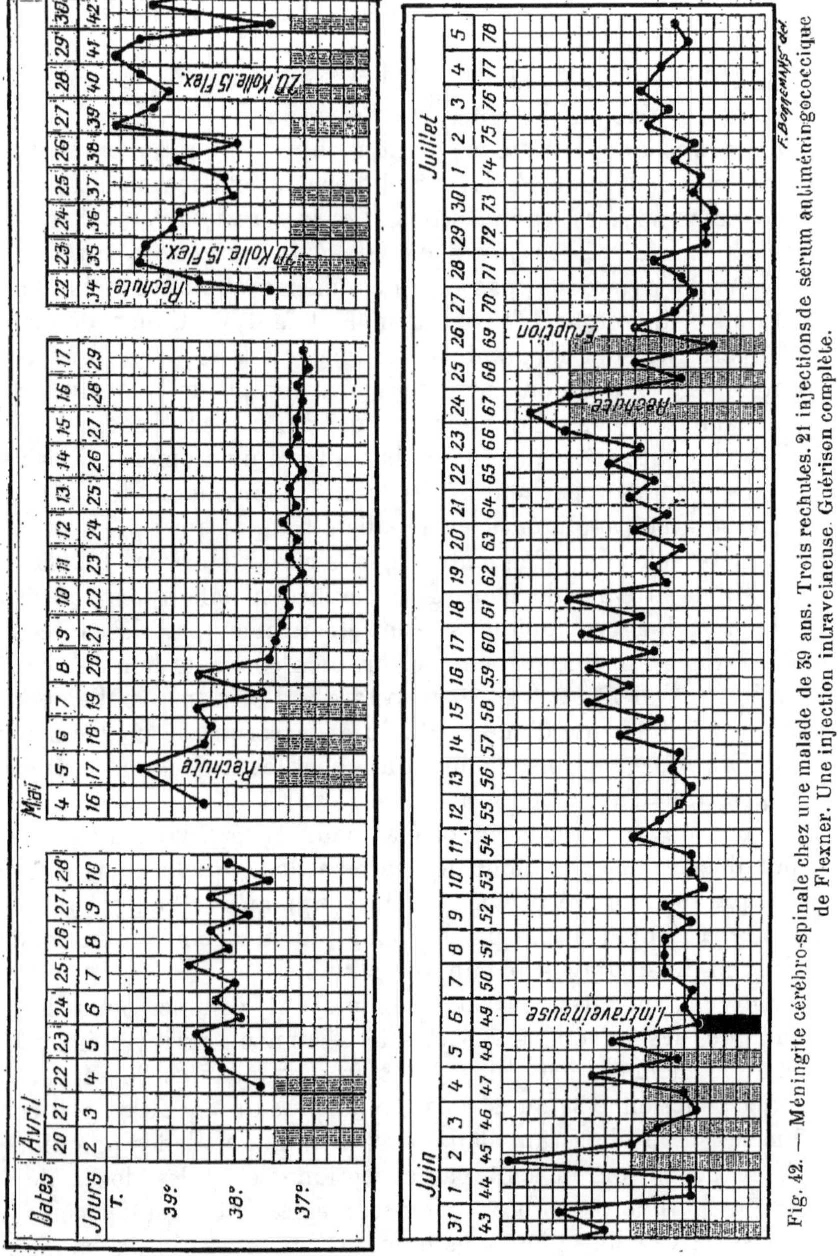

Fig. 42. — Méningite cérébro-spinale chez une malade de 39 ans. Trois rechutes. 21 injections de sérum antiméningococcique de Flexner. Une injection intraveineuse. Guérison complète.

en est rapidement éliminé. Mais n'y a-t-il pas des cas cependant, où cette absorption de sérum n'a pas lieu ?

Certains auteurs, ayant constaté que le liquide retiré à la suite
de ponctions successives suivies d'injections, était jaune et avait
tout à fait l'aspect du sérum injecté la veille, ont émis l'hypothèse
d'une résorption imparfaite du sérum et ont conclu à l'inutilité,
en l'espèce, d'injections répétées. Cette opinion ne paraît pas
exacte dans la majorité des cas, car la simple coloration jaune
clair du liquide céphalo-rachidien peut être causée par de petites

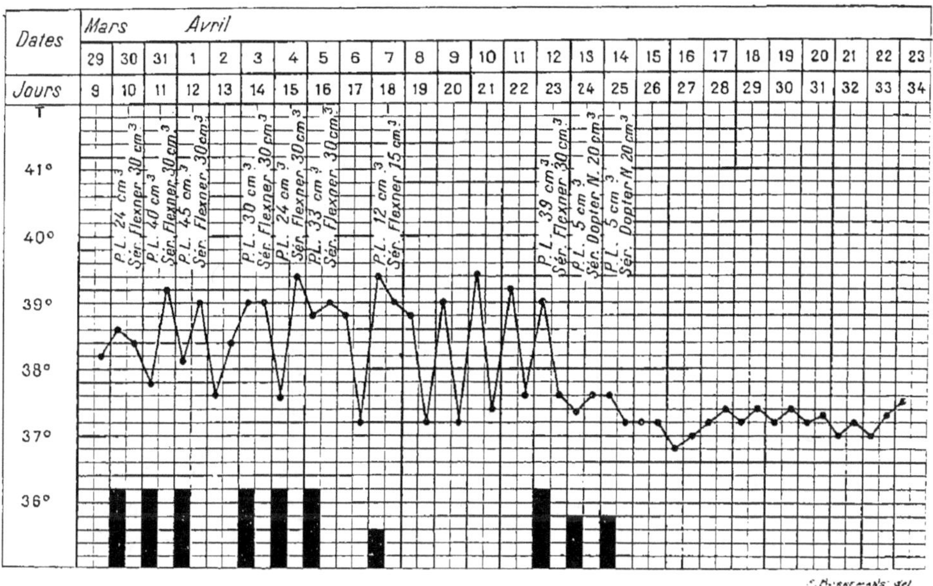

Fig. 43. — Méningite cérébro-spinale ayant nécessité 265 c. c. de sérum en 10 injections.
Guérison.

hémorragies, dues soit au processus inflammatoire lui-même, soit
aux traumatismes des ponctions lombaires répétées. On a observé,
plusieurs fois, un aspect identique du liquide, avant l'emploi du sérum.

Toutefois, il est une circonstance où le liquide retiré n'est autre
que le sérum injecté la veille, c'est la circonstance suivante : il
arrive que l'injection de sérum soit poussée (par suite d'un dépla-
cement de l'aiguille) non pas dans le tissu sous-arachnoïdien, mais
dans le tissu épidural, il se forme alors dans le tissu cellulo-
graisseux extra-méningé une véritable poche artificielle que le
sérum remplit à chaque injection. Dans ces circonstances, on est
frappé de la petite quantité de liquide qu'on retire à chaque ponction, 1 ou 2 centimètres cubes), ce qui s'explique par la résorption
du sérum injecté la veille. Mais malgré cette soustraction minime
de liquide, on arrive à injecter, sans aucune difficulté des quantités

considérables de sérum, ce qui n'est pas étonnant si l'on songe que l'on injecte ce sérum dans le tissu cellulo-graisseux extra-méningé. Cette cause d'erreur est importante à connaître, car elle peut conduire à des désastres. Voici, en effet, comment les choses se passent bien souvent : l'état du malade ne s'améliorant pas à la suite des injections de sérum, on pratique une ponction lombaire ; celle-ci ramène un peu de sérosité extra-dure-mérienne qui ne contient point de méningocoques. On renonce au traitement sérique, ou bien on injecte cependant le patient par prudence, injection absolument inefficace, puisqu'elle ne pénètre nullement dans les espaces sous-arachnoïdiens.

On ne s'étonnera pas, si nous affirmons que certains sujets morts, malgré une sérothérapie intensive, ont été victimes de cette erreur de technique. Dès qu'on la soupçonne, on doit pratiquer, avec insistance, plusieurs nouvelles rachicentèses, au-dessus du point choisi jusqu'alors. Souvent on verra ainsi la ponction ramener un liquide purulent abondant, au lieu des quelques gouttes de sérosité, recueillies les jours précédents.

IV. *Les accidents de la sérothérapie antiméningococcique.* — Les injections intrarachidiennes de sérum antiméningococcique, si utiles, si efficaces, ont des inconvénients et peuvent provoquer des accidents, qu'il faut connaître.

Nous diviserons leur étude en deux parties. Nous étudierons tout d'abord les accidents, dont la pathogénie est connue et dont la gravité est insignifiante. Dans un deuxième paragraphe, nous examinerons les accidents sérieux, graves ou mortels, dont la pathogénie est discutée.

Accidents bénins de pathogénie connue. — Parmi les accidents bénins et de pathogénie connue, on doit ranger les manifestations banales de nature sérotoxique que l'usage de la sérothérapie antidiphtérique a bien fait connaître. L'apparition rapide d'une éruption diffuse ortiée et prurigineuse constitue le symptôme le plus fréquent, le plus passager et le moins pénible de cette *maladie du sérum*. Les arthralgies sont beaucoup plus rares. Il importera, au cours de la méningite cérébro-spinale, de ne pas confondre les éruptions dues à la méningite, et celles qui sont provoquées par l'intoxication sérique, de faire le départ entre les *arthropathies méningococciques* et les *arthralgies sérotoxiques*.

On peut également observer une poussée fébrile en clocher (jusqu'à 39° ou 40°) qui n'est nullement en rapport avec une offensive nouvelle du méningocoque. Cette fièvre éphémère survenant juste

à la période où éclatent les accidents sériques, on est en droit de
la considérer comme une *fièvre sérotoxique.* En voici un exemple
fig. 44).

Les accidents sérotoxiques consécutifs à l'injection intra-rachidienne *obéissent aux mêmes lois générales que les accidents sériques
observés à la suite de l'injection sous-cutanée.* La fréquence globale
est la même dans les deux circonstances.

Les accidents sériques sont plus souvent observés chez les sujets
adultes que chez les enfants.

*La dose injectée ne modifie guère la fréquence, l'allure clinique,
la bénignité, non plus que la date d'apparition des accidents sérotoxiques, à une condition toutefois, c'est que la dose de sérum ait été*

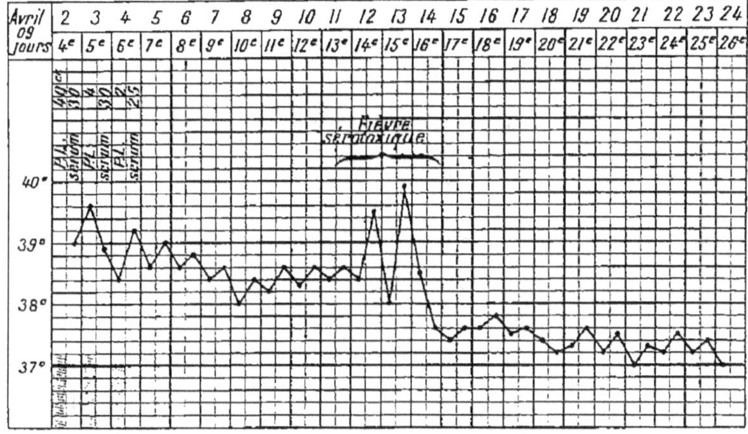

Fig. 44. — Un exemple de fièvre sérotoxique. Huit jours après la cessation du traitement,
accentuation de la fièvre, sans autre manifestation morbide.

*injectée en une fois ou, ce qui revient au même, en une seule série de
plusieurs inoculations faites quotidiennement pendant plusieurs
jours.*

Au contraire, l'allure des accidents sérotoxiques va changer, si le
sujet est en état d'anaphylaxie : le malade a pu recevoir autrefois
des injections de sérum de cheval (antidiphtérique, antitétanique)
qui l'ont mis en état d'hypersensibilité; plus souvent il s'agit de
sujets soignés pour une atteinte de méningite cérébro-spinale par
des injections sériques et qui présentent à nouveau des accidents
méningés dix jours, quinze jours après le début du traitement,
c'est-à-dire en période habituelle d'anaphylaxie.

Dans ces circonstances, les éruptions sériques sont beaucoup
plus promptes à se produire (diminution du temps d'incuba-
tion) et beaucoup plus intenses (importance de la réaction

inflammatoire) enfin peuvent s'accompagner de complications sérieuses (gravité des accidents anaphylactiques).

Parmi ces manifestations de l'anaphylaxie, on doit signaler l'œdème viscéral, notamment l'œdème trachéobronchique. Une dyspnée intense, un malaise profond et un vif sentiment d'angoisse traduisent cette lésion. Ces symptômes apparaissent peu de temps après l'injection de sérum (une heure environ) et peuvent provoquer une vive inquiétude. Mais bientôt ils se calment et disparaissent sans laisser de traces. La constatation d'œdème du visage, d'une éruption ortiée concomitante

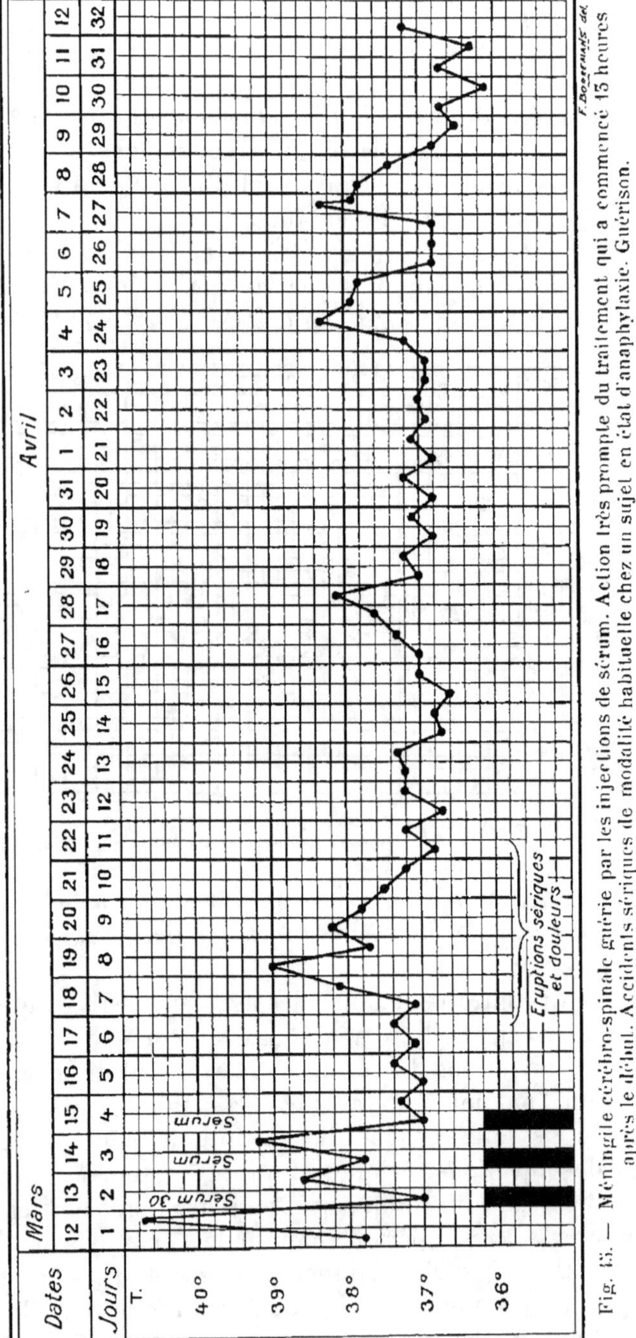

Fig. 5. — Méningite cérébro-spinale guérie par les injections de sérum. Action très prompte du traitement qui a commencé 15 heures après le début. Accidents sériques de modalité habituelle chez un sujet en état d'anaphylaxie. Guérison.

permet de poser le diagnostic de ces accidents sérotoxiques.

Nous n'insisterons pas davantage sur les différents accidents sérotoxiques de modalité habituelle. *Ils sont rarement inquiétants et sont bien connus.* Mais il est une autre catégorie d'accidents qui relèvent, eux aussi, comme nous allons le voir, de l'injection thérapeutique de sérum; ces accidents sont ou bien particulièrement redoutables dans le cas d'injection intrarachidienne ou exclusifs à ce mode de traitement. Les observations probantes, qui en ont été publiées jusqu'à ce jour, sont très peu nombreuses. et la pathogénie exacte de ces accidents est encore discutée.

Accidents sérotoxiques de modalité particulière. — Voici tout d'abord l'exposé des faits cliniques.

Un premier groupe d'accidents se présente de la façon suivante :

De huit à vingt jours environ après le début du traite-

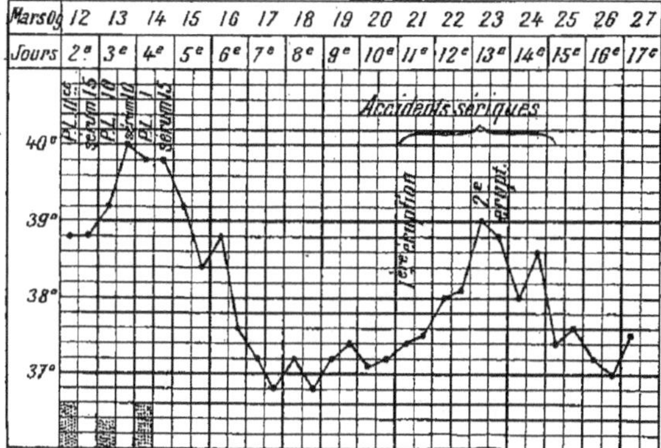

Fig. 46. — Accidents sérotoxiques à allures méningées chez un enfant de 3 mois. Sept jours après la cessation du traitement sérique : reprise de la fièvre, de la raideur, vomissements, agitation. Deux éruptions sériques. Guérison.

ment sérique de la méningite, apparaissent de nouveaux symptômes méningés : ceux qui sont le plus fréquemment observés sont la raideur rachidienne et les douleurs.

Quelquefois ces symptômes (raideur de la nuque, signe de Kernig, céphalée) avaient complètement disparu, quand brusquement ils se manifestent avec intensité, ou bien ces symptômes persistaient, légers et en voie d'atténuation, lorsqu'on les voit assez promptement s'accentuer. Souvent ces troubles s'accompagnent d'une élévation de la température qui parfois, en quelques heures, atteint 39°,5 ou 40°, plus souvent oscille entre 38° et 39°. L'agitation, l'insomnie, le malaise général sont fréquemment notés, les vomissements sont plus rares. Le médecin, en présence de ce tableau clinique, songe immédiatement à une reprise de la méningite, éventualité fréquente, comme nous l'avons indiqué. Un signe pourtant peut attirer son attention, c'est la coexistence avec ces accidents méningés d'une éruption, ayant tous les caractères d'une éruption sérique. Ce symptôme manque souvent : la ponction, praliquée dans ces circonstances, permettra seule de poser un diagnostic. En effet, le liquide céphalo-rachidien est, dans ces cas, limpide, presque toujours pauvre en cellules et ne contient aucun germe pathogène.

Ce renseignement, de la plus haute valeur, empêchera de pratiquer l'injection de sérum, et on constatera alors que, spontanément, sans l'aide d'aucune thérapeutique, « comme par enchantement », ces accidents disparaissent.

Si l'on vient, au contraire, à pratiquer mal à propos une injection intra-rachidienne de sérum chez un sujet présentant ces acci-

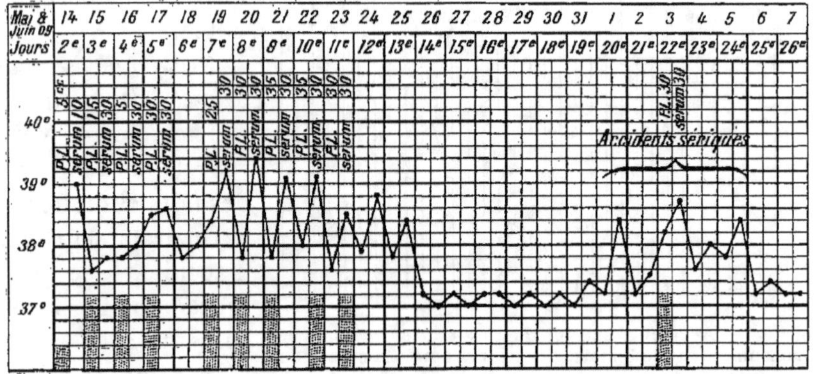

Fig 47. — Accidents sériques à allures méningées chez un enfant de 6 ans. Neuf jours après la cessation du traitement sérique : fièvre, raideur, signe de Kernig. Le liquide céphalo-rachidien est stérile. Une injection inutile de sérum. Guérison.

dents méningés qui sont précisément d'origine sérique, on provoquera l'accentuation des phénomènes.

Ce ne sera plus alors plusieurs jours après l'injection de sérum que ces accidents se produiront, mais trois heures, deux heures, une heure parfois après l'injection de sérum, on verra la raideur augmenter, la température monter, la céphalée, les douleurs s'accentuer. *Il est donc très important de distinguer ces accidents sériques d'une reprise de la méningite : les symptômes cliniques se ressemblent, seule la ponction lombaire peut, comme on l'a vu, permettre d'éviter l'erreur, empêcher qu'on ne traite par le sérum des accidents sériques.*

Cette première catégorie d'accidents de modalité particulière est pénible pour le malade et n'est pas sans soucier le médecin ; mais ces troubles, pour sérieux qu'ils soient, une fois qu'ils sont reconnus et rattachés à leur véritable cause, cessent spontanément et ne présentent point de gravité.

Il n'en est pas de même pour une deuxième sorte d'accidents. Ceux-ci se présentent de la façon suivante :

Ces accidents se produisent au cours même de l'injection intra-rachidienne de sérum, ou bien à la fin de celle-ci, plus rarement quelques minutes après. Tout à coup, on voit le sujet pâlir ; ses yeux se ferment à demi, la respiration se ralentit, le pouls s'affaiblit. Les aides qui tiennent le malade, pendant l'injection de sérum, sentent que la raideur fait place à une mollesse progressive. A l'apparition de ces symptômes, on cesse aussitôt l'injection ; alors la rougeur immédiatement monte au visage du malade, la raideur rachidienne réapparaît, la respiration et le pouls reprennent leur allure normale. Le sujet n'a même pas perdu connaissance.

Tels sont les accidents ébauchés en quelque sorte. Voici comment ils se présentent dans toute leur gravité.

On est frappé tout d'abord par un ralentissement de la respiration, qui s'accompagne d'une ampleur remarquable des mouvements respiratoires ; ceux-ci deviennent bruyants, s'accompagnent de stertor. Puis, les mouvements respiratoires se ralentissent, la face devient violacée, la respiration s'arrête, le sujet perd connaissance. Les battements du cœur cessent en dernier lieu et l'on perçoit encore le pouls, alors que l'apnée est installée depuis plusieurs secondes.

Chez quelques sujets, on observe des mouvements convulsifs, généralisés ou plus fréquemment localisés à la face, aux yeux, aux muscles masticateurs, ou encore l'évacuation involontaire des urines et des matières.

Ces accidents d'allure effrayante ne sont pas nécessairement mortels. Le plus souvent, on peut ramener ces sujets à la vie. Dans d'autres cas, la mort est immédiate, plus rarement la perte de connaissance persiste, et le sujet, tombé dans le coma, succombe, quelques heures après l'injection de sérum.

Les accidents très graves et très particuliers que nous venons de décrire *s'observent au moment de la première injection de sérum, comme à l'occasion d'une réinjection.* Ces accidents n'ont guère été signalés que chez des sujets qui sont dans un état grave, ainsi dans des cas de méningite cérébro-spinale à allure suraiguë, ou bien lorsqu'il existe une association de granulie méningée et d'infection méningococcique, ou enfin chez des sujets chétifs et cachectiques.

Discussion pathogénique. — Ces différents accidents de modalité particulière sont dus à l'injection intra-rachidienne de sérum ; sur ce point, tous les cliniciens sont d'accord, mais la pathogénie exacte de ces troubles n'est pas comprise de la même façon par les auteurs.

Nous croyons que le syndrôme méningé, qui survient assez longtemps après la première série d'injections de sérum, doit être rapproché des accidents sérotoxiques, d'allure habituelle, qui parfois l'accompagnent. On doit se souvenir de certains faits observés dans le décours de laryngites diphtériques traitées par le sérum de Behring-Roux : les enfants ont présenté parfois, en pleine convalescence, une reprise des accidents laryngés, qu'on a attribués à une localisation élective de l'œdème sérique au

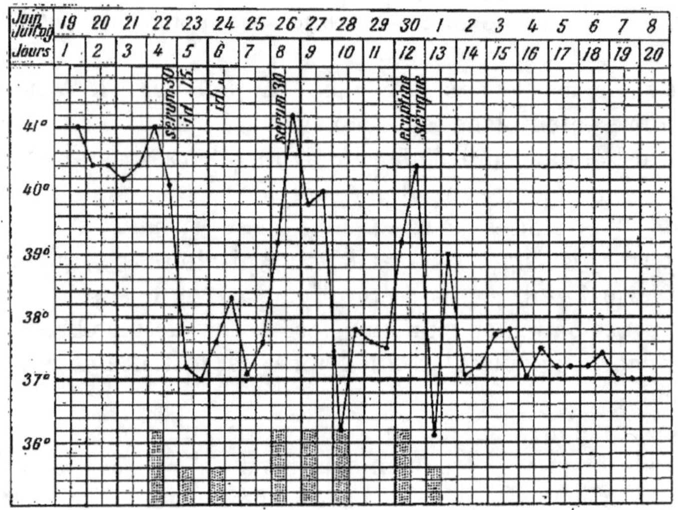

Fig. 48. — Accidents sériques à allures méningées chez un enfant de 11 mois. Fièvre vive, agitation, raideur extrême, éruption sérique, liquide céphalo-rachidien stérile. Injection intempestive de sérum. Guérison.

niveau du larynx préalablement lésé par la diphtérie. Il s'agit probablement d'un processus analogue dans le cas qui nous occupe : *les symptômes méningés, que nous venons de signaler, sont sans doute causés par l'œdème sérotoxique des méninges cérébro-spinales*, leur atteinte préalable favorisant cette localisation élective du processus.

Nous avons montré également que si l'on injectait du sérum à ces sujets hypersensibles, le syndrome méningé d'origine sérique se produisait bientôt après l'injection; or on sait que les accidents anaphylactiques peuvent se manifester par l'apparition presque immédiate, après l'injection sous-cutanée, d'une sorte d'infiltration œdémateuse du tissu cellulaire avec rougeur extrême de la peau au lieu même de l'injection. On désigne sous le nom de phénomène d'Arthus ce pseudo-phlegmon d'origine sérique, en souvenir des accidents observés par cet auteur chez l'animal. N'est-il pas légitime de supposer que, dans le cas de sujets anaphylactisés, il s'est produit un véritable *phénomène d'Arthus méningé* et que l'œdème séro-toxique au lieu d'injection a produit le syndrome méningé immédiat et transitoire que nous avons étudié. La ponction lombaire pratiquée dans ces cas a montré, en effet, un liquide ambré souvent riche en globules rouges et en polynucléaires, dont l'apparition traduisait l'irritation méningée.

Doit-on interpréter de la même façon les accidents syncopaux

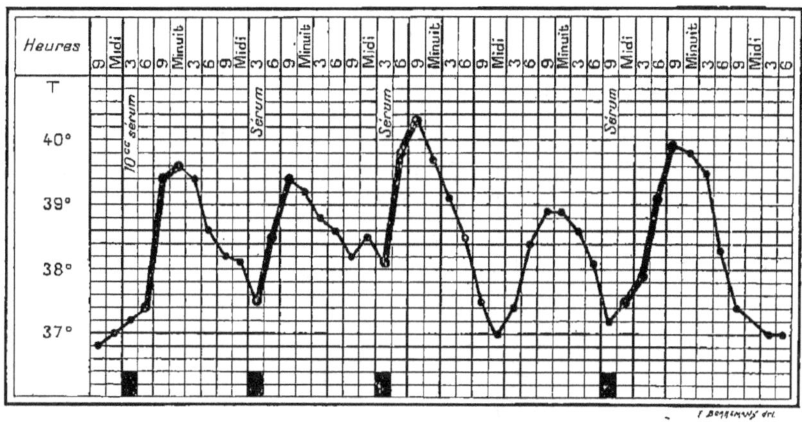

Fig. 49. — Accidents sérotoxiques à allures méningées chez un nourrisson. Ces accidents considérés comme des recrudescences de la méningite cérébro-spinale sont traitées par le sérum. Chaque injection intempestive de sérum fait monter la température (traits noirs) et accentue les signes fonctionnels et généraux. (Observ. de MM. Ménétrier et Mallet.)

convulsifs et comateux, accompagnés des graves troubles respiratoires que nous avons ensuite étudiés?

On a pu invoquer, dans ces cas, le rôle d'une compression marquée des centres nerveux, faisant suite à une décompression plus ou moins rapide, et se demander si ces modifications considérables de pression ne pouvaient avoir une action néfaste sur un névraxe préalablement lésé?

On a voulu faire jouer un rôle à la mise en liberté brusque, massive, d'endotoxines méningococciques à la suite d'une injection de sérum bactériolytique.

La première de ces deux explications n'est pas bien satisfaisante, et on peut objecter à la deuxième hypothèse un fait de mort survenue à la suite d'une injection de sérum antiméningococcique, chez un enfant atteint de méningite à pneumocoques.

En réalité. il faut rapprocher ces accidents graves de ceux qu'on a pu observer à la suite d'injections *sous-cutanées ou intraveineuses* de sérum chez des sujets anaphylactisés et surtout chez les animaux (cobayes) qui meurent d'accidents anaphylactiques (¹).

Mais. nous l'avons vu. ces accidents s'observent fort bien à la suite de la *première* injection intra-rachidienne de sérum et l'on ne saurait dans ces cas invoquer l'état d'anaphylaxie du sujet. Après une première injection *sous-cutanée* de sérum. ces accidents sont tellement rares. que le plus grand nombre de médecins n'en ont jamais observés. Il n'en ont pas moins été vus et décrits par certains auteurs. Nous sommes en droit de supposer que

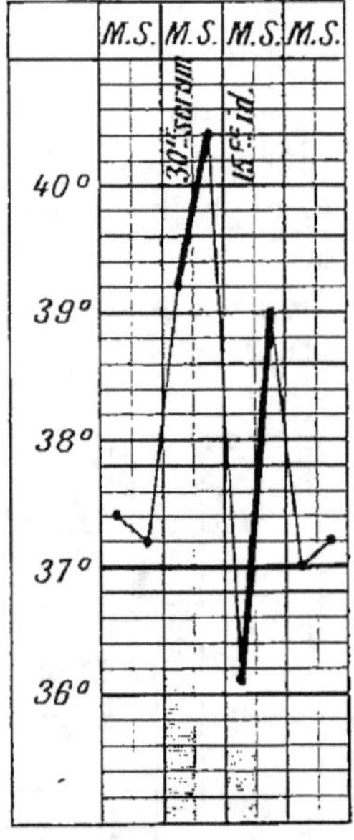

Fig. 50. — Extrait de la courbe d'un enfant ayant présenté des accidents sérotoxiques à allures méningées. A deux reprises. des injections intempestives de sérum accentuent la fièvre et les accidents méningés d'origine sérotoxique.

l'injection *intra-rachidienne* de sérum de cheval provoque plus volontiers ces accidents. que les injections *sous-cutanées*. et cette hypothèse est bien en rapport avec de nombreux faits expérimentaux.

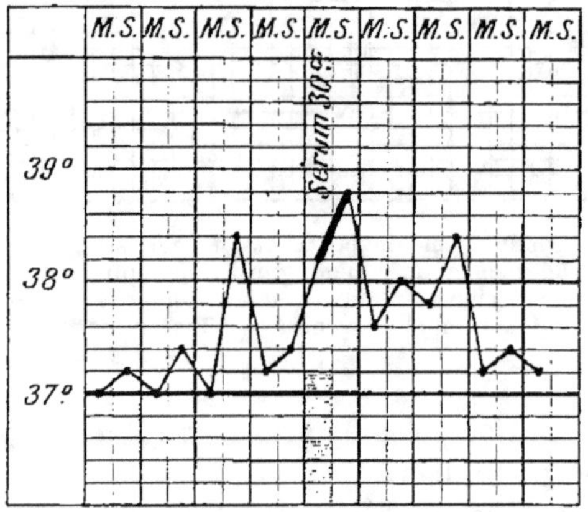

Fig. 51. — Extrait de la courbe d'un enfant ayant présenté des accidents sérotoxiques à allure méningée. Une injection intempestive de sérum accentue la fièvre et les symptômes méningés d'origine sérique.

Nous ignorons si ces accidents sont dus à une susceptibilité spéciale des sujets vis-à-vis du sérum équin ou bien si les sérums équins préparés ne peuvent pas contenir dans certaines circons-

---

1. La dyspnée et l'arrêt respiratoire qui causent la mort de ces animaux ont été attribuées par certains auteurs Auer et Lewis. Biedl et Kraus à une occlusion des canaux respiratoires à la suite d'une contraction tétanique des muscles bronchiques.

tances des poisons capables de réaliser d'emblée les accidents d'anaphylaxie

Conclusions pratiques. — La connaissance des faits que nous venons de signaler impose une très grande attention et une très grande prudence pendant l'injection de sérum antiméningococcique ; les aides, prévenus de la possibilité d'un collapsus, surtout dans les cas très graves, doivent surveiller le visage du malade, son pouls et sa respiration. L'opérateur devra prêter toute son attention à l'injection qu'il pratique. L'injection intra-rachidienne de sérum

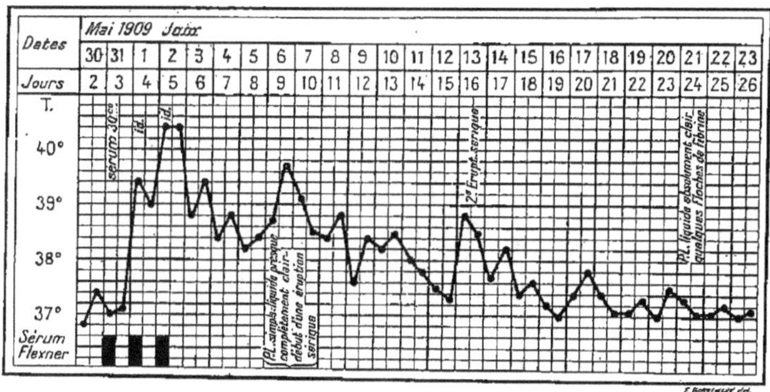

Fig. 52. — Nourrisson de 19 mois. Syncope grave à la première injection. Deux éruptions sériques successives avec élévation de la température. Guérison.

mérite autant de soins de la part du médecin, que l'anesthésie chirurgicale par le chloroforme.

Lorsqu'une syncope se produit, le médecin doit employer les mêmes méthodes pour ranimer le malade et pratiquer avec autant de patience et aussi longtemps qu'on a coutume de le faire, après une syncope chloroformique, les manœuvres usuelles de respiration artificielle.

Le médecin devra également avoir présents à l'esprit les syndromes méningés d'origine sérotoxique, pour les savoir distinguer d'une reprise de la méningite cérébro-spinale. Il se basera, pour faire ce diagnostic, sur la date d'apparition des symptômes, sur leur caractère éphémère, sur l'apparition d'une éruption sérique, et surtout sur les résultats de la ponction lombaire, qui montre l'absence de tout germe pathogène.

Quant aux différentes méthodes actuellement employées pour prévenir ou modifier l'état anaphylactique, elles n'ont pas encore reçu, chez l'homme tout au moins, un contrôle suffisant de l'expérience.

La connaissance des accidents graves, mais extrêmement rares, que nous venons de signaler, ne doit pas empêcher d'employer le sérum antiméningococcique, quand il est nécessaire. Ces faits constituent même un argument de plus en faveur des cliniciens, qui soutiennent la nécessité des injections massives et répétées, d'un sérum très actif, dès le début du traitement. Cette méthode permet, dans une grande mesure, de supprimer les rechutes, par conséquent elle évitera qu'on soit forcé de pratiquer des injections de sérum juste à un moment où l'état anaphylactique peut être créé.

V. *Médications adjuvantes et traitement dans certains cas particuliers*. — Actuellement, le sérum est l'agent thérapeutique essentiel de la méningite cérébro-spinale, et les autres médications passent au second plan. Il ne faut cependant pas passer sous silence ces dernières, qui ont rendu de grands services et qui constituent encore des adjuvants précieux.

La première mention doit revenir aux *bains chauds*. On devra donner ces bains à 39° ou 40° et les répéter trois fois par jour. On peut prolonger la durée de ces bains au delà d'une demi-heure. Ils ont une action très appréciable sur la raideur, sur les douleurs et même sur la température.

Les ponctions lombaires répétées atténuent les symptômes douloureux, en diminuant la tension cranio-rachidienne, elles soustraient une certaine quantité d'agents pathogènes et de produits toxiques.

L'argent colloïdal employé en friction contribue à atténuer la fièvre et les accidents généraux.

L'urotropine (à la dose de 2 à 3 gr. en 6 prises dans les 24 heures) peut être administrée comme antiseptique, car ce médicament passerait dans le liquide céphalo-rachidien.

Tel est le traitement de la méningite cérébro-spinale aiguë lorsqu'elle revêt son allure clinique la plus habituelle. Certaines modalités spéciales de la maladie demandent des considérations particulières.

Chez le nourrisson nous avons signalé la fréquence et l'importance des complications intestinales. Le médecin devra s'efforcer de les prévenir par un régime alimentaire approprié à l'âge et à l'état de l'enfant. En particulier, il est de la plus haute importance de continuer l'alimentation au sein chez les nourrissons qui ne sont pas sevrés.

Nous avons d'autre part montré les difficultés du traitement usuel chez le nourrisson : tout d'abord la raideur rachidienne peut empêcher de pratiquer la ponction lombaire, *l'injection intra-rachidienne de sérum est alors impossible* ; ensuite l'évolution subaiguë est si fréquente, que souvent l'enfant n'est conduit au médecin que longtemps après le début de la maladie. Alors l'hydrocéphalie est constituée ainsi que les différentes lésions des méningites cérébro-spinales prolongées, si bien que l'*injection intrarachidienne de sérum* est *inefficace*, alors que les germes continuent à végéter dans les ventricules cérébraux oblitérés et dilatés.

C'est guidé par ces considérations qu'on a tenté la ponction ventriculaire et l'*injection intraventriculaire de sérum antiméningococcique*. Chez le nourrisson, dont la fontanelle tendue s'offre pour ainsi dire à l'aiguille, la technique est aisée. Après avoir

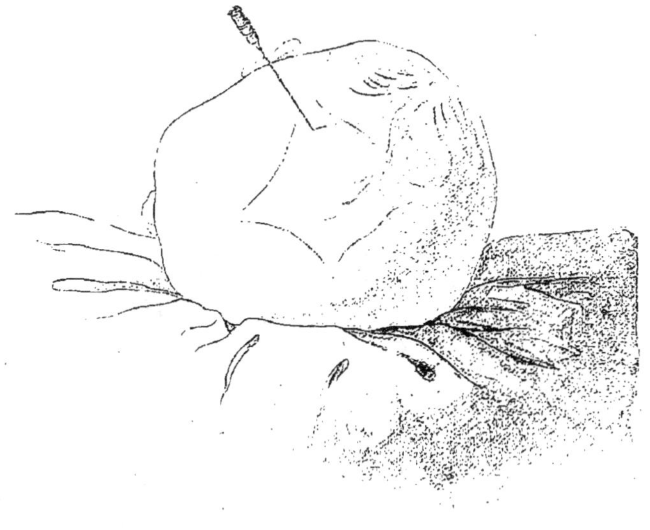

Fig. 53. — Ponction intraventriculaire et injection intraventriculaire de sérum chez le nourrisson. Position de l'aiguille.

rasé et aseptisé la région, on enfonce une aiguille suffisamment longue dans l'angle latéral de la fontanelle antérieure à deux centimètres et demi environ de la ligne médiane. On fait doucement pénétrer l'aiguille en la dirigeant vers la ligne médiane, jusqu'au moment où le liquide ventriculaire, généralement sous pression, commence à sourdre ; on peut s'aider d'une aspiration douce. L'aiguille a pénétré à ce moment de trois centimètres environ (ce chiffre varie évidemment avec l'âge de l'enfant et le degré de dilatation ventriculaire).

On débarrasse de cette façon les ventricules d'un épanchement à la fois septique et trop abondant. L'introduction de sérum est plus délicate : il importe en effet de ne pas introduire celui-ci dans la substance cérébrale, où il pourrait être infiniment nocif. D'autre part, il serait fâcheux d'introduire une trop grande quantité de sérum ; on injectera donc avec précaution sensiblement moins de sérum qu'on aura retiré de liquide purulent.

Cette opération délicate n'a jamais été suivie d'aucun accident ; les succès qu'elle compte à son actif sont encore peu nombreux,

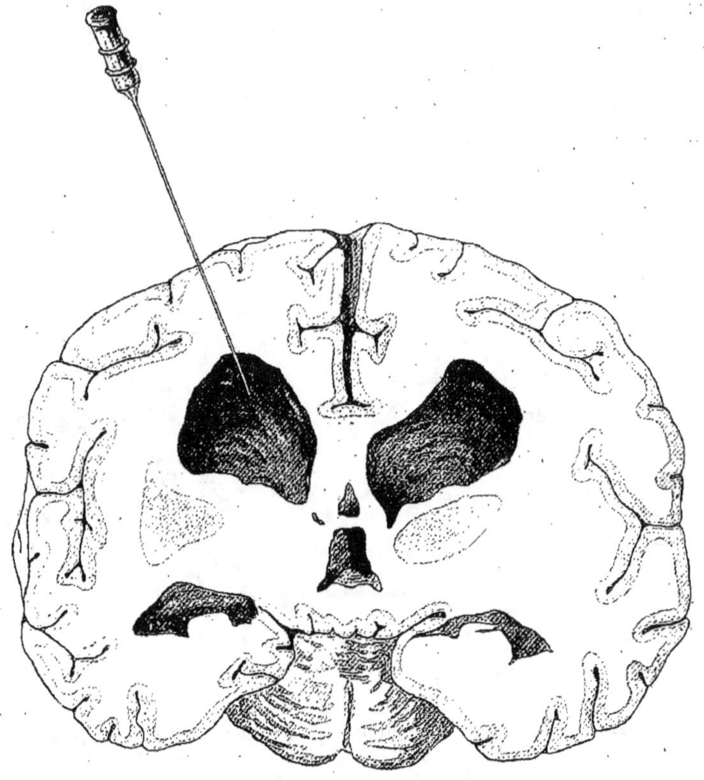

Fig. 54. — Direction de l'aiguille pour la ponction ventriculaire et l'injection
intraventriculaire de sérum.

car elle a toujours été tentée dans les cas désespérés. Cependant les quelques bons résultats obtenus sont encourageants.

Ce n'est pas seulement chez le nourrisson que les indications de la ponction ventriculaire doivent être envisagés. Chez le grand enfant et chez l'adulte, nous avons exposé les lésions et les symptômes des méningites subaiguës et chroniques. Cette étude fait prévoir l'inutilité du traitement usuel ; en effet, les injections intra-rachidiennes de sérum antiméningococcique ne produisent pas, dans ces cas, les heureux résultats qu'on observe dans les infections méningées aiguës.

Netter et Debré.   18

Le plus souvent, ces méningites prolongées, abandonnées à elles-mêmes se terminent par la mort. Aussi quand les troubles s'aggravent, surtout quand s'accentuent les signes d'hypertension intra-cranienne, on devra intervenir chirurgicalement. L'accentuation de la torpeur, de la céphalée, des vomissements cérébraux seront notés avec soin; mais on surveillera surtout le ralentissement et les irrégularités du pouls, on tiendra le plus grand compte de l'état du fond d'œil. Muni de ces renseignements, on pratiquera une ponction lombaire pour s'assurer que le liquide rachidien est stérile et par conséquent que le processus est définitivement cantonné au cerveau.

La trépano-ponction ventriculaire que l'on pratiquera alors est une opération facile et bénigne. On la fera suivre d'une injection intra-ventriculaire de sérum.

Si cette opération échoue, si les signes d'hypertension intracranienne persistent, il sera indiqué de pratiquer une craniectomie, qui permet en outre d'explorer la dure-mère. Le chirurgien jugera alors s'il convient de l'inciser pour rompre des adhérences, évacuer des poches enkystées. La craniectomie a une heureuse influence sur l'état du malade, et, si on la pratique à temps, elle empêchera la cécité de s'établir, car la décompression large arrêtera l'évolution de la névrite optique d'origine mécanique, conséquence de l'hypertension intracranienne.

Dans les méningites chroniques, le médecin doit en outre lutter contre l'établissement de la cachexie progressive qui caractérise cette forme de la maladie (injection d'eau salée physiologique, médications symptomatiques ayant pour but de stimuler l'appétit, de faire cesser les vomissements, précautions spéciales au niveau de régions susceptibles de présenter des escarres, etc....)

Dans les méningites *cérébro-spinales à allures foudroyantes*, étant donné l'importance de la méningococcémie, l'injection de sérum antiméningococcique peut se faire sous la peau ou mieux dans les veines. *L'injection intrarachidienne est toujours indiquée*, car on ignore dans quelle mesure les méninges sont touchées par l'infection et, d'autre part, le sérum injecté par cette voie diffuse dans l'organisme.

Ces réflexions s'appliquent aux méningococcémies subaiguës qui évoluent sans méningites.

Nous avons signalé, plus haut, l'utilité des applications locales du sérum antiméningococcique (injections intra-articulaires dans le cas d'arthropathies et instillations dans le cas d'infection oculaire à méningocoques).

VI. **Prophylaxie**. — La méningite cérébro-spinale figure, depuis le décret du 10 février 1903, parmi les maladies dont la déclaration est obligatoire. Cette obligation existe également dans les pays étrangers.

L'isolement des malades doit être réalisé autant que possible. Il convient de faire remarquer toutefois que, dans les hôpitaux, où les méningitiques ne sont pas isolés, les cas de transmission sont exceptionnels. L'accord sur ce point est unanime aussi bien en France qu'en Allemagne, aux États-Unis qu'en Irlande.

On veillera à ce que le linge des malades soit désinfecté, et l'on se rappellera que la désinfection devra surtout porter sur les mouchoirs ou les objets susceptibles de recevoir le mucus nasal ou les gouttelettes de salive. Les procédés usuels de désinfection s'appliquent d'ailleurs fort bien au méningocoque, qui est extrêmement sensible à la lumière et à la dessiccation.

Nous avons vu le rôle important que jouent les porteurs de germes dans la dissémination de la maladie. Aussi a-t-on, notamment dans l'armée, fait de l'isolement des porteurs de germe la base de la prophylaxie de la méningite cérébro-spinale.

Il faut bien reconnaître cependant que la recherche des porteurs de germes en ce qui concerne la méningite cérébro-spinale, extrêmement intéressante sans doute au point de vue scientifique, ne constitue pas encore, dans la pratique, une méthode bien efficace au point de vue de la prophylaxie et de l'hygiène.

Est-il nécessaire d'insister sur la difficulté extrême que comporte cette recherche? Qu'on songe à la diffusion considérable des porteurs de germes dans les milieux, où sévit l'épidémie, et on se représentera que, même avec un outillage bactériologique parfait avec un personnel médical nombreux et très exercé, il est impossible pour chaque cas, d'ensemencer les parents, les voisins, les amis du malade.

En effet, l'ensemencement du rhinopharynx d'un sujet donné ne comporte pas seulement un examen à un jour déterminé : il faut pratiquer pour chaque cas négatif plusieurs recherches avant de porter une conclusion ferme. Les techniques de prises, d'isolement, d'identification du méningocoque comportent trop de difficultés, et d'aléas, pour qu'assez souvent des germes n'échappent aux recherches les plus attentives.

Supposons même qu'on soit arrivé dans un milieu donné à dresser une liste correcte des porteurs de germes sains, quelles conclusions peut-on en tirer à leur point de vue personnel et au point de vue de la collectivité?

Il semble aisé au premier abord d'isoler les porteurs de germes, pour qu'ils ne contaminent pas leur entourage et d'essayer de détruire dans leur rhinopharynx, le germe redouté. Dans la pratique, ce double résultat est bien difficile à atteindre. Tout d'abord que pouvons-nous pour débarrasser le rhinopharynx du méningocoque qui s'y trouve en hôte parasite?

On a recommandé des gargarismes, des lavages du nez et de la gorge, des insufflations, des inhalations. On a prôné les substances antiseptiques les plus diverses : eau boriquée, nitrate d'argent, sublimé, eau oxygénée, menthol, gaïacol, iode, pyocyanase, goménol, sérum antiméningococcique liquide ou désséché.

Les résultats de toutes ces pratiques sont assez inconstants.

Il est des cas où ces méthodes, judicieusement employées, ont supprimé promptement (24 heures, 48 heures) le méningocoque dans le rhinopharynx. Dans d'autres cas, les méningocoques ont persisté un certain temps malgré le traitement, puis ont disparu spontanément à cette date? On ne saurait donc avoir une confiance absolue dans les méthodes thérapeutiques qui ont été préconisées. Il convient de les employer cependant : c'est, vis-à-vis de l'individu porteur de germes, le peu que nous puissions faire jusqu'à présent.

Si l'on se place au point de vue des différentes collectivités contaminées, on se trouve en présence de problèmes en général bien difficiles à résoudre.

Pour ne pas se contenter de mesures fictives et pour être sûr d'isoler tous les porteurs de germes et de n'isoler qu'eux seuls, il faudra répéter les examens à plusieurs reprises, besogne longue, pénible et fastidieuse, lorsqu'elle concerne des centaines de sujets (enfants d'une même école, soldats d'un même corps, ouvriers d'une usine). Ces recherches répétées aboutissent parfois à des résultats paradoxaux et désorientants : ainsi dans tel bataillon, où il y a eu des méningitiques, on ne trouve plus de porteurs de germes et ceux-ci sont nombreux dans les bataillons épargnés par la maladie. Ces constatations étranges, dont nous avons donné plus haut la raison, rendent plus difficiles encore les mesures à prendre.

Quant à l'isolement des porteurs de germes il est relativement facile, s'il s'agit de soldats de l'armée active, encore qu'une claustration étroite et prolongée soit malaisée à obtenir. Mais que faire s'il s'agit d'hommes libérables?

L'isolement des porteurs de germes, civils, est impossible à réaliser pour mainte raison morale et matérielle. L'expérience en à été tentée dans des conditions exceptionnellement favorables à Bonn (Allemagne). Elle a échoué complètement.

S'il s'agit d'une école, d'un atelier, qu'on sait être un foyer de contamination, on doit bien se garder de licencier l'école, de fermer l'atelier suspects. Cette façon de faire risque d'étendre le foyer épidémique, car les sujets, dans l'isolement relatif de la classe et de l'atelier, ont chance de diffuser moins le méningo-coque que si on les laisse librement vaquer dans les rues de la ville.

La meilleure solution, lorsqu'on peut déceler les porteurs de germes, consiste donc à les isoler ensemble, quand cela est possible (compagnie de soldats porteurs de germes, classes d'enfants porteurs de germes). On interdira l'entrée de l'école ou de l'atelier aux frères et sœurs des malades et on les isolera pendant trois semaines environ.

Ces quelques précautions une fois prises, si la méningite diminue ses ravages, il ne faut pas croire trop aisément qu'on est redevable de l'extinction du fléau aux mesures hygiéniques généralement bien imparfaites qu'on a pu réaliser. D'elle-même, comme on l'a vu, la méningite quitte les lieux qu'elle a envahis, pour réapparaître quand la saison de sa virulence revient, aux mêmes points ou en d'autres régions du territoire.

La recherche des porteurs des germes, la stricte application de mesures pour se préserver de leurs méfaits, si utile à n'en pas douter pour la fièvre typhoïde, le choléra, est pour la méningite cérébro-spinale une méthode hygiénique d'une application difficile et d'une efficacité contestable.

DOCUMENTS ET BIBLIOGRAPHIE

Des travaux absolument indépendants ont abouti parallèlement dans divers laboratoires à la préparation du sérum antiménogococcique par des procédés sensiblement analogues.

En 1906 Wassermann et Kolle, à Berlin (*Deutsche med. Woch.*, 19 avril 1906), Jochmann, à Darmstadt (*Deutsche med Woch.*, 17 mai 1906), Ruppel (*Deutsche med. Woch.*, 23 août 1906), à Hœchst, Flexner (*Journ. of the amer. med. assoc.*, 1906, p. 560), à New-York, annoncent qu'ils ont obtenu un sérum doué de propriétés curatives. Depuis, le sérum est également fabriqué à l'Institut Pasteur de Paris par Dopter (*Soc. méd. des hôp.*, 1909, p. 59), à l'Institut sérothérapique de Vienne et dans divers laboratoires d'Angleterre, d'Italie, d'Allemagne.

Wassermann et Kolle obtiennent leur sérum en mélangeant trois sérums différents. Un premier lot de chevaux est traité par des injections de doses progressivement croissantes de cultures de méningocoques (trente races différentes). Un second groupe de chevaux est traité par une culture de méningocoques très actifs. Enfin un groupe de chevaux est traité exclusivement à l'aide d'un extrait aqueux très toxique. Le sérum thérapeutique est formé par le mélange de ces trois sérums. Flexner injecte successivement, au même cheval, des microbes vivants et des autolysats à sept jours d'intervalle, il poursuit très longtemps l'immunisation, il a renoncé aux injections intra-veineuses qu'il considère comme inutilement dangereuses.

Dopter simplifie la préparation du sérum en inoculant exclusivement des microbes vivants en injection intra-veineuse.

Pour le *titrage* du sérum antiméningococcique, fabriqué par lui à l'usine de Höchst, Ruppel s'est servi d'une race de méningocoques à virulence exaltée, capable de tuer en 24 heures, à la dose de 1/100 000ᵉ d'œse, une souris blanche par injection intra-péritonéale. Les différents auteurs qui ont essayé d'exalter la virulence du méningocoque n'ont pas réussi, on est donc en droit de se demander si Ruppel a employé une race de méningocoques authentiques.

On ne saurait doser la valeur thérapeutique d'un sérum par l'activité de son pouvoir agglutinant, car, dans un sérum donné, la teneur en agglutinine n'est pas parallèle à la richesse antitoxique. On s'est donc adressé à une autre méthode de titrage : la méthode de déviation du complément (en prenant pour antigène soit des microbes, soit un extrait aqueux de méningocoques). Cette méthode a donné des résultats approximatifs suffisants à Wassermann, Kolle et Leuchs. Krumbein et Schatiloff en ont étudié la valeur. Flexner et Jobling ont préférer employer la recherche des opsonines, conseillée également par Neufeld.

C'est à Flexner que revient l'honneur d'avoir insisté le premier sur la nécessité de l'*injection intra-rachidienne*, méthode dont Jochmann avait signalé théoriquement et établi empiriquement les avantages. Flexner avait étudié les effets du méningocoque sur les singes et pu guérir, par injection intra-rachidienne de sérum spécifique, la méningite expérimentale déterminée chez ces animaux. Les auteurs allemands, au contraire, avaient étudié les effets des sérums spécifiques sur les péritonites ou les pleurésies déterminées chez le cobaye ou la souris, et avaient pour cela employé les injections sous-cutanées. Schultz, à Posen ; Lévy, à Essen ; Charlotte Müller, à Zurich dans le service d'Eichhorst ; Kromer, à Ratibor ; Robb, à Glasgow ; Currie et Mac Gregor, à Edimbourg, ont tous observé l'inefficacité des injections sous-cutanées, ainsi que de nombreux autres médecins, si bien qu'ils en étaient venus à conclure, avec Matthes et Hochhaus, à l'inutilité du traitement sérique.

Au début du traitement de la méningite par le sérum, on conseillait, la première injection faite, de s'arrêter en cas d'amélioration appréciable et d'attendre la reprise de la fièvre, le retour d'accidents locaux ou généraux pour recommencer les injections. Cette pratique est encore conseillée dans les instructions allemandes et autrichiennes accompagnant les flacons de sérum. Nous avons reconnu de très bonne heure les avantages de la *première série systématique* d'injections et n'avons cessé d'en signaler les bons effets. Ils ont d'ailleurs été proclamés par tous les médecins qui ont traité un grand nombre de malades, notamment par Lévy (d'Essen), Dunn (de Boston), Robb (de Belfast). Flexner est tout à fait convaincu de la nécessité de ces injections répétées. Dopter, Comby, acceptent actuellement, sans restriction, la pratique que nous recommandons.

Des recherches expérimentales que nous avons faites (Debré. *Thèse de Paris*, 1911), il résulte que la cavité arachnoïdo-pie-mérienne se débarrasse du sérum de cheval qu'on y introduit avec une très grande rapidité. On peut, en effet, constater la présence du sérum de cheval dans le sang du sujet injecté par voie rachidienne, de vingt minutes à une demi-heure après l'injection. Cette élimination du sérum de cheval introduite dans le tissu sous-arachnoïdien se fait d'une façon massive. Hohn, de son côté, a constaté que malgré l'introduction d'une quantité considérable d'albumine (par l'injection de 20 à 30 c. c. de sérum), la teneur du liquide céphalo-rachidien en albumine diminuait de jour en jour ou pour le moins restait stationnaire, et Hohn s'étonne de la rapidité avec laquelle la masse d'albumine injectée est résorbée dans la majorité des cas.

Cette élimination si prompte du sérum injecté justifie expérimentalement la pratique des injections répétées, que nous avait déjà imposée l'étude de faits cliniques.

Ce phénomène explique également l'existence d'un certain nombre d'accidents sériques, notamment des manifestations cutanées et articulaires, et leur ressemblance avec les accidents dus aux injections sous-cutanées.

C'est Lévy (d'Essen) qui a recommandé tout particulièrement l'inclinaison de la tête après l'injection intra-rachidienne de sérum (*Mediz. Klin.*, 1908, t. IV, p. 15, 55).

La pénétration intra-cranienne du sérum est prouvée par son action thérapeutique même. Les expériences de Sicard pratiquées avec une émulsion aseptique de fines particules d'encre de Chine lui ont montré que celle-ci, injectée sous l'arachnoïde lombaire du chien, suit une marche ascendante et gagne assez rapidement (2 à 4 heures) la région atloïdo-occipitale, puis le bulbe, la base du cerveau (entre les pédoncules et le chiasma) et gagne enfin, plus tard, les ventricules latéraux ; la corticalité cérébrale n'est imprégnée de noir que 10 ou 12 heures après l'injection et elle est toujours teintée de façon moins prononcée que la région basilaire. Nous avons déjà fait allusion plus haut à ces phénomènes de circulation du liquide céphalo-rachidien.

Les différents accidents dus au traitement sérique de la méningite cérébro-spinale ont été observés par de nombreux auteurs. Ménétrier et Mallet ont publié une observation tout à fait typique, où, à quatre reprises, l'injection de sérum augmenta les symptômes méningés et la fièvre (*Soc. méd. des hôp.*, 28 mai 1909). On a pu voir plus haut la courbe de température si caractéristique que nous avons établie d'après leur observation.

D'autres faits du même ordre ont été signalés et étudiés par nous-mêmes.

Les accidents graves de syncope ont été étudiés par Jehle et Hohn, qui les attribuent à l'autolyse massive des méningocoques, opinion que partage Dopter. Hutinel (*La Presse Méd.*, 2 juillet 1910. — *Journal méd. français*, 15 septembre 1910) a insisté, à propos d'observations personnelles, sur l'anaphylaxie; Sicard et Salin (*Congrès de méd.*, Paris 1910), sur les phénomènes congestifs et inflammatoires que détermine l'introduction de sérum dans les espaces sous-arachnoïdiens chez les sujets normaux comme chez les méningitiques. Netter (Rapport de l'*Association française de pédiatrie*, 1910) a discuté les interprétations pathogéniques et rappelé l'intérêt des faits cliniques. On trouvera les indications bibliographiques et nos recherches personnelles sur ces faits dans la thèse de R. Debré (Paris, 1911).

Les *injections intra-ventriculaires de sérum antiméningococcique* ont été tentées par Cushing et Sladen (*Journ. of exp. med.*, 1908, vol. X, p. 548), Netter et Debré. Fischer (*New York med. Journ.*, 26 mars 1910) a observé la guérison d'un enfant de 2 mois traité par trois injections intra-ventriculaires de sérum; de même Triboulet a pu guérir un nourrisson par ce procédé (*Acad. de méd.*, 29 novembre 1910).

Différents essais de *traitement chirurgical* de la méningite cérébro-spinale ont été tentés dans des cas désespérés par von Leyden et Goldscheider (laminectomie), Göppert et Radmann (section du ligament atloïdo-occipital), Cushing et Sladen (craniectomie suivie de drainage), Tcherniakowsky (même intervention). Ce dernier auteur seul a obtenu la guérison de son malade.

Dans un cas d'abcès à méningocoques compliquant une méningite cérébro-spinale prolongée, Broca et Debré ont pratiqué avec succès une large craniectomie. Les indications des interventions chirurgicales dans la méningite cérébro-spinale ont été étudiées par Broca et Debré (*Assoc. française de pédiatrie*, Paris, 1910).

La pratique des *bains chauds* dans le traitement de la méningite cérébro-spinale a été introduite par Aufrecht (1894), puis recommandée par Worochelsky, plus tard par Borling et Kellmeyer (de Saint-Pétersbourg), Steckel (de Vienne), Barrs (de Liverpool), par Netter.

Les ponctions lombaires répétées ont, avant l'usage du sérum, été préconisées comme méthode thérapeutique, par Netter, Lenhartz et Zupnik.

Voici, d'après M. Vincent, le meilleur traitement local à appliquer aux porteurs de germes pour désinfecter leur rhinopharynx (*Soc. méd. des hôp.*, 16 juillet 1909).

On fait des inhalations avec le mélange suivant :

    Iode. . . . . 20 grammes.
    Gaïacol. . . . . 2 —
    Acide thymique. . . . . 0 gr. 25
    Alcool à 60°. . . . . 200 grammes.

Une certaine quantité de ce mélange est versée dans un bol ou une capsule en porcelaine. Celle-ci est elle-même plongée dans une cuvette remplie d'eau très chaude, afin d'activer le dégagement des vapeurs antiseptiques.

Ces vapeurs sont inhalées *lentement* par le nez, pendant trois minutes. Les séances sont renouvelées quatre ou cinq fois par jour.

Ces vapeurs sont parfaitement tolérées Elles laissent une odeur et un goût iodés persistant pendant plusieurs minutes.

En outre, matin et soir, on badigeonne les amygdales et le pharynx du porteur de méningocoques avec un tampon d'ouate imprégné de glycérine iodée au trentième.

Enfin le sujet se gargarise ou se rince la bouche, à de fréquentes reprises, avec de l'eau oxygénée diluée au dixième.

Nous avons également employé les pulvérisations de pyocyanase qui ont été recommandées par Jehle et nous ont donné quelques bons résultats.

A Bonn (Allemagne) une expérience d'isolement de porteurs de germes tentée dans de bonnes conditions a complètement échoué : le 31 janvier 1908, une petite Italienne travaillant dans une fabrique est atteinte de méningite cérébro-spinale. puis ensuite la mère de cette ouvrière tombe malade à son tour. On examine avec soin le rhinopharynx des personnes de la famille et de leur entourage : soit 26 personnes vivant dans des conditions déplorables d'hygiène. On trouve 8 porteurs de germes.

La municipalité de la ville offre de loger gratuitement ces sujets suspects, les patrons proposent de leur payer leur journée de travail, s'ils consentent à rester isolés. Au bout de quelques jours tous avaient réclamé et obtenu leur liberté. De même les deux sujets atteints de méningite, une fois guéris, étaient sortis de l'hôpital. Or plusieurs de ces porteurs de germes, examinés plusieurs mois après, se trouvaient encore héberger des méningocoques. Pendant ce temps, Selter, qui relate ces faits (*Klin. Jahrb.*, t. XX, 1909), observait d'autres cas de méningite cérébro-spinale, survenus dans la même ville, chez des sujets n'ayant aucun rapport avec les précédents. L'examen du rhinopharynx des membres de cette nouvelle famille donna chez le même sujet tantôt des résultats positifs, tantôt des résultats négatifs, si bien qu'au bout d'un certain temps, Selter renonça à isoler qui que ce soit.

Parmi les auteurs qui ont combattu l'utilité de la recherche des porteurs de germes dans la prophylaxie de la méningite cérébro-spinale, il faut citer Mayer, Waldmann, Furst et Gruber (*Münch. med. Woch.*, 26 juillet 1910). Ces auteurs estiment que l'ubiquité du méningocoque enlève tout intérêt à la recherche systématique des porteurs de germes.

Sur 9111 soldats de la garnison de Munich examinés une seule fois en dehors de toute période épidémique et qui ne présentaient aucun phénomène pathologique, ils ont trouvé 158 porteurs de méningocoques, soit 1,73 pour 100. 1911 soldats ont été examinés plusieurs fois, le nombre des porteurs fut proportionnellement plus élevé, atteignant 2,46 pour 100.

Les auteurs en concluent que le méningocoque peut se rencontrer dans la gorge de tout homme sain dans une proportion de 2 pour 100 (sur plus de 1100 examens).

Les recherches des auteurs, pratiquées en période épidémique à Munich, ont montré qu'il n'y a point de lien entre le nombre des porteurs de méningocoques et le nombre des méningitiques. Ainsi, c'est dans la caserne Max II, que le nombre des malades fut le plus élevé (7 pour 1000), le nombre des porteurs le plus faible. Dans chaque groupe militaire, la répartition des porteurs ne fut nullement en rapport avec le nombre des malades, ainsi telle compagnie épargnée par la méningite comptait de nombreux porteurs de germes, alors que la compagnie voisine, où il y avait des malades, n'avait point de porteurs de germes. La répartition des porteurs de germes est donc hors de rapport avec celle des malades. Une expérience a même montré le bien-fondé de cette notion : sur les 158 porteurs de germes décelés par les auteurs, 49 ont été isolés, 109 sont restés au milieu de leurs camarades, et il n'y eut pas un seul cas de méningite cette année, alors que l'année précédente (1909), malgré l'isolement des porteurs, l'épidémie fit des ravages dans la ville et la garnison de Munich.

Les précautions prises contre les porteurs ont donc été, en l'espèce, inutiles; on doit appliquer ces mesures cependant quand cela est possible.

Récemment, au sanatorium d'Hendaye, un enfant, entré en octobre 1910, fut atteint de méningite cérébro-spinale (fin janvier 1911). L'enquête nous montra que l'enfant avait été infecté par sa mère. Celle-ci, infirmière dans les hôpitaux de Paris, était porteuse de germes. Le petit malade, à son tour, avait disséminé le méningocoque autour de lui, la méningite ayant été précédée d'une longue phase d'infection pharyngée. L'examen des camarades de jeux et de dortoir montra une assez forte proportion de porteurs de germes. L'infirmière qui s'occupait de ces enfants était également porteuse de germes. Il fut facile d'isoler dans un lazaret l'infirmière et les enfants porteurs de germes. Il ne s'est pas déclaré depuis de nouveaux cas de méningite cérébro-spinale parmi les 600 enfants du sanatorium. On ne saurait affirmer toutefois que tous les porteurs de germes aient été isolés, car nous n'avons examiné qu'un certain nombre des camarades du malade : ceux qui avaient été particulièrement exposés à la contagion.

TABLE DES MATIÈRES

Quatrième partie. — Anatomie et physiologie pathogéniques.

Cinquième partie. — Thérapeutique et prophylaxie.

68125. — Imprimerie LAHURE, rue de Fleurus, 9, à Paris.

Précis des Examens de Laboratoire
Employés en Clinique
Par L. BARD
Professeur à l'Université de Genève.
AVEC LA COLLABORATION DE G. HUMBERT ET H. MALLET
1 *vol. de* XX-627 *pages, avec* 138 *figures en noir et en couleurs.* . **9** *fr.*

Précis de Dissection
PAR

Paul POIRIER	A. BAUMGARTNER
Professeur d'anatomie	Ancien Prosecteur à la Faculté de Paris
à la Faculté de médecine de Paris	Chirurgien des hôpitaux

DEUXIÈME ÉDITION ENTIÈREMENT REVUE ET AUGMENTÉE
1 *vol. de* XXIV-360 *pages, avec* 241 *figures toutes originales.* . **8** *fr.*

Précis de Médecine infantile
Par P. NOBÉCOURT
Professeur agrégé a la Faculté de Paris, Médecin des hôpitaux.

1 *vol. de* 744 *pages, avec* 77 *fig. et* 1 *planche en couleurs* . . . **9** *fr.*

Précis de Chirurgie infantile
Par E. KIRMISSON
Professeur a la Faculté de Paris, Chirurgien de l'hôpital des Enfants-Malades
DEUXIÈME ÉDITION ENTIÈREMENT REVUE

Précis de Microbiologie clinique
Par Fernand BEZANÇON
Professeur agrégé à la Faculté de Paris, Médecin des hôpitaux
DEUXIÈME ÉDITION, ENTIÈREMENT REVUE
1 *vol. de* XVIII-640 *pages, avec* 148 *figures* . . . . **9** *fr.*

Précis de Diagnostic médical ❧ ❧ ❧
❧ ❧ ❧ ❧ ❧ et d'exploration clinique
Par P. SPILLMANN et P. HAUSHALTER
Professeurs à la Faculté de Nancy.
et L. SPILLMANN
Professeur agrégé à la Faculté de Nancy
DEUXIÈME ÉDITION REVUE ET AUGMENTÉE
1 *vol. de* XIV-569 *pages, avec* 181 *figures en noir et en couleurs* **8** *fr.*

Manuel des
Maladies du Foie ❦ ❦ ❦ ❦ ❦ ❦
❦ ❦ ❦ ❦ et des Voies Biliaires

Par J. CASTAIGNE et M. CHIRAY

1 *vol. de 884 pages avec 300 figures dans le texte.* . . . . . **20 fr.**

Manuel des
Maladies du Tube digestif

Tome I

BOUCHE, PHARYNX, OESOPHAGE, ESTOMAC

PAR

G. PAISSEAU, F. RATHERY, J.-Ch. ROUX

1 *vol. grand in-8° de 725 pages, avec figures dans le texte.* **14 fr.**

Tome II

INTESTIN, PÉRITOINE, GLANDES SALIVAIRES PANCREAS

PAR

M. LOEPER, Ch. ESMONET, X. GOURAUD, L.-G. SIMON,
L. BOIDIN et F. RATHERY

1 *vol. grand in-8° de 810 pages, avec 116 figures dans le texte.* **14 fr.**

Manuel des
Maladies des Reins
et des Capsules surrénales

PAR MM.

J. CASTAIGNE, E. FEUILLIÉ, A. LAVENANT, M. LOEPER
R. OPPENHEIM, F. RATHERY

1 *vol. grand in-8°, de VI-792 pages, avec figures dans le texte.* **14 fr.**

MALADIES DU CUIR CHEVELU

PAR

le Docteur **R. SABOURAUD**

Directeur du Laboratoire Municipal de la Ville de Paris
a l'Hôpital Saint-Louis.

I. Les Maladies Séborrhéiques :

SÉBORRHÉE, ACNÉS, CALVITIE

1 *vol. gr. in-8° avec* 91 *figures en noir et en couleurs.* . . **10** *fr.*

II. Les Maladies Desquamatives :

PITYRIASIS et ALOPÉCIES
PELLICULAIRES

1 *vol. gr. in-8° avec* 122 *figures en noir et en couleurs* . . . **22** *fr.*

III. Les Maladies Cryptogamiques :

LES TEIGNES

1 *vol. gr. in-8°, de* VI-855 *pages avec* 433 *figures et* 28 *planches hors texte* . . . . **30** *fr.*

Thérapeutique clinique de la Syphilis

Par **E. EMERY**   ET   **A. CHATIN**
Médecin de Saint-Lazare.   Médecin des Eaux d'Uriage.

1 *vol. in-8° de* VIII-640 *pages, avec figures* . . . . **10** *fr.*

Ce volume est divisé en deux parties : la première est consacrée a l'étude des médicaments antisyphilitiques, à leur mode d'administration et au traitement de la syphilis en général, Dans la seconde, les auteurs étudient les traitements locaux des accidents cutanés ou muqueux les plus habituels de la syphilis et ses principales manifestations viscérales. Pour donner toute sa valeur a l'exposé du traitement, les auteurs n'ont pas hésité à décrire aussi brièvement que possible les différentes affections.

SIXIÈME ÉDITION, REVUE ET AUGMENTÉE DU

Traité de
Chirurgie d'urgence

PAR
Félix LEJARS
Professeur agrégé à la Faculté de Médecine de Paris,
Chirurgien de l'hôpital Saint-Antoine, Membre de la Société de chirurgie.

1 *vol. grand in-8° de* VIII-1185 *pages, avec* 994 *figures, et* 20 *planches hors texte, relié toile*. . . . . **30** *fr.*

Fig. 910.— Désarticulation tibio-tarsienne, procédé de Syme.
3ᵉ temps.— Dénudation de la face postéro-inférieure du calcanéum.

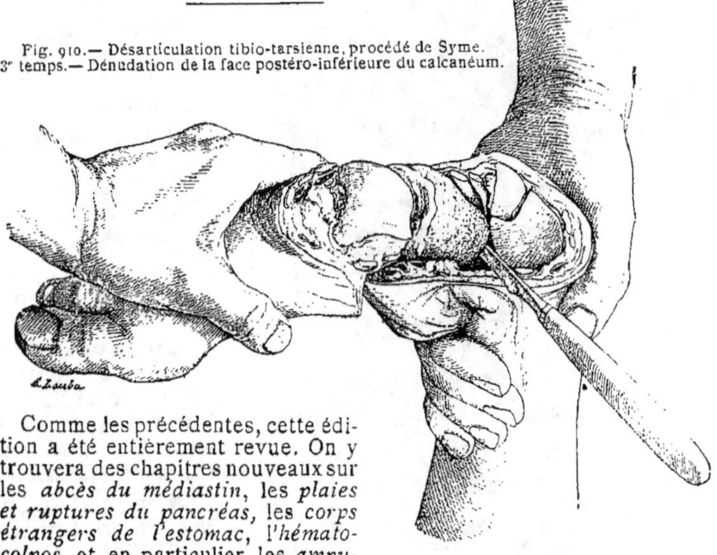

Comme les précédentes, cette édition a été entièrement revue. On y trouvera des chapitres nouveaux sur les *abcès du médiastin*, les *plaies et ruptures du pancréas*, les *corps étrangers de l'estomac*, l'*hématocolpos*, et, en particulier, les *amputations d'urgence*. De nombreux chapitres ont été singulièrement étendus ou remaniés, spécialement ceux qui ont trait aux *coups de feu de l'oreille*, à la *mastoïdite (thrombose du sinus)*, aux *plaies de poitrine*, aux *plaies de l'uretère* et aux *modes de réunion ou d'anastomose de l'uretère divisé*, aux *luxations et fractures du carpe*. Du reste le chapitre des *fractures, de leurs divers types, de leurs modes de réduction et de traitement* a été l'objet cette fois encore d'additions nombreuses et d'une revision détaillée.

90 figures nouvelles portent à 994 le nombre total des illustrations, auxquelles s'ajoutent 20 planches hors texte.

MÉDECINE OPÉRATOIRE
DES VOIES URINAIRES

Anatomie Normale et
Anatomie Pathologique Chirurgicale
Par J. ALBARRAN

Professeur de clinique des Maladies des Voies urinaires
à la Faculté de Médecine de Paris, Chirurgien de l'Hôpital Necker.

*Un volume grand in-8° de XII-992 pages, avec 561 figures dans le
texte en noir et en couleurs, relié toile* . . . . **35** fr.

Petite Chirurgie ❧ ❧ ❧ ❧
❧ ❧ ❧ ❧ ❧ ❧ ❧ ❧ ❧ ❧ ❧ Pratique

PAR

Th. TUFFIER	P. DESFOSSES
Professeur agrégé à la Faculté de Medecine de Paris, Chirurgien de l'hôpital Beaujon.	Ancien interne des hôpitaux de Paris, Chirurgien du Dispensaire de la Cité du Midi.

TROISIÈME ÉDITION, ENTIÈREMENT REFONDUE

I *vol. petit in-8° de* XI-570 *pages, avec* 325 *fig., cart. à l'angl.* **10** *fr.*

Des principales ❧ ❧ ❧ ❧ ❧ ❧ ❧
Affections Chirurgicales
❧ ❧ ❧ ❧ ❧ ❧ ❧ ❧ dans l'Armée

PAR
le Dr A. MIGNON
Professeur au Val-de-Grâce.

I *vol. gr. in-8°, de* IV-541 *pages, avec* 183 *figures dans le texte.* **10** *fr.*

L'ŒUVRE MÉDICO-CHIRURGICAL (Dʳ CRITZMAN, Directeur).

Suite de Monographies Cliniques
SUR LES QUESTIONS NOUVELLES
EN MÉDECINE, EN CHIRURGIE ET EN BIOLOGIE

Chaque Monographie est vendue séparément. . . . . **1 fr. 25**

Il est accepté des Abonnements pour une série de 10 Monographies consécutives, au prix à forfait et payable d'avance de 10 francs pour la France et 12 francs pour l'Etranger (port compris).

DERNIÈRES MONOGRAPHIES PUBLIEES :

41. **Le Traitement de la Syphilis** par le professeur E. GAUCHER.
42. **Tics,** par le Dʳ HENRY MEIGE.
43. **Diagnostic de la Tuberculose par les nouveaux procédés de laboratoire,** par le Dʳ NATTAN-LARRIER.
44. **Traitement de l'hypertrophie prostatique par la prostatectomie,** par R. PROUST, professeur agrégé a la Faculté de Paris.
45. **De la Lactosurie** (*Etudes urologiques de médecine comparée sur les états de grossesse, de puerpéralité et de lactation chez la femme et les femelles domestiques*), par M. CH. PORCHER.
46. **Les Gastro-entérites des nourrissons,** par le Dʳ A. LESAGE.
47. **Le Traitement des Gastro-entérites des nourrissons et du Choléra infantile,** par A. LESAGE.
48. **Les Ions et les médications ioniques** par le Pʳ S. LEDUC.
49. **Physiologie de l'acide urique,** par P. FAUVEL, docteur ès sciences, professeur à l'Université catholique d'Angers.
50. **Le Diagnostic fonctionnel du cœur,** par W. JANOSWSKI, professeur agrégé à l'Académie médicale de Saint-Pétersbourg.
51. **Les Arriérés scolaires,** par R. CRUCHET.
52. **Artério-Sclérose et Athéromasie,** par le Pʳ J. TEISSIER.
53. **Les Sulfo-éthers urinaires** (*physiologie et valeur clinique dans l'auto-intoxication intestinale*), par H. LABBÉ et G. VITRY.
54. **Les injections mercurielles intra-musculaires dans le traitement de la Syphilis,** par le Dʳ A. LEVY-BING.
55. **Anticorps antigènes et Méthode de déviation du Complément** (*Le Mécanisme de l'Immunité*) par P.-F. ARMAND-DELILLE, ancien chef de clinique à la Faculté de Paris (*3ᵉ tirage*).
56. **L'Anaphylaxie et les réactions anaphylactiques** (*Maladie du sérum ; cuti et ophtalmo-réaction à la tuberculine*), par le Dʳ P.-F. ARMAND-DELILLE (*2ᵉ tirage*).
57. **Les Sutures vasculaires,** par L. IMBERT, professeur et J. FIOLLE, chef de clinique, à l'Ecole de Médecine de Marseille
58. **L'Hérédité normale et Pathologique,** par le Pʳ CH. DEBIERRE.
59. **Traitement chirurgical de la Tuberculose pulmonaire.** (*Pneumectomie. — Pneumotomie. — Collapsthérapie. — Méthode de Freund*), par les Dʳˢ TUFFIER, professeur agrégé à la Faculté de Médecine de Paris et J. MARTIN, chef de clinique chirurgicale à la Faculté de Montpellier.
60. **La Rachicentèse,** par MM. P. RAVAUT, médecin des hôpitaux de Paris, GASTINEL et VELTER, internes des hôpitaux de Paris.
61. **Les Métaux colloïdaux électriques en thérapeutique,** par MM. L. BOUSQUET et H. ROGER, chefs de clinique à la Faculté de Montpellier.
62. **De la Névralgie intercostale** (*Étude des symptômes accusés par les malades*), par le Dʳ W. JANOWSKI.

PÉRIODIQUES MÉDICAUX

Revue Générale d'Histologie

Comprenant l'exposé successif des principales questions d'anatomie générale, de structure, de cytologie, d'histogenèse, d'histo-physiologie et de technique histologique.

PUBLIÉE PAR LES SOINS DE

J. RENAUT | **CL. REGAUD**
Professeur à la Faculté de Lyon. | Agrégé à la Faculté de Lyon.

Paraît sans périodicité rigoureuse par fascicules autant que possible monographiques. Un nombre de fascicules successifs, variable suivant l'importance de chacun d'eux, mais formant un total d'environ 8oo pages, avec de nombreuses figures, constitue un volume. Il paraît un volume par année, en moyenne.

L'abonnement est de **35 fr.** par volume.

Chaque fascicule est vendu séparément.

Archives

DE

MÉDECINE DES ENFANTS

PUBLIÉES TOUS LES MOIS PAR MM.

V. HUTINEL — O. LANNELONGUE — A. BROCA — A.-B. MARFAN
J. COMBY — L. GUINON — P. NOBÉCOURT — E. WEILL

D' J. COMBY
Directeur de la Publication.

ABONNEMENT ANNUEL : Paris et Départements, **16** fr. Union postale, **18** fr.

Les Archives sont le plus important des recueils français de pédiatrie. Elles forment chaque année un volume d'environ 96o pages contenant des mémoires, des recueils de faits, des revues générales et près de 3oo pages de bibliographie et d'analyses.

Revue d'Hygiène

et de Police sanitaire

Fondée par E. VALLIN

DIRIGÉE PAR

A.-J. MARTIN | **A. CALMETTE**
Inspecteur général des Services d'Hygiène de la Ville de Paris. | Directeur de l'Institut Pasteur de Lille.

Organe officiel de la *Société de Médecine publique et de Génie sanitaire.*

ABONNEMENT ANNUEL : Paris, Seine et Seine-et-Oise : **25** fr.
Départements : **27** fr. — Étranger : **28** fr.

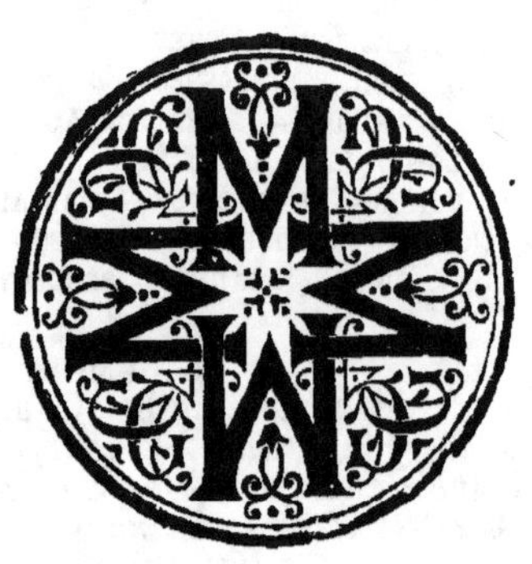